食品科学与工程类系列教材

果品营养学

屈红霞　蒋跃明　主编

"十三五"国家重点研发计划资助项目
中国科学院大学学科建设经费资助项目

科学出版社

北　京

内 容 简 介

果品营养学是营养学的一个分支，是研究果品的营养物质与健康价值的一门学科。本书主要介绍了果品的概念与分类，果品中的营养物质，生物活性物质，果品的风味物质和感官评价，常见南、北方果品和干坚果的营养物质和生物活性物质，果品营养物质和生物活性物质的调控等内容。此外，本书配套精美课件，供授课教师参考。

本书可以作为林学、园艺学和食品科学等相关专业教师和学生的教学用书，亦可供从事相关生产和科研的科技工作者参考。

图书在版编目（CIP）数据

果品营养学 / 屈红霞，蒋跃明主编 . —北京：科学出版社，2021.7
食品科学与工程类系列教材
ISBN 978-7-03-069080-7

Ⅰ . ①果… Ⅱ . ①屈… ②蒋… Ⅲ . ①水果 - 食品营养 Ⅳ . ① R151.3

中国版本图书馆 CIP 数据核字（2021）第 105094 号

责任编辑：席　慧 / 责任校对：严　娜
责任印制：赵　博 / 封面设计：蓝正设计

科 学 出 版 社 出版
北京东黄城根北街16号
邮政编码：100717
http://www.sciencep.com

北京科印技术咨询服务有限公司数码印刷分部印刷
科学出版社发行　各地新华书店经销
*
2021年7月第 一 版　开本：787×1092　1/16
2025年1月第四次印刷　印张：14 1/2
字数：390 000
定价：59.80 元
（如有印装质量问题，我社负责调换）

《果品营养学》编写委员会

前　言

果品营养学是研究果品的营养物质与健康价值的一门学科。2018年伊始，中国科学院大学现代农学院提出开设"果品营养学"研究生课程的教学计划。工欲善其事必先利其器，在此背景下，我们成立了编写委员会，组织国内从事植物学、植物化学、资源生物学、果实采后生物学、食品科学和营养医学等相关学科的专家学者，历时3年最终完成本书的编写工作。本书涵盖了果品的概念与分类，果品中的营养物质，果品中的生物活性物质，果品的风味物质和感官评价，常见南、北方果品及干坚果的营养物质和生物活性物质，果品营养物质和生物活性物质的调控等内容。

本书由屈红霞研究员、蒋跃明研究员等共同编写。具体分工如下：第一章由蒋跃明研究员和周志钦教授负责；第二章由杨宝研究员、马三梅副教授和付颖瑜副主任医师负责；第三章由谢海辉研究员、罗自生教授和黄雪梅副教授负责；第四章由曲桂芹教授和彭丽桃教授负责；第五章第一节由李雯教授和林河通教授负责，第二节由王文辉研究员、吴斌研究员和贾晓辉副研究员负责，第三节由宋丽丽教授和李涛涛副研究员负责；第六章第一节由屈红霞研究员和刘海副教授负责，第二节由金鹏教授负责，第三节由王慧副教授负责，第四节由邝健飞副教授负责，第五节由朱品宽副教授负责。图片的绘制和资料的收集由硕士研究生刘畅、唐嘉虹协助完成。

屈红霞负责全书的统稿、修改、审稿和定稿。一本好书的出版，离不开作者和编辑的精诚合作。在本书的编撰过程中，科学出版社的编辑和我们反复沟通与交流，其精益求精的工作态度及敬业精神令人钦佩。感谢各位对本书的真诚付出，没有大家的努力，这一本还算有特色的教材就不能及时出版。

本书的编写得到中国科学院华南植物园和中国科学院大学的指导和关心。本书的出版得到"十三五"国家重点研发计划和中国科学院大学学科建设经费的资助。科学出版社编辑团队对本书的出版也付出了大量的劳动，在此一并表示感谢！

教材建设是一项长期的工作。由于编者水平有限，书中疏漏和编排不当之处在所难免，敬请各位专家、同行不吝赐教，提出宝贵意见（编者邮箱 q-hxia@scbg.ac.cn），以便改版时修订。

屈红霞　蒋跃明

2021 年 6 月

目　　录

《果品营养学》教学课件索取单

凡使用本书作为教材的主讲教师，可获赠教学课件一份。欢迎通过以下两种方式之一与我们联系。本活动解释权在科学出版社。

1. 关注微信公众号"科学 EDU"索取教学课件

关注→"教学服务"→"课件申请"

科学 EDU

2. 填写教学课件索取单拍照发送至联系人邮箱

姓名：		职称：		职务：
学校：		院系：		
电话：		QQ：		

电子邮件（重要）：
通讯地址及邮编：

所授课程 1：	学生数：
课程对象：□ 研究生 □ 本科（____年级）□ 其他_____	授课专业：
所授课程 2：	学生数：
课程对象：□ 研究生 □ 本科（____年级）□ 其他_____	授课专业：

使用教材名称 / 作者 / 出版社：

贵校（学院）开设的食品专业课程还有哪些?
使用教材名称 / 作者 / 出版社：

扫码获取食品专业
教材最新目录

联系人：席　慧　　　咨询电话：010-64000815　　　回执邮箱：xihui@mail.sciencep.com

第一章

绪 论

为了维持人体正常的生理功能并保持健康，人每天需要食用各种各样的果品。人体对某种营养素的需要量随着年龄和生理状况的改变而改变。各类果品中的营养物质和生物活性物质成为消费者关注的一个目标。果品营养学则是营养学的一个分支学科。

本章思维导图如下：

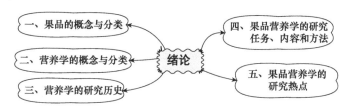

第一节 果品的概念与分类

一、果品的概念

根据广义的概念，果品通常又称水果，是指可供人类食用的果树的果实或种子。根据狭义的概念，果品是指供食用的含水分较多的植物果实的统称。本教材采用广义的概念。

果品是食品中的一大部分，是副食品的主要组成部分。它包含了食品中的两大类别：鲜果及其制品、干果、坚果及其籽类。

鲜果及其制品含有新鲜水果和水果制品。新鲜水果是指未经加工的、未经表面处理的水果，以及去皮或者预切的冷冻的水果。

水果制品是指利用新鲜水果制备的各种果品，它包括果品干制类、糖制果品类、果汁类、果品罐头类、果酒类、果醋类等。

二、果品的分类

根据生物学特性和果实的结构，果品可以分为仁果类、核果类、浆果类、柑果类、荔果类、聚复果类、瓜类、坚果类。

1. 仁果类 仁果类果实的食用部分由肉质的花托发育而成，果实中心有多粒种子。仁果类果实在植物学上是假果，主要有苹果、梨、枇杷和山楂。

2. 核果类 核果类果实由单心皮上位子房发育而成，有明显的外果皮、中果皮和内果皮，外果皮薄，中果皮肉质可以食用，内果皮木质化，俗称核。核果类果实在植物学上是真果，主要有桃、李、杏、樱桃、枣、杨梅、芒果、橄榄等。

3. 浆果类 浆果类果实是由单心皮或多心皮合成雌蕊，上位或下位子房发育形成的肉质果，外果皮薄，中果皮和内果皮肉质多汁，内有一枚或多枚种子。浆果类主要有葡萄、猕猴桃、香蕉、柿子、蓝莓、番木瓜、石榴、果桑、无花果、杨桃、番石榴、樱桃番茄、火龙果等。

4. 柑果类　　柑果类果实是由多枚子房联合发育而成的肉质果，外果皮革质，软而厚；中果皮较疏松，中间隔成瓣的是内果皮。食用部分是内果皮的表皮毛发育而成的长形丝状细胞。主要有橘子、柚子、橙子、柠檬、葡萄柚等。

5. 荔果类　　荔果类果实的外果皮革质，食用部位是假种皮。主要有荔枝、龙眼、红毛丹等。

6. 聚复果类　　聚复果类果实是由一个花序发育或者多心皮的一朵花发育而成的。主要有菠萝、菠萝蜜、草莓、番荔枝等。

7. 瓜类　　瓜类是指作为水果食用的葫芦科植物，主要有西瓜、甜瓜和哈密瓜等。

8. 坚果类　　坚果类果实或种子外部具有坚硬的外壳，食用部分为种子的子叶或胚乳。主要有板栗、核桃、松子、榛子、杏仁、银杏等。

坚果及其籽类含有生干坚果及籽类、坚果及籽类制品两大类。①生干坚果及籽类包括木本坚果（树果）、油料（不包括谷类种子和豆类）、饮料及其甜味种子（如可可豆、咖啡豆等）。②坚果及籽类制品则包括熟制坚果及籽类（带壳，脱壳，包衣）、坚果及籽类罐头、坚果及籽类的泥（酱）、盐渍的果仁等。

除了上述种类之外，水果制品也属于果品的范畴。

水果制品包括水果罐头，水果干类（果干），醋、油或盐渍水果，果酱、果泥、蜜饯、凉果（包括果丹皮），发酵的水果制品，煮熟的或油炸的水果、水果甜品等。其中，果干包括干制红枣、桂圆干、葡萄干、桑葚干、柿饼、无花果干、杏干等。

此外，也可以按照产地将果品分为南方果品和北方果品。南方果品主要种植在长江以南，北方果品主要种植在长江以北。荔枝、龙眼是南方果品；苹果、枣是北方果品。

我国具有丰富的水果资源。水果种类居世界第一；多种水果，如猕猴桃、桃、荔枝、龙眼、枸杞原产于我国。

我国鲜果总产量达 2.6 亿吨，居世界首位，占种植业产值的 14%，与 4500 万果农的收入息息相关。

第二节　营养学的概念与分类

一、营养学的概念

营养（nutrition）是指人体摄取、消化、吸收和利用食物中的营养物质以满足机体生理需要的生物学过程。

营养素（nutrient）是食物的有益物质，是营养的物质基础。根据含量和是否提供能量，营养素通常分为六大类：蛋白质、脂类、糖类、矿物质、维生素和水。其中前三类是宏量营养素（macronutrient），也叫能量营养素。第四和五类是微量营养素，也叫非能量营养素。也有学者将矿物质中的大量元素归为宏量营养素，微量元素归为微量营养素。第六类营养素是水。各类营养素具有各自特殊的营养功能（图 1-1）。除了上述六大类营养素之外，如果人类摄入的食物中长期缺少纤维或者纤维比例低，则会导致人体心血管疾病、糖尿病和癌症等。因此又将膳食纤维称为第七类营养素。

营养学是研究食物与机体的相互作用，以及食物营养成分（包括营养素、非营养素、抗

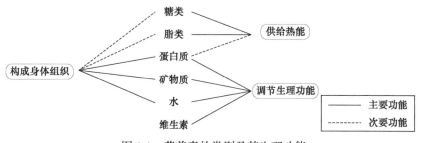

图 1-1　营养素的类别及其生理功能

营养素等成分）在机体里分布、运输、消化、代谢的科学。营养学能够指导人类合理利用食物，增进人体健康。营养学是生物科学的一个分支，是一门综合性学科，与生物化学、生理学、病理学、临床医学、食品科学、农业科学等学科都有关系。营养学能够指导一个集体、家庭和个人饮食的合理安排，是一门应用性较强的学科。

根据权威医学杂志《柳叶刀》发布的全球饮食报告，由于饮食结构问题而致病致死的三大因素之一是水果吃得太少。水果的最佳推荐量是每天 250g，我国瓜果类人均消费为 47.4kg/ 年。我国目前的平均水平只及一半（Collaborators，2019）。随着人们对果品营养价值认识的提高及消费水平的提高，未来我国的水果消费一定会继续增长。

二、营养学的分类

随着营养学的发展，出现了很多分支学科，如基础营养学、临床营养学、公共营养学、食品营养学等。

基础营养学：包括各类营养素的结构和在体内的消化、吸收、代谢及生理功能等营养生物化学，以及与其有关的细胞生物学与分子生物学。

临床营养学：研究在疾病状态下的个体，对其进行营养状况评价，配合治疗进行营养支持并做出效果评价。

公共营养学：研究不同工作与生活环境中的正常人群，包括特殊生理状态的人群（婴幼儿、老年人、孕妇、哺乳期妇女）的营养状态和营养干预的评价及改善措施。

食品营养学（food nutrition）：研究食物、营养与人体生长发育和健康的关系，以及提高食物营养价值的措施。

第三节　营养学的研究历史

营养学的研究历史分为传统营养学、现代营养学和分子营养学。果品营养学（fruit nutrition）是食品营养学的一个分支学科，此处一并介绍。

一、传统营养学

传统营养学是人类根据实践经验，对食品营养作用的经验总结。例如，公元前 900 年古埃及的莎草纸卷宗中就有"患夜盲症的人最好多吃牛肝"的记载。在那个年代，还缺少现代科学技术和实验数据的支撑，仅限于对食物作用的粗略描述。

二、现代营养学

现代营养学从 18 世纪中叶开始。这个时期发现了呼吸是氧化燃烧，消化是化学变化等系列科学成就。随后的 19 世纪和 20 世纪中叶是现代营养学发展的鼎盛时期。这个时期各种营养成分不断被发现。例如，1810 年发现了第一种氨基酸，1838 年发现了蛋白质，1844 年发现了血糖，1920 年发现了维生素，1929 年发现了亚油酸是人体必需脂肪酸，1938 年发现了 8 种必需氨基酸。

三、分子营养学

分子营养学（molecular nutrition）是 21 世纪营养学研究的新领域，它是营养学与现代分子生物学原理与技术有机结合而产生的一门新兴学科。分子营养学是研究营养素分子与基因间的互作关系，从而来预防和控制与营养相关的疾病，如癌症、心血管疾病、糖尿病、肥胖等疾病。研究人员随后发现了高钠饮食可以引起高血压等，这些研究结果可以用来防治慢性疾病。

四、果品营养学

国内最早（1993 年）提出"果品营养学"概念的是湖南农业大学的王仁才教授，他于 2005 年正式开设了全校本科生公选课"果品营养学"，从果品营养物质与人体健康的关系、水果健康营养品的研制等方面对果品营养学的相关知识进行了介绍。

随后，西北农林科技大学的马锋旺教授（2004 年）、湖南农业大学的谢玉明博士（2010 年）先后在本校为本科生开设了公选课"果品营养学"。

2011 年，西南大学的靖丽和周志钦正式提出"果品营养学"的概念，并建议果品营养学主要以果品的营养和生物活性物质为研究对象，重点研究有关物质的种类及其在水果中的分布、代谢与生物合成途径、遗传和环境调控机制，以及果品的科学利用等问题。其中果品的科学利用，特别是果品的营养和生物活性物质与人类营养和健康的关系是果品营养学与相关的食品科学、医学等学科的共同研究领域。随着各种研究手段的利用，果品营养学的发展进入到基因组、蛋白质组水平。

因为果品中水果及其制品的保鲜期会影响到果品的营养价值，所以果品营养学还要涉及果品的贮藏和流通。综上所述，果品营养学是食品营养学的一个分支学科，主要以果品为研究对象，重点研究各类果品的营养物质和生物活性物质，果品营养物质和生物活性物质的合成、代谢与调控的一门科学。

第四节　果品营养学的研究任务、内容和方法

果品营养学是食品营养学的一门分支学科，它以水果及其制品、坚果及其籽类的营养物质和生物活性物质作为研究对象，重点研究营养物质的种类及其在水果中的分布、生物活性物质和风味物质的代谢与生物合成途径、果品营养物质和生物活性物质的调控等，从而改善人类的营养状况。果品营养学具有很强的实践性和应用价值。

一、果品营养学的研究任务

果品营养学的主要任务是研究水果及其制品、坚果及其籽类的组成成分及营养价值，

它们的营养与人体健康的关系，提高果品的营养价值等。掌握果品营养学的理论和实际技能，对果品营养价值进行综合评价，将评估结果和贮藏方法应用到果品的生产、资源开发等方面。

二、果品营养学的研究内容

果品营养学的主要研究内容有以下几点：①果品营养学基础知识，包括果品中的营养物质和生物活性物质、果品的品质和风味，营养物质和生物活性物质的合成途径及其在人体内的代谢与生理功能；②各类果品中的营养物质和生物活性物质，包括常见南北方鲜果、常见干坚果的功能成分及其与健康的关系；③果品营养物质和生物活性物质的调控，包括果品的贮藏与流通、遗传和环境因素对营养物质和生物活性物质的调控作用及其分子机制。

三、果品营养学的研究方法

食品分析技术和生物学实验方法，营养调查方法，生物化学、食品化学、食品微生物学、食品毒理学的相关研究方法都可以应用到果品营养学的研究中。

第五节　果品营养学的研究热点

果品的生产离不开农业。农业生产是果品生产的基础产业。水果加工则是农业生产的继续和延伸，是产后生产系统的主要环节。营养科学则可以根据不同人群的需求，选择合适的果品来增进健康。营养科学、农业科学与果品营养学的关系见图1-2。

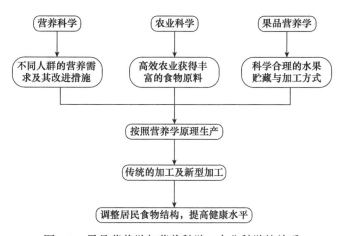

图 1-2　果品营养学与营养科学、农业科学的关系

水果上市要求最大限度的保存营养素。其中气调冷藏技术、真空技术、冷冻干燥技术、功能包装等都可以改善水果的感官性状，提高水果的营养水平。

目前，果品营养学研究的热点领域有以下4方面。

一、特有果品资源的研究

我国有很多特有果品资源，如猕猴桃（*Actinidia chinensis* Planch.）、荔枝（*Litchi chinensis*

Sonn.）、宁夏枸杞（*Lycium barbarum* L.）等。对我国特有果品资源中特有营养和生物活性物质的发现、分离、提纯、鉴定和科学利用研究，已经成为果品营养学研究的一个热点。柑橘在我国有 4000 余年的栽培历史，孕育了丰富的地方品种，目前国家种质资源重庆柑橘圃仍保存有 1000 余份柑橘资源，其中地方品种超过 100 个，如芸香科的富民枳（*Poncirus polyandra* S. Q. Ding）、红河大翼橙（*Citrus hongheensis* Y. L. D. L.）、宜昌橙（*Citrus ichangensis* Swingle）、蟒山野橘（*Citrus mangshanensis* S. W. He）等，这些资源基本没有开发利用，需要进行充分的研究。

二、果品中生物活性物质的研究

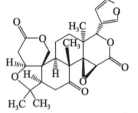

果品中含有很多生物活性物质，如多糖、类黄酮等。各种果品中与人类重大疾病的预防与治疗相关活性物质的研究受到广泛关注，如三萜系化合物［柠檬苦素（图 1-3）等］抗艾滋病病毒功效的研究。

三、康养果品资源的研制和开发

康养食品被誉为 21 世纪的食品，具有重要的人体生理调节功能。康养食品的研制开发是当代食品研发的潮流，果品中丰富的营养及生物活性物质为康养果品的研发提供了广阔的前景。

图 1-3　柠檬苦素的结构式

四、果品中营养物质和生物活性物质的遗传调控

不同果品含有的营养物质和生物活性物质各不相同，果品中重要营养物质和生物活性物质的遗传和环境控制机制，以及如何提高其含量等调控措施都成为果品营养学研究的方向。近年与营养物质合成有关的各种转录因子陆续被发现，基因编辑等技术也被用来提高果品中营养物质和生物活性物质的含量。

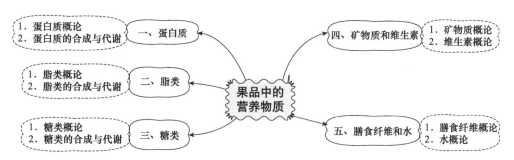

第二章　果品中的营养物质

根据是否提高能量，果品中的营养物质可以分为能量营养素、非能量营养素和其他膳食成分。能量营养素有蛋白质、脂类和糖类三大类。能量营养素一般含量比较高，因此能量营养素也称为宏量营养素。

非能量营养素有矿物质和维生素两大类。因为非能量营养素含量比较低，所以也被称为微量营养素。存在于人体的各种元素中，除碳、氢、氧、氮主要以有机物的形式存在外，其余的各种元素无论形式和含量多少，统称为矿物质（或无机盐）。维生素是促进人体生长发育和调节生理功能必需的一类低分子有机化合物。

果品中的其他膳食成分包括水和膳食纤维（dietary fibre）。水是一切生物体的重要组成部分，对人类维持机体的正常功能和代谢具有重要作用。膳食纤维是不能被人类的胃肠道消化，且不能被吸收利用的多糖。

本章思维导图如下：

第一节　蛋　白　质

蛋白质（protein）是由氨基酸通过肽链连接起来的生物大分子，是生物体细胞和组织的基本组成成分。多数蛋白质含有碳、氢、氧、氮，少数蛋白质还含有硫、磷、铁、铜、锌、碘等微量元素。

一、蛋白质概论

（一）蛋白质的分类

在营养学中，根据营养价值的高低将蛋白质分为完全蛋白质、不完全蛋白质和半完全蛋白质。

1. 完全蛋白质　完全蛋白质含有人体生长所必需的各种氨基酸，且氨基酸比例接近人体需要。动物来源的蛋白质多是完全蛋白质，如肉类中的白蛋白、肌蛋白。

2. 不完全蛋白质　不完全蛋白质缺少一种或几种人体生长所必需的氨基酸。这种蛋白质不能促进机体生长，甚至不能维持机体生存，如玉米胶蛋白和动物皮制备的白明胶。

3. 半完全蛋白质　半完全蛋白质含有人体生长所必需的各种氨基酸，但氨基酸的比例不平衡，用它作为唯一蛋白质来源时，能够维持机体生命，但不能促进机体生长发育，如小

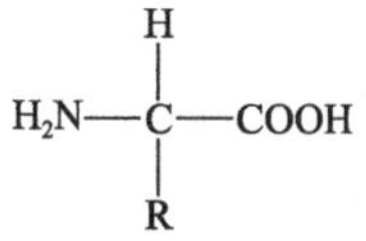

图 2-1　氨基酸的通式

麦、大麦中的麦胶蛋白。

（二）氨基酸的种类

组成人体的蛋白质有 20 多种氨基酸。氨基酸的通式见图 2-1。不同氨基酸的区别在于 R 基的不同（图 2-2）。营养学上，将氨基酸分为必需

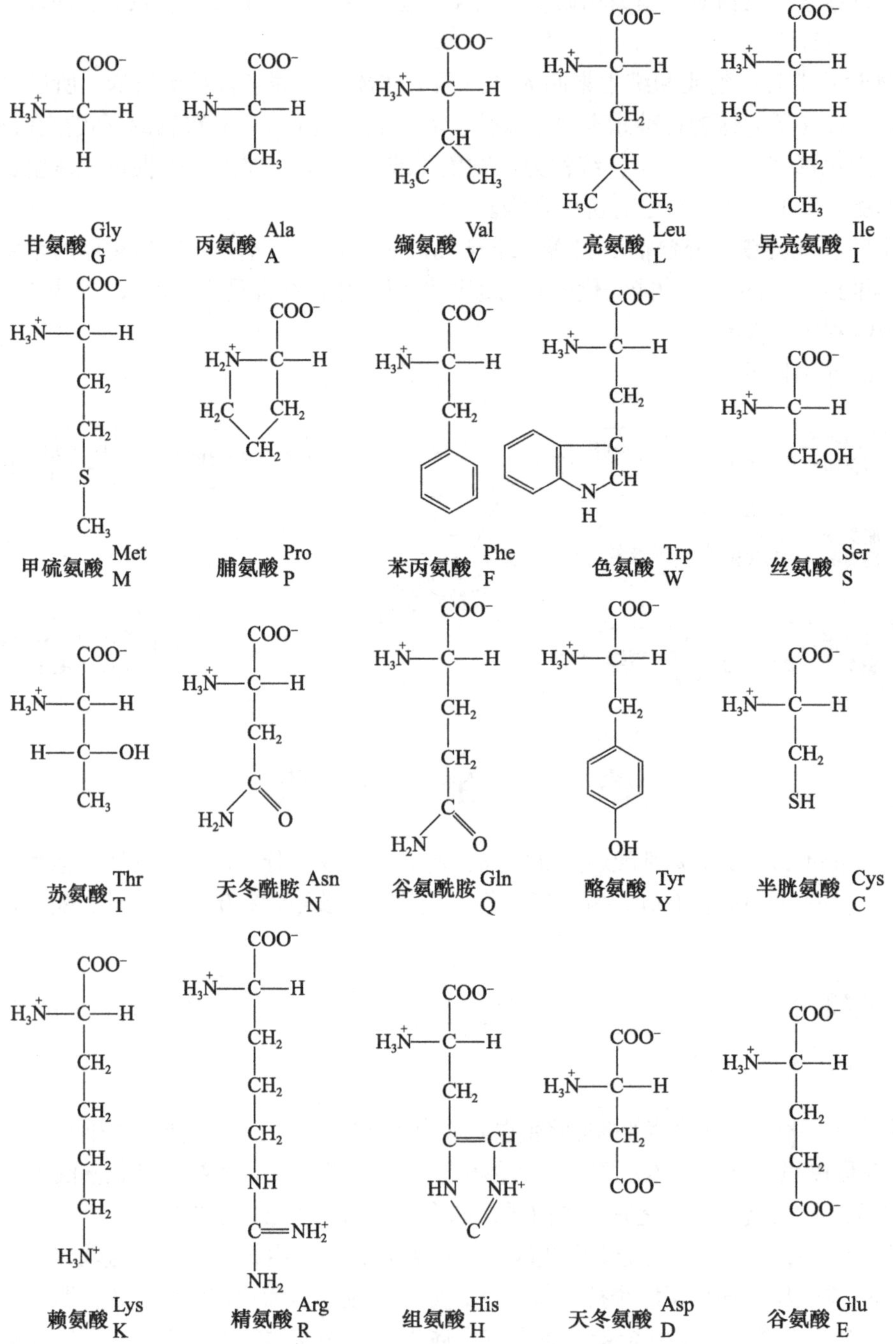

甘氨酸 Gly G　　丙氨酸 Ala A　　缬氨酸 Val V　　亮氨酸 Leu L　　异亮氨酸 Ile I

甲硫氨酸 Met M　　脯氨酸 Pro P　　苯丙氨酸 Phe F　　色氨酸 Trp W　　丝氨酸 Ser S

苏氨酸 Thr T　　天冬酰胺 Asn N　　谷氨酰胺 Gln Q　　酪氨酸 Tyr Y　　半胱氨酸 Cys C

赖氨酸 Lys K　　精氨酸 Arg R　　组氨酸 His H　　天冬氨酸 Asp D　　谷氨酸 Glu E

图 2-2　氨基酸的结构式

氨基酸、非必需氨基酸、条件必需氨基酸（表 2-1）、限制氨基酸等。

表 2-1 氨基酸的分类

必需氨基酸	非必需氨基酸	条件必需氨基酸
亮氨酸（Leu）	甘氨酸（Gly）	半胱氨酸（Cys）
异亮氨酸（Ile）	丙氨酸（Ala）	酪氨酸（Tyr）
缬氨酸（Val）	丝氨酸（Ser）	
赖氨酸（Lys）	胱氨酸（Cys-Cys）	
苏氨酸（Thr）	天冬氨酸（Asp）	
甲硫氨酸（Met）	天冬酰胺（Asn）	
苯丙氨酸（Phe）	谷氨酸（Glu）	
色氨酸（Trp）	谷氨酰胺（Gln）	
*组氨酸（His）	精氨酸（Arg）	
	脯氨酸（Pro）	
	羟脯氨酸（Hyp）	

"*"婴幼儿发育所必需的氨基酸

1. 必需氨基酸和非必需氨基酸 人体不能合成或者合成速度不能满足机体需要，必须从食物中获得的氨基酸是必需氨基酸（essential amino acid）。必需氨基酸有 8 种，包括赖氨酸、亮氨酸、异亮氨酸、甲硫氨酸、苯丙氨酸、苏氨酸、色氨酸和缬氨酸。组氨酸对婴幼儿是必需的。

非必需氨基酸（nonessential amino acid）并非人体不需要，而是人体可以自己合成，或者由其他氨基酸转变而来，不必由食物供给。

2. 条件必需氨基酸 除了必需氨基酸和非必需氨基酸外，半胱氨酸和酪氨酸可分别由甲硫氨酸和苯丙氨酸转化而来，当膳食中半胱氨酸和酪氨酸充足时，可减少甲硫氨酸和苯丙氨酸的消耗，因此有人将这两种氨基酸称为条件必需氨基酸（conditionally essential amino acid）或半必需氨基酸。

膳食蛋白质中必需氨基酸的比例越接近人体蛋白质组成时，人体越容易利用，蛋白质营养价值越高。如果一种氨基酸过多或过少，都会影响另一些氨基酸的利用，影响蛋白质的合成。

3. 限制氨基酸 将食物蛋白质中的各种必需氨基酸与人体需要量进行比较，相对量不足的氨基酸就是限制氨基酸（limiting amino acid，LAA），如谷物类的限制氨基酸是赖氨酸、甲硫氨酸和苯丙氨酸；大豆、花生、牛奶、肉类蛋白质的限制氨基酸为甲硫氨酸、苯丙氨酸等。

（三）特殊的氨基酸及多肽

精氨酸、谷氨酰胺及谷胱甘肽都是人体发育中非常重要的氨基酸及多肽，下面简要介绍它们的作用。

1. 精氨酸 精氨酸是人体非必需氨基酸（图 2-3）。缺乏精氨酸，机体血氨会升高，引起人昏迷。精氨酸还能够促进胶原组织的合成，促进伤口愈合。精氨酸能够刺激垂体分泌生长激素，促进儿童发育。补充精氨酸还能减少患肿瘤动物体内肿瘤的体积，降低肿瘤的转移率，延长动物的存活时间。

2. 谷氨酰胺　　谷氨酰胺（图2-4）是合成核酸的必需物质，是肾脏排泄氨的重要物质。谷氨酰胺还是小肠黏膜内皮细胞、肾小管细胞、淋巴细胞、肿瘤细胞与成纤维细胞能量供应的物质。此外，谷氨酰胺能够防止肠衰竭。

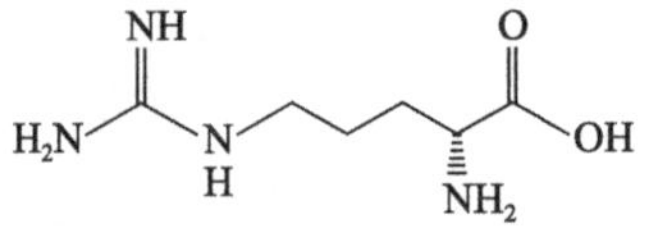

图 2-3　精氨酸的结构式 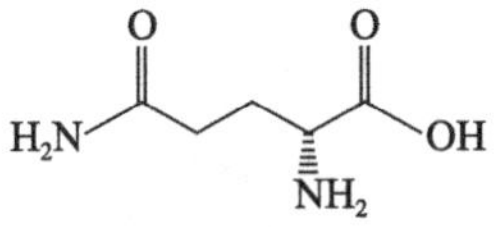　　　　　图 2-4　谷氨酰胺的结构式

3. 谷胱甘肽　　谷胱甘肽是谷氨酸、半胱氨酸和甘氨酸组成的三肽（图2-5）。它含有一个巯基，容易脱氢氧化，在体内可以清除自由基，防止体内活性物质氧化。同时，对有毒化合物、重金属等具有解毒作用。

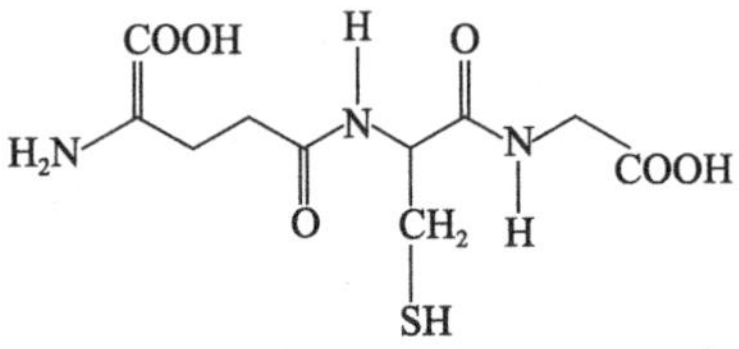

图 2-5　谷胱甘肽的结构式

（四）蛋白质的生理功能

蛋白质是组成一切器官和细胞的重要成分。它可以提供能量，参与一切代谢活动。

1. 构成和修补人体组织　　蛋白质是构成生物体原生质的重要组分，如胶原蛋白、弹性蛋白和细胞核蛋白。蛋白质每天都处于合成和分解的动态平衡中。每天约有3%的蛋白质参与代谢。人体每天摄入的食物中都要含有包含必需氨基酸的蛋白质，才能保证机体的生长和发育。

2. 合成生理物质　　人体内的激素，如胰岛素、肾上腺素、甲状腺素等都是含氮化合物。它们的合成需要有蛋白质的供给。酶也是蛋白质，如淀粉酶和蛋白酶等。

3. 调节体液和维持酸碱平衡　　机体细胞的渗透压的平衡是由电解质和蛋白质调节的。缺少蛋白质，血浆中的蛋白质浓度降低，渗透压下降，水分无法返回到血液循环，会出现水肿。

4. 增强免疫力　　人体的免疫物质主要是白细胞、抗体和补体等。合成白细胞、抗体、补体需要蛋白质。若缺乏蛋白质，机体制造白细胞、抗体和补体的能力下降，人体对疾病的免疫力下降，容易感染疾病。

5. 提供能量　　当糖类或脂肪提供的能量不足时，蛋白质也会成为能量的来源。

（五）蛋白质的营养价值

食品中蛋白质的营养价值取决于蛋白质的含量、必需氨基酸的成分与人体需要量的相似程度，以及蛋白质的消化性。

1. 蛋白质的含量　　因为各种蛋白质的含氮量比较接近，约占蛋白质重量的16%，其倒数是6.25，食品中的蛋白质含量常通过食品总氮量测算。常用凯氏定氮法来测定蛋白质的含量。

$$粗蛋白含量＝含氮量（\%）×6.25$$

当食物中蛋白质的氨基酸成分与人体需求量非常相似，同时很容易被消化，则其营养价值就高。植物性蛋白质的营养价值较低，如谷物中缺乏赖氨酸。

2. 蛋白质的互补 不同食物中组成蛋白质的氨基酸数量和种类各不相同，混合食用，可以让限制氨基酸相互补偿，提高蛋白质的营养价值。这种现象就是蛋白质的互补（complementary action of protein）。例如，将豆类和谷类混合，豆类中的赖氨酸就可以弥补谷类中赖氨酸的不足。同样，一种低蛋白质含量的植物性食品加一种少量高质量的动物蛋白也会达到相同的效果，如玉米片加牛奶可以提高整体蛋白质的营养价值。

（六）蛋白质缺乏与过量的危害

1. 蛋白质缺乏的症状 成人和儿童如果摄入蛋白质的量不足，就会发生蛋白质缺乏。对成人来说，蛋白质缺乏时，体力下降，浮肿、抗病力下降。儿童蛋白质缺乏时牙齿生长延迟，腿腹部水肿，身体虚弱，容易患病。

引起蛋白质缺乏的原因是膳食中蛋白质不足，或者疾病和衰老妨碍了蛋白质的消化和吸收。

2. 蛋白质过量的症状 动物性蛋白质摄入过多对人体也有危害。这些蛋白质会脱氨分解，需要大量水分，加重了肝肾的负担。此外，动物性蛋白质含硫氨基酸较多，能加速骨骼中钙的流失，引起骨质疏松。

（七）蛋白质的膳食参考摄入量及食物来源

人体对蛋白质的需要量因人而异，植物来源的食品并不是人类蛋白质的主要来源。

1. 蛋白质的推荐摄入量 人体对蛋白质的需要量与年龄、性别、劳动类型有关。中国居民蛋白质的推荐摄入量（recommended nutrient intake，RNI）见表 2-2。

表 2-2 中国居民膳食蛋白质的推荐摄入量

年龄/岁	推荐摄入量/（g/d）		年龄/岁	推荐摄入量/（g/d）	
	男	女		男	女
0～	9*	9*	9～	45	45
0.5～	20	20	10～	50	50
1～	25	25	11～	60	55
2～	25	25	14～	75	60
3～	30	30	18～	65	55
4～	30	30	孕妇（1～12周）	55	
5～	30	30	孕妇（13～27周）	70	
6～	35	35	孕妇（≥28周）	85	
7～	40	40	乳母	80	
8～	40	40			

注：* 表示适宜摄入量（adequate intake，AI）。资料来源：WS/T 578.1—2017 中国居民膳食营养素参考摄入量

2. 蛋白质的食物来源 动物食品的蛋白质含量很高，蛋类中含量为 11%～14%，肉类中含量为 16%～20%。果品等植物性食品蛋白质含量较高的有花生、核桃等，蛋白质含量为

15%～30%。

二、蛋白质的合成与代谢

蛋白质在生物体内合成，人类食用后，在消化道内将蛋白质分解供人类细胞利用。

（一）蛋白质的合成

蛋白质在生物体内的合成是遗传信息表达的最终产物。蛋白质的合成就是翻译，翻译后经过折叠和修饰才能成为天然蛋白质。

蛋白质合成的场所是核糖体。核糖体可以将 tRNA、mRNA 及多种酶和蛋白质因子结合到一起，进行蛋白质的合成。

氨基酸要活化成氨基酰-tRNA 后，才可以合成蛋白质。合成蛋白质的第一个氨基酸是甲硫氨酸。从 mRNA 翻译得到的蛋白质多肽链多数是没有生物活性的初级产物。多肽链还要经过折叠和修饰后才能够变成有活性的蛋白质。

合成蛋白质的过程需要消耗能量，其消耗的能量可占到所有生物合成总能量消耗的 90%。

（二）蛋白质的代谢

蛋白质的消化主要在人体的消化道内被多种蛋白酶及肠肽酶水解成氨基酸，被小肠黏膜细胞吸收。氨基酸经过门静脉进入肝脏，运送到各种组织细胞中被吸收利用。

但是，有少数蛋白质能不经过水解而直接被肠道吸收。例如，BBI（Bowman-Birk inhibitor，包曼-伯克胰蛋白酶抑制剂）蛋白，是来自大豆的一种蛋白酶抑制剂，由 71 个氨基酸组成，它能够抑制体内蛋白酶的作用，从而影响蛋白质的消化。BBI 蛋白口服后能够进入人体血液，也可以没有被消化就排出体外。这种类型的蛋白质可以用来制备药物。

此外，还有一种被称为 Lunasin 的蛋白质，由 43 个氨基酸组成。大豆和小麦种子都含有这种蛋白质。伊利诺伊大学的研究结果发现，当志愿者连续 5d 食用 50g 大豆蛋白，在第 5 天吃完后的 30min 和 60min，血浆中出现了 Lunasin。这些结果说明不同的蛋白质能够生成具有不同生物活性的多肽，这些多肽也能够进入血液系统。

第二节　脂　　类

脂类是脂肪和类脂（磷脂、糖脂、固醇和固醇脂）的总称。

一、脂类概论

（一）脂类的分类

脂类可以分为中性脂肪和类脂。

1. 中性脂肪　　中性脂肪是甘油和 3 分子脂肪酸组成的三酰甘油（图 2-6）。中性脂肪包括油类（oil）和脂肪类（fat）。油类在常温下为液态，脂肪类在常温下为固态。中性脂肪是自然界中最丰富的脂类。

2. 类脂　　类脂是指性质与油脂类似的物质，包括磷脂、糖脂和胆固醇等。

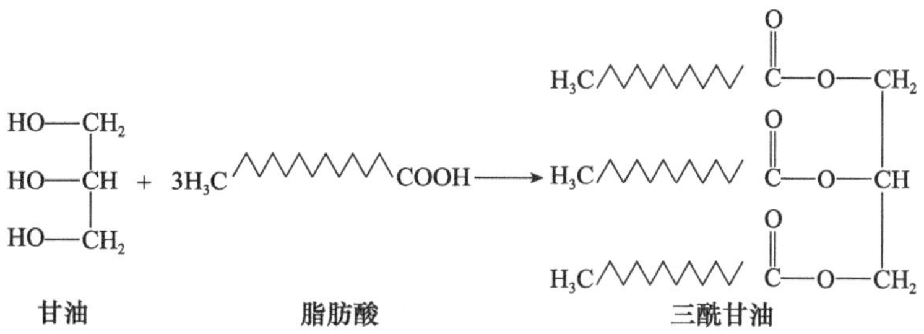

图 2-6　三酰甘油的结构式

磷脂是将三酰甘油中的一个脂肪酸换成含有磷酸的化合物（图 2-7）。

糖脂是含有糖类的酯类，如鞘糖脂含有半乳糖和鞘氨醇（图 2-8）。营养学上能被人体吸收利用的是偶数碳脂肪酸。

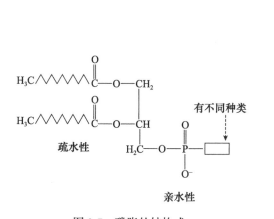

图 2-7　磷脂的结构式

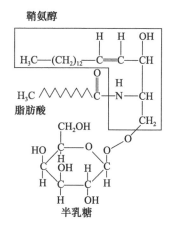

图 2-8　糖脂的结构式

胆固醇骨架如图 2-9 所示，含有 3 个六边形和 1 个五边形。具有这个骨架的基本形状的酯类就是胆固醇。人体的性激素睾酮和孕酮都是胆固醇派生出来的（图 2-10）。当紫外线照射在皮肤上，人体的胆固醇可以转化成维生素 D（图 2-11），所以晒太阳对于人类是非常重要的。

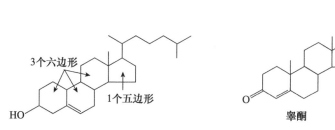

图 2-9　胆固醇的分子骨架 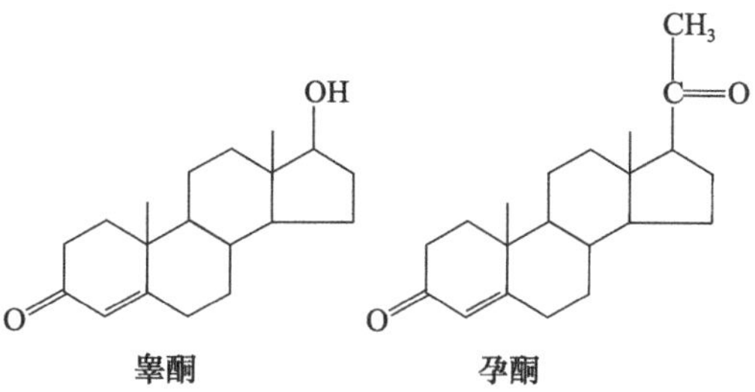　　　　　图 2-10　睾酮和孕酮的结构式

脂肪酸是一元羧酸，是构成中性脂肪、磷脂和糖脂的主要成分。根据碳链中双键数目的多少，脂肪酸分为 3 类：饱和脂肪酸（saturated fatty acid）、单不饱和脂肪酸（monounsaturated

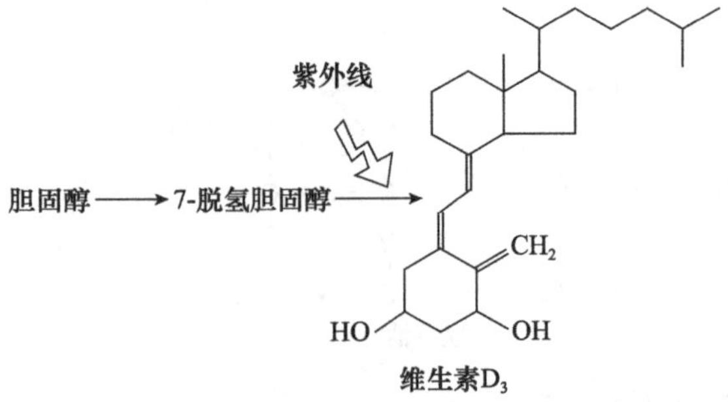

图 2-11　胆固醇转变成维生素 D

fatty acid，MUFA）和多不饱和脂肪酸（poly-unsaturated fatty acid，PUFA）。动物脂肪属于饱和脂肪酸（图 2-12）；油酸属于单不饱和脂肪酸；鱼油和植物种子中的油是多不饱和脂肪酸。

分子式为 C_nH_m 的烃及分子式为 $C_nH_mO_x$ 的烃的衍生物，若 $m<2n+2$，则该化合物就具有一定的不饱和度（用希腊字母 Ω 表示），不饱和度又称缺氢指数或者环加双键指数，是有机化合物分子不饱和程度的量化标志，每减少 2 个氢原子，则有机物的不饱和度就相应地增加 1。

（二）必需脂肪酸

有几种多不饱和脂肪酸在人体内不能合成，必须由食物提供，这几种脂肪酸就是必需脂肪酸（essential fatty acid，EFA）。目前确定的必需脂肪酸有亚油酸（图 2-13）和 α-亚麻酸（图 2-14）。

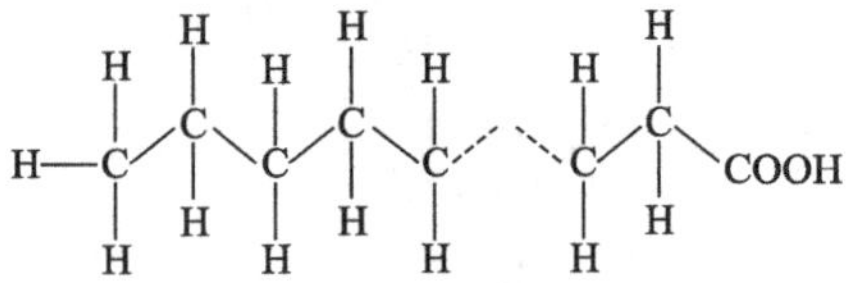

图 2-12　饱和脂肪酸的结构式

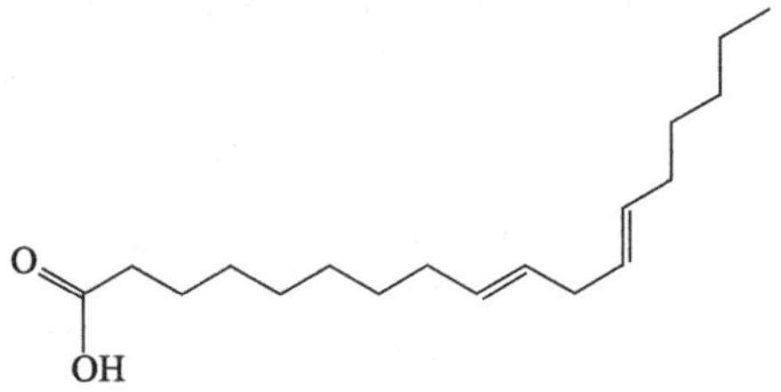

图 2-13　亚油酸的结构式

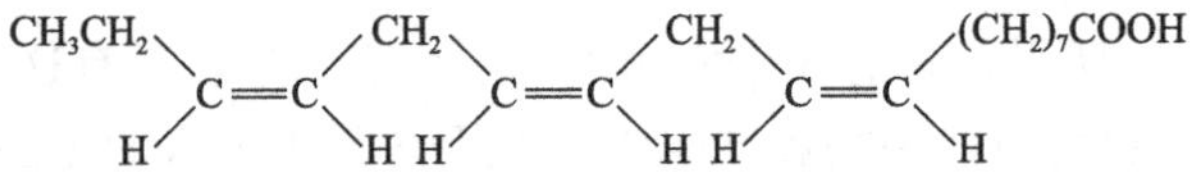

图 2-14　α-亚麻酸的结构式

必需脂肪酸是组织细胞的组成成分。如果缺乏，会造成皮肤细胞的通透性增加，引起皮炎，甚至出现血尿。

必需脂肪酸是前列腺素的前体。前列腺素可以控制脂肪组织中甘油三酯的水解。必需脂肪酸对胆固醇的代谢很重要，胆固醇与必需脂肪酸结合后，才能够在体内转运，进行代谢。

必需脂肪酸能维持正常视觉功能。α-亚麻酸能够变成二十二碳六烯酸（DHA），DHA 是维持视紫红质正常功能的必需物质。

必需脂肪酸与动物精子的形成有关，若缺乏会导致繁殖力下降，出现不孕症。此外，必需脂肪酸还能够防止由 X 射线、高温引起的一些皮肤伤害。

（三）反式脂肪酸

1. 反式脂肪酸对多不饱和脂肪酸的影响　　反式脂肪酸（trans fatty acid，TFA）是与植物性食物中自然存在的不饱和脂肪酸结构不同的另一种不饱和脂肪酸。反式脂肪酸分子含有一个或多个反式双键的非共轭不饱和脂肪酸（图2-15）。氢化植物油又称"奶精""植脂末"等，是一种人工合成反式脂肪酸，主要用于加工食品，如甜品、微波爆米花、冷冻比萨、一些人造黄油和咖啡奶精。反式脂肪酸也天然存在于反刍动物（如牛、羊）性食物中，如奶制品、牛肉和羊肉。

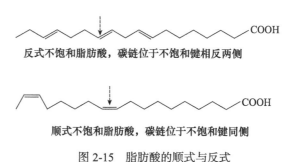

反式不饱和脂肪酸，碳链位于不饱和键相反两侧

顺式不饱和脂肪酸，碳链位于不饱和键同侧

图 2-15　脂肪酸的顺式与反式

反式脂肪酸会占据细胞膜上磷脂的1位，取代饱和脂肪酸，从而干扰体内正常的代谢。反式脂肪酸能够抑制花生四烯酸的合成。

2. 反式脂肪酸对人体健康的影响　　反式脂肪酸会影响脂肪酸脱氢酶的活性，使体内多不饱和脂肪酸的生成受到抑制，从而影响婴儿的正常生长。

反式脂肪酸能够增加低密度脂蛋白的产生或减缓低密度脂蛋白的清除。此外，反式脂肪酸还可以增加血液黏稠度和凝聚力。反式脂肪酸对心脏健康的危害超过饱和脂肪酸。

反式脂肪酸摄入过多会增加妇女患2型糖尿病的风险。反式脂肪酸能使脂肪细胞对胰岛素的敏感性降低，增加机体对胰岛素的需要量，增大胰岛素负荷，引起2型糖尿病。

3. 各国对反式脂肪酸含量的规定　　丹麦2003年立法禁止销售反式脂肪酸超过2%的食品，天然反式脂肪酸不受法律影响。2008年，加拿大规定食品中反式脂肪酸含量不能超过2%。美国纽约市2006年规定，每份食品使用的人造反式脂肪酸含量不能超过0.5g。我国卫生部2011年规定，在食品的包装袋上要标出反式脂肪酸的含量。

（四）脂类的功能

脂类能够给人类供给能量、构成机体组织、提供必需脂肪酸，并协助脂溶性维生素的吸收。

1. 供给能量　　脂肪氧化后能够释放能量，每克脂肪可提供39.7kJ热量。人体所需热量的30%左右来自脂类。

2. 构成机体组织　　脂肪占体重的10%～20%，脂肪在器官周围起支持、缓冲作用，减轻外力对机体的震动、保持身体不受温度变化的影响或热量的损失。

3. 提供必需脂肪酸　　必需脂肪酸是不饱和脂肪酸，机体无法合成，只能由食物供给。

4. 脂溶性维生素的载体并协助其吸收　　食物中的脂肪能够促进脂溶性维生素的吸收。此外，脂类还可以刺激胆汁的分泌，促进脂溶性维生素在消化道的吸收。

脂肪进入十二指肠，能刺激其产生肠抑胃素，延长食物在胃中的停留时间，产生饱腹感。

（五）脂类营养价值的评价

不同植物含有脂类的结构和含量都不相同。油脂的结构影响脂类的稳定性，从而影响脂类的营养价值。

1. 油脂的稳定性　　油脂在空气中长时间放置会发生酸败变质，产生异味，造成营养价值下降。长时间放置的油脂不宜食用。

2. 脂肪酸和维生素的种类及含量　　油脂中必需脂肪酸含量高，脂溶性维生素含量高，营养价值就高。植物油是必需脂肪酸亚油酸的主要来源。

（六）脂类在食品加工中的变化

油脂在高温下氧化速度加快，形成环状化合物、二聚体和多聚体等。长时间加热会导致油脂氧化酸败。聚合物的存在导致油脂色泽加深，产生刺激性气味。

油脂在空气中放置过久会发生氧化产生酸、酮和醇等羰基化合物，产生异味。油脂氧化产生的过氧化物和游离基还可以诱发癌症，对健康产生危害。

（七）脂类的膳食参考摄入量及食物来源

1. 脂类的摄入量　　我国居民推荐的脂类摄取量为成人占总热能的 20%～30%，青少年为 25%～30%。

2. 摄入脂肪的种类及食物来源　　植物性食品中大豆、花生、芝麻等含油量丰富，坚果中的脂肪含量很高。动物性食品也是脂肪的主要来源，如肥猪肉的脂肪含量占 90.8%，瘦猪肉的脂肪含量为 15.3%～28.8%。

二、脂类的合成与代谢

植物种子中贮藏的油脂形式是三酰甘油（triacylglycerol，TAG），由脂肪酸与甘油脱水缩合而成，它起着植物能源库的作用，为种子发芽后能够高效进行光合作用前的幼苗生长提供能量。植物三酰甘油绝大部分是在内质网中，脂肪酸相继插入甘油骨架进行生物合成，这个过程就是 Kennedy 路径。

（一）脂肪酸的合成

在油脂的生物合成中，脂肪酸是三酰甘油的前体，脂肪酸的结构和组成决定了植物油脂的理化特性和营养价值。碳链长度与饱和程度是脂肪酸的两大组成和结构特征。

植物脂肪酸合成的前体为乙酰辅酶 A（acetyl-CoA）。它首先在乙酰-CoA 羧化酶（acetyl-CoA carboxylase）的作用下合成丙二酰-CoA，然后脂肪酸合成酶以丙二酸-CoA 为底物进行连续的聚合反应，以每次循环增加 2 个碳的频率合成碳链，进一步合成 16～18 碳的饱和脂肪酸。饱和脂肪酸生物的合成途径如图 2-16 所示。

饱和脂肪酸通过系列脱氢反应，先后形成油酸、亚油酸、亚麻酸等不饱和脂肪酸（图 2-17）。

脂肪酸主要是在细胞质中合成的，也有在线粒体中合成的。此外，微粒体和叶绿体也具有微弱的脂肪酸合成功能，如高等植物中饱和脂肪酸的合成也可以在叶绿体基质中进行。

（二）植物油脂的合成

植物种子中油脂的形成与转化是一个非常复杂的过程，涉及大量关键酶。植物脂肪酸的合成起始于乙酰-CoA，被乙酰-CoA 羧化酶催化生成丙二酸单酰-CoA（malonyl-CoA），然后在接合于酰基载体蛋白（acyl carrier protein，ACP）的脂肪酸合酶复合体的催化作用下，经过启动（priming）、装载（loading）、缩合（condensation）、还原（reduction）、脱水（dehydration）、二次还原（second reduction）、释放（releasing）七步连续反应生成棕榈酸，接着被延长生成为

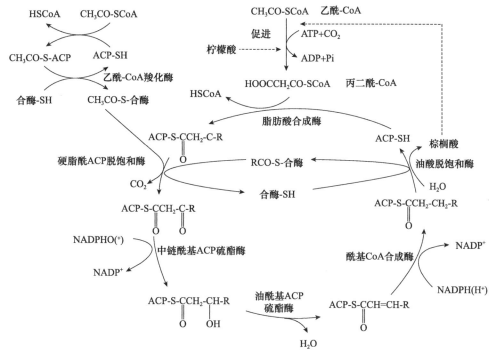

图 2-16 植物饱和脂肪酸的生物合成途径

硬脂酸，然后在硬脂酸-ACP 脱饱和酶（stearoyl ACP desaturase，SAD）的催化下，棕榈酸被进一步转化成油酸，在一系列油酸脱氢酶（fatty acid desaturase，FAD）的作用下，进一步被转化成亚油酸和亚麻酸。这一过程在植物种子成熟前的 1～3 个月就已经开始进行了。

脂肪酸的合成与转化完成之后，与甘油发生聚合反应，聚合催化生成三酰甘油（triglyceride）。

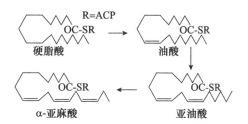

图 2-17 不饱和脂肪酸的生物合成途径

三酰甘油可以由单一脂肪酸构成，也可以由不同脂肪酸（含饱和脂肪酸和不饱和脂肪酸，以不饱和脂肪酸为主）构成（图 2-18）。三酰甘油通常以油体的形式贮藏于种子中。

（三）脂类的代谢

脂类的代谢是非常复杂的化学反应。

1. 三酰甘油在体内的转运、分解与贮存　脂肪的消化主要在小肠进行。一部分被脂肪酶水解成甘油和脂肪酸；另一部分未经水解或部分水解被肠壁吸收。

人体内贮存的脂肪部分由糖转化而来。食物中的脂肪是构成体内脂肪的原料。吸收后的脂肪大部分贮存于脂肪组织，作为能源贮备。

脂肪的代谢受神经与激素的调节。肾上腺素、生长激素、促肾上腺皮质激素、甲状腺素等能够促进脂肪的水解，而胰岛素、前列腺素可以促进体脂的合成。

2. 磷脂、胆固醇在体内的转运与利用　磷脂进入消化道后，在小肠被磷脂酶水解为甘

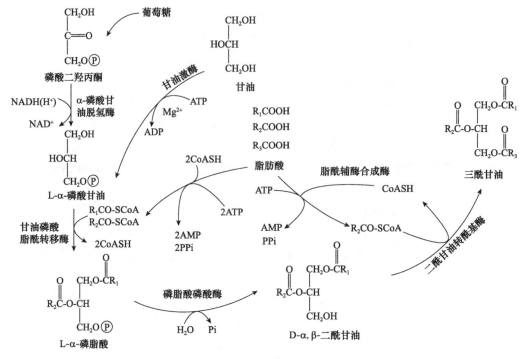

图 2-18　三酰甘油的合成途径

油、脂肪酸、磷酸和胆碱后再被吸收。

食物中的胆固醇需要在胆汁和脂肪的存在下才能被肠道吸收。胆固醇也可以在动物体内合成，在胆道中沉积成结石，并在血管壁上沉积，引起动脉硬化。

植物固醇与胆固醇结构相近，存在于蔬菜、水果中。植物固醇有谷固醇和豆固醇。植物固醇能够降低胆固醇，预防动脉粥样硬化、冠状动脉硬化性心脏病等心血管疾病。

第三节　糖　　类

糖类（carbohydrate）也称为碳水化合物，是由碳、氢、氧组成的一类多羟基醛或多羟基酮类化合物。因为大多数糖分子中氢氧的原子数之比为 2 : 1，误认为是碳和水的化合物，将其又称为碳水化合物。

一、糖类概论

（一）糖类的分类

糖类分为单糖、双糖、低聚糖和多糖四类。

1. 单糖　　单糖是最简单的糖类。根据结构分为醛糖和酮糖。具有醛基的是醛糖，具有酮基的是酮糖。根据碳原子数目，依次称为丙糖、丁糖、戊糖、己糖、庚糖。丙糖和丁糖是代谢的中间产物，戊糖和己糖是自然界存在最多的单糖，如葡萄糖、甘露糖、半乳糖和果糖（图 2-19）。

葡萄糖分子可以呈链状结构或环状结构。环状结构有 α-D-葡萄糖和 β-D-葡萄糖。α-D-葡

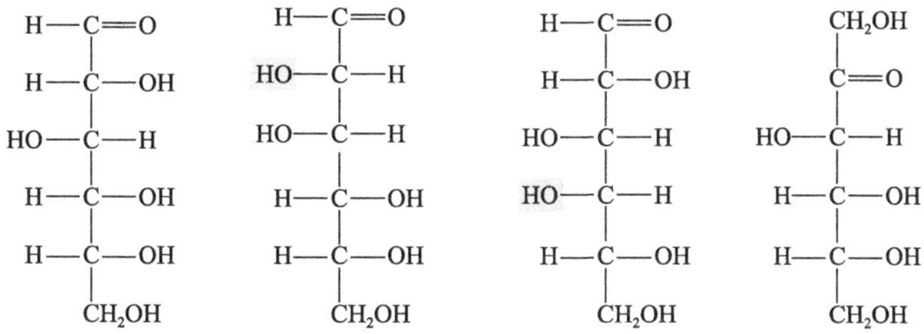

D-葡萄糖　　D-甘露糖　　D-半乳糖　　D-果糖

图 2-19　单糖的结构式

萄糖中的羟基和氢原子上下颠倒后就是 β-D-葡萄糖（图 2-20）。

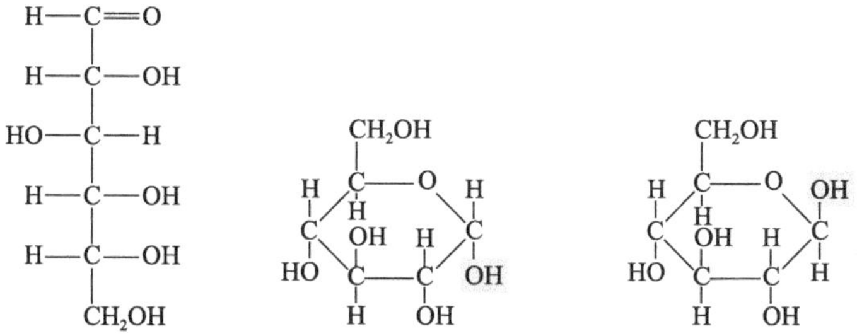

链状的葡萄糖　　α-D-葡萄糖　　β-D-葡萄糖

图 2-20　葡萄糖的结构式

在生物体内，环状结构的糖类多于链状结构的糖类，这是因为羟基的存在。例如，葡萄糖的羟基能够与分子内部的醛基和羰基反应，形成环状结构（图 2-21）。

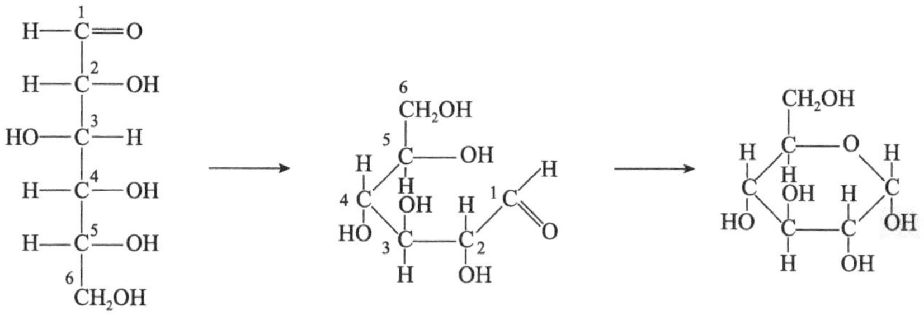

葡萄糖5位的羟基与醛基反应　　生成了半缩醛

图 2-21　葡萄糖的环化

当单糖呈环状结构时，葡萄糖的分子结构一般为六角形，但也有五角形结构。六角形结构的糖类就是吡喃糖（pyranose），五角形结构的糖类就是呋喃糖（furanose）。葡萄糖通常呈吡喃葡萄糖，少数为呋喃葡萄糖（图 2-22）。

在单糖中，存在着具有镜像关系的光学异构体，常将它们称为 D 型异构体和 L 型异构体。在葡萄糖的链状结构中，如果第 5 个碳原子的羟基位于右侧是 D 型葡萄糖，位于左侧是 L 型葡萄糖（图 2-22）。自然界中的单糖几乎都是 D 型。

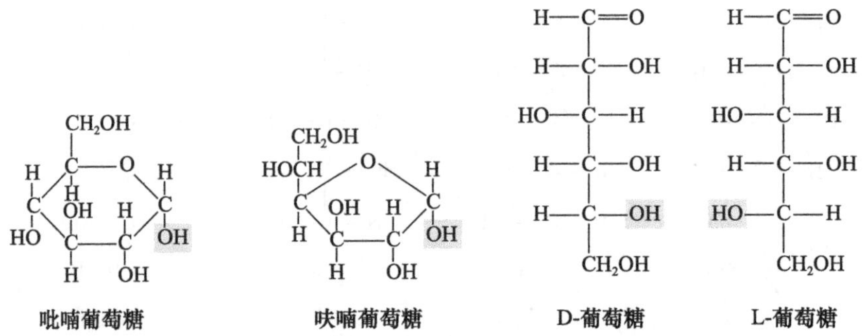

图 2-22　环状单糖和 D 型、L 型葡萄糖的结构式

2. 双糖　双糖是由 2 个分子单糖组成的糖类。双糖有蔗糖、乳糖和麦芽糖等。

蔗糖（sucrose）是由 1 分子葡萄糖和 1 分子果糖以 α-（1→2）糖苷键组成的化合物（图 2-23）。日常食用的白糖、砂糖和红糖都是蔗糖。

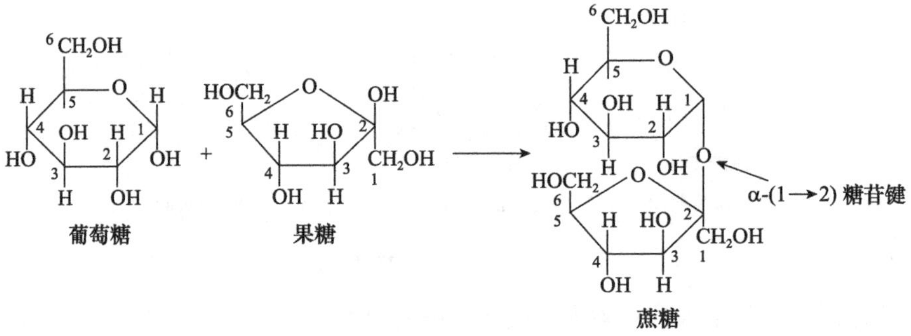

图 2-23　蔗糖的形成

乳糖是 1 分子葡萄糖和 1 分子半乳糖组成的化合物（图 2-24），存在于乳汁中。乳糖难溶于水，在消化道中吸收较慢，有利于保持肠道最合适的肠菌总数，并能促进钙的吸收。

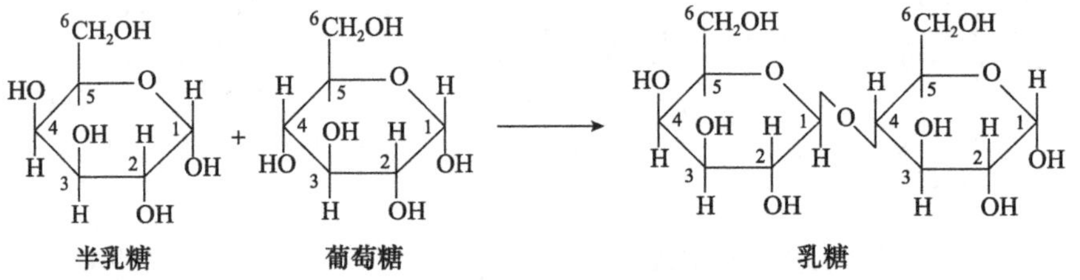

图 2-24　乳糖的形成

麦芽糖是 2 分子葡萄糖的结合物（图 2-25），在玉米糖浆中大量存在。淀粉在淀粉酶的水解作用下，可以降解生产大量的麦芽糖。

3. 低聚糖　低聚糖是每分子含 2～9 个单糖的糖类。低聚糖水解后，所有糖分子都是葡萄糖的称为麦芽低聚糖；水解后产生多种单糖的称为杂低聚糖，如棉子糖、水苏糖和毛蕊花糖（图 2-26）。低聚糖很难消化，不易形成龋齿，能够抑制腐败菌的生长。

4. 多糖　多糖是数量众多的同种单糖或异种单糖以支链或直链的形式缩合而成。根据

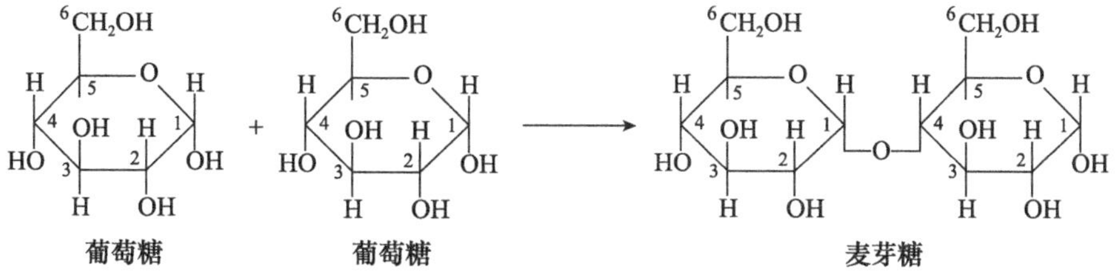

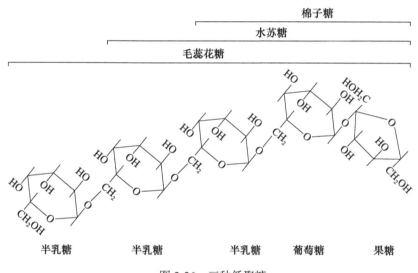

葡萄糖 + 葡萄糖 → 麦芽糖

图 2-25 麦芽糖的形成

棉子糖

水苏糖

毛蕊花糖

半乳糖　半乳糖　半乳糖　葡萄糖　果糖

图 2-26 三种低聚糖

人类的小肠是否能够利用，多糖分为血糖生成多糖和非血糖生成多糖。

（1）血糖生成多糖包括淀粉、糊精和糖原。

a. 淀粉是食物中糖类存在的主要形式，在体内水解成葡萄糖。淀粉有直链淀粉（图 2-27）和支链淀粉（图 2-28）之分。直链淀粉中的葡萄糖单体以 α-(1→4) 糖苷键连接在一起；支

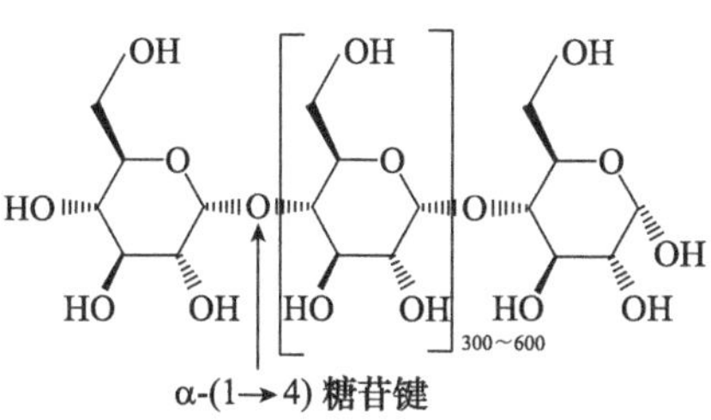

α-(1→6) 糖苷键

α-(1→4) 糖苷键

300~600

α-(1→4) 糖苷键

图 2-27 直链淀粉的结构式

左侧是非还原端，右侧是还原端

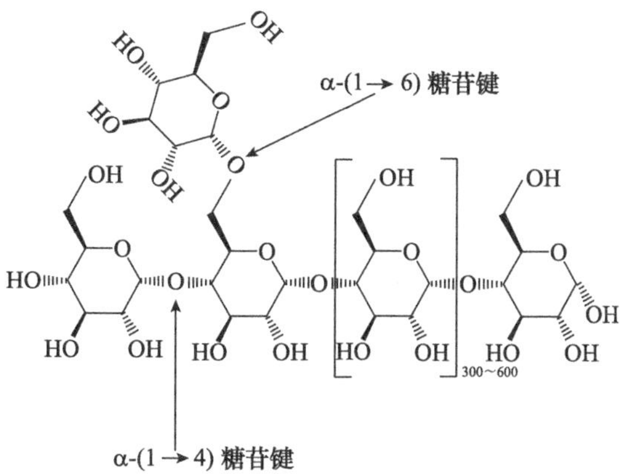

图 2-28 支链淀粉的结构式

链淀粉中的葡萄糖单体不仅以 α-（1→4）糖苷键连接在一起，还通过 α-（1→6）糖苷键连接在一起。

　　b．糊精是淀粉水解的产物，由 5 个或 5 个以上葡萄糖分子组成。

　　c．糖原存在于动物体内，一般由 3000～60 000 个葡萄糖分子构成，并有侧链，每个侧链含 12～18 个葡萄糖。糖原在酶的作用下能够水解成葡萄糖。

　　（2）非血糖生成多糖包括具有糖类的结构却很难被人体利用的膳食纤维和抗性淀粉。

　　a．膳食纤维主要来自植物的细胞壁，包含纤维素、半纤维素、果胶、树脂和木质素等。

纤维素的结构与淀粉类似，是葡萄糖以 β-1,4 糖苷键连接成的聚合物。当 1 号碳原子相连接的羟基位于下方，就是 α-（1→4）糖苷键。当 1 号碳原子相连接的羟基位于上方，就是 β-（1→4）糖苷键（图 2-29）。纤维素具有亲水的特性。

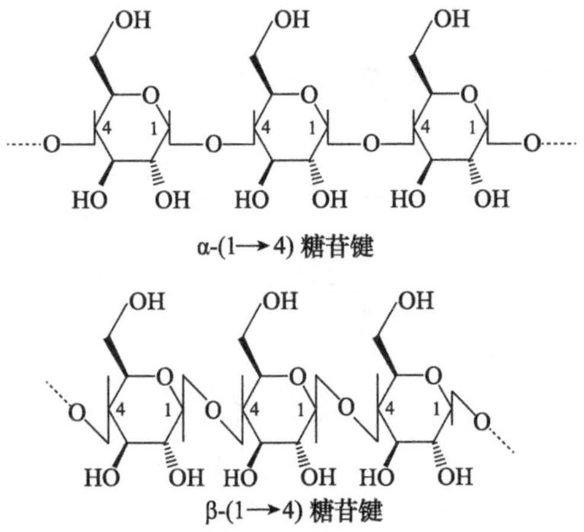

半纤维素有酸性和碱性之分。碱性的半纤维素有戊聚糖类、木聚糖类、阿拉伯木糖类、半乳聚糖类；酸性的半纤维素有半乳糖醛酸和葡萄糖醛酸。这类物质不能被人类小肠内的酶消化，但能够被结肠内的细菌分解。

果胶是由半乳糖醛酸、半乳糖和阿拉伯糖组成的一种无定形物质。果胶主要存在于水果、蔬菜中。果胶在食品工业中能够作为增稠剂。

图 2-29　α-（1→4）糖苷键和 β-（1→4）糖苷键

树胶是葡萄糖醛酸、半乳糖、阿拉伯糖及甘露糖的聚合物，溶于水，有阿拉伯胶、种子胶等。

木质素是苯基类丙烷的聚合物。木质素存在于坚硬的木质组织中，不能被人体消化利用。

　　b．抗性淀粉包括改性淀粉，它们在小肠内不能被吸收。

（二）糖类的生理功能

糖类在人体内起到供给能量、构成机体组织、保肝解毒、节约蛋白质、抗生酮作用和增强肠道功能等作用。

　　1．供给能量　　糖类的主要作用是供给能量。葡萄糖氧化时能够释放能量，供心脏和神经系统利用。血糖降低，人会出现昏迷，严重时会休克，甚至死亡。

　　2．构成机体组织　　糖类还是人类机体的组成部分，如细胞膜上的糖脂。糖蛋白是酶、抗体、激素的部分结构。核糖和脱氧核糖还是 RNA 和 DNA 的组成成分。

　　3．保肝解毒作用　　当糖类摄入充足时，可以增加体内肝糖原的贮备，人抵抗外源有毒物质的能力就会增加。肝脏中的葡萄糖醛酸能够与有毒物质结合，排出体外，从而解除有毒物质的毒性，保护肝脏。

　　4．节约蛋白质　　糖类是人类能量的来源，当糖类摄入充分时，机体优先利用糖类提供能量。这就减少了蛋白质作为能量的消耗，让蛋白质用于组织的构建和再生。

　　5．抗生酮作用　　如果糖类摄入不足，机体需要消耗大量的脂肪用于补充能量，脂肪的代谢会产生大量的酮体，导致酮症酸中毒。糖类摄入充足，才能够维持脂肪代谢的正常运转。

6. 增强肠道功能　非淀粉多糖是一类不能被机体利用的多糖，但它们能刺激肠道蠕动，增加结肠的发酵率，有利于人体肠道的健康。

（三）糖类在食品加工中的变化

在食品加工过程中，淀粉会出现糊化和老化、美拉德反应、焦糖化等变化。

1. 糊化和老化　加热会让淀粉颗粒膨胀，淀粉糊化。糊化后的淀粉容易受消化酶的作用，提高消化效率。

糊化后的淀粉放置一段时间后，温度下降，淀粉分子的结构重新排列，析出水分产生离浆现象，称为淀粉的老化。老化的淀粉会影响淀粉的水解和消化。直链淀粉比支链淀粉更容易老化。

2. 美拉德反应　美拉德（Maillard）反应是含还原糖或羰基化合物及蛋白质的食品，在加工或长期贮藏过程中色泽加深的现象。美拉德反应是食品热加工时发生的主要反应，能够形成加工食品特有的色泽和风味，产生的类黑精化合物具有抗氧化性。过分的美拉德反应会产生焦煳味，影响营养物质的消化吸收。

3. 焦糖化　糖类受到温度超过熔点的温度时发生焦糖化反应（caramelization），产生焦糖色素。焦糖色素有耐酸焦糖色素（用于可乐饮料）、啤酒用焦糖色素和焙烤食品用焦糖色素。

4. 其他变化　糖类在加热过程中会发生异构化反应，醛糖-酮糖异构化及内糖苷键的转移及脱水反应，这些反应过程中碳碳键不会断裂，但它们不稳定，会进一步水解，形成各种挥发性物质。

（四）糖类的膳食参考摄入量及食物来源

糖类是人类膳食的主要成分。不同年龄的人需要的糖类并不相同。

1. 糖类的摄入量　中国营养学会推荐糖类的摄入量占每天总能量的55%～65%（2岁以下婴幼儿除外），建议每天摄入谷类350g，蔬菜水果450g，糖类50g。

2. 糖类的食物来源　人类需要的糖类主要由植物性食品提供，如米、面、杂粮、根茎、果实、蜂蜜等。谷类、薯类、豆类主要提供淀粉，蔗糖、糖果、甜食、糕点及含糖饮料等主要提供双糖和单糖。

二、糖类的合成与代谢

植物体内的糖类由光合作用产生，运输到果实等部位贮存。

（一）糖类的合成

光合作用中最主要的产物是糖类（即三碳途径与四碳途径形成的产物），其中包括单糖、双糖和多糖。单糖中最普遍的是葡萄糖和果糖，双糖是蔗糖，多糖则是淀粉。蔗糖合成的场所是细胞质，淀粉合成场所是叶绿体。在光照条件下，蔗糖不断从叶片运到植物的非光合部位，同时，淀粉不断地积累在叶绿体中。

叶绿体中合成的丙糖磷酸运输到细胞质中，为细胞质中的磷酸己糖库提供原料（图2-30）。磷酸己糖库具有三种六碳糖：果糖-6-磷酸、葡萄糖-6-磷酸和葡萄糖-1-磷酸。果糖-6-磷酸是蔗糖合成的原料。

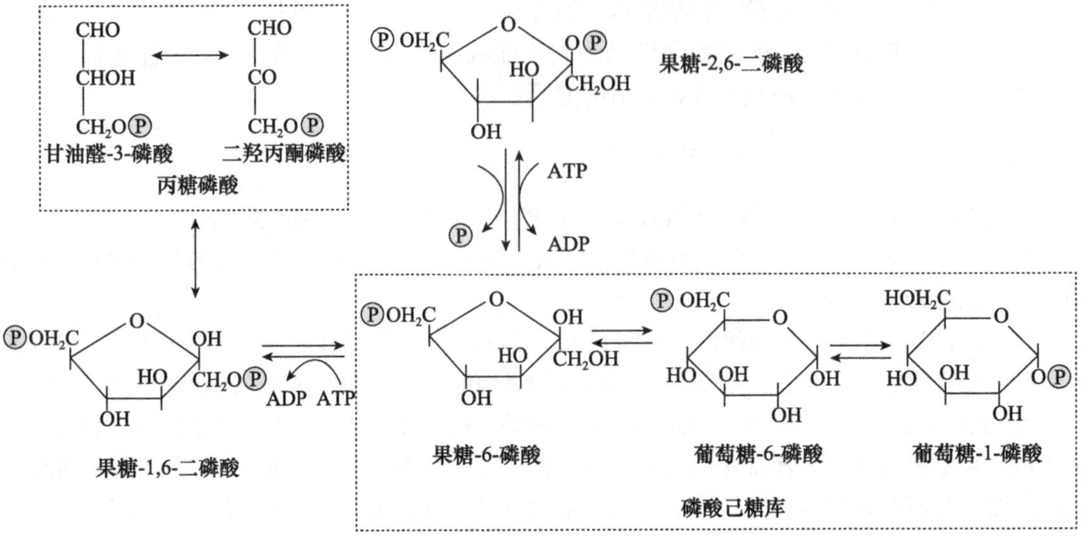

图 2-30　己糖磷酸之间的转化

在细胞质基质中，己糖磷酸能够通过系列反应生成蔗糖（图 2-31）。蔗糖的合成受葡萄糖-6-磷酸和磷酸的调控。当从黑暗变到光亮时，叶片中的葡萄糖-6-磷酸的浓度增加，磷酸浓度下降，促进蔗糖的合成（图 2-32）。

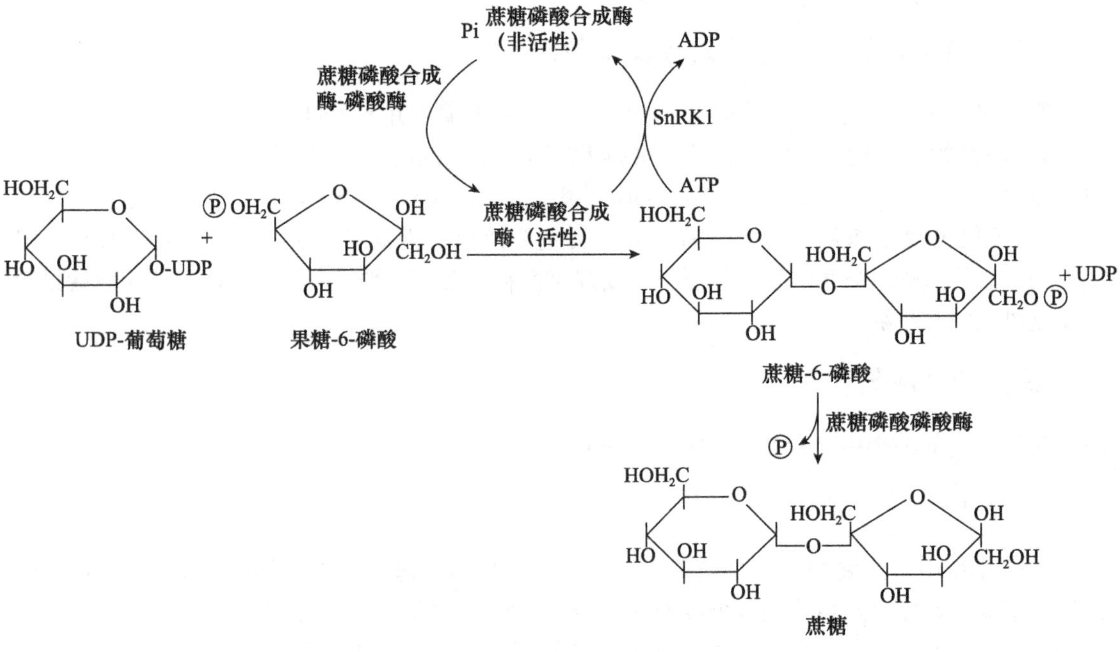

图 2-31　蔗糖的合成

在叶子中，葡萄糖常转变成淀粉暂时贮存起来。但有些植物，如葱、蒜等叶子在光合作用中不形成淀粉，只形成糖类。叶肉细胞中淀粉的合成是在叶绿体中。淀粉的合成需要底物葡萄糖-1-磷酸。具体合成淀粉发生的反应见图 2-33。直链淀粉转变成支链淀粉需要分支酶的作

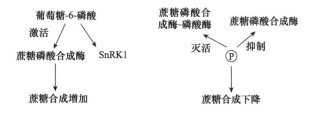

葡萄糖-6-磷酸
激活
蔗糖磷酸合成酶
SnRK1
蔗糖合成增加
蔗糖磷酸合成酶-磷酸酶
蔗糖磷酸合成酶
灭活
抑制
P
蔗糖合成下降

图 2-32　葡萄糖-6-磷酸和磷酸对蔗糖合成的调控

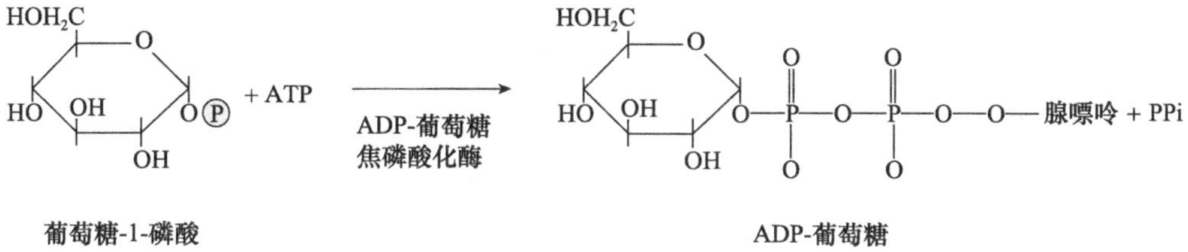

HOH2C
O
HO
OH
OH
+ ATP
ADP-葡萄糖
焦磷酸化酶
P
O
腺嘌呤 + PPi
葡萄糖-1-磷酸
ADP-葡萄糖

$$PPi + H_2O \xrightarrow{\text{焦磷酸化酶}} 2Pi + 2H^+$$

$$\text{ADP-葡萄糖} + (\alpha\text{-D-1,4葡萄糖})_n \xrightarrow{\text{淀粉合酶}} \text{ADP} + (\alpha\text{-D-1,4-葡萄糖})_{n+1}$$

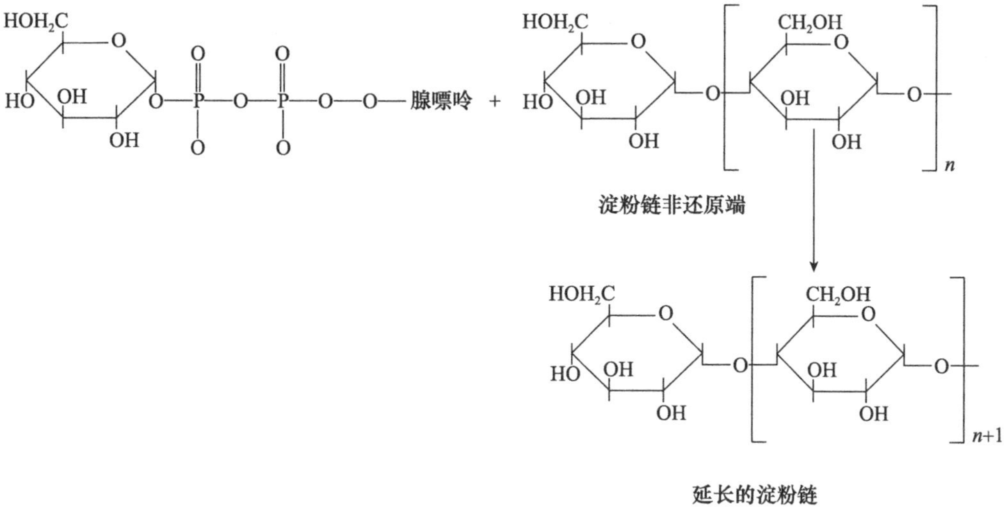

HOH2C
CH2OH
O
HO
OH
OH
P
腺嘌呤
+
n
淀粉链非还原端
n+1
延长的淀粉链

$$(\alpha\text{-D-1,4-葡萄糖})_{n+1}\text{–}(\alpha\text{-D-1,4-葡萄糖})\text{–}(\alpha\text{-D-1,4-葡萄糖})_m$$

$$\Big\downarrow \text{淀粉分支酶}$$

$$(\alpha\text{-D-1,4-葡萄糖})_n\text{–}\Big[(\alpha\text{-D-1,6-葡萄糖})\text{–}(\alpha\text{-D-1,4-葡萄糖})_m\Big]$$

图 2-33　淀粉的合成

用（图 2-34）。

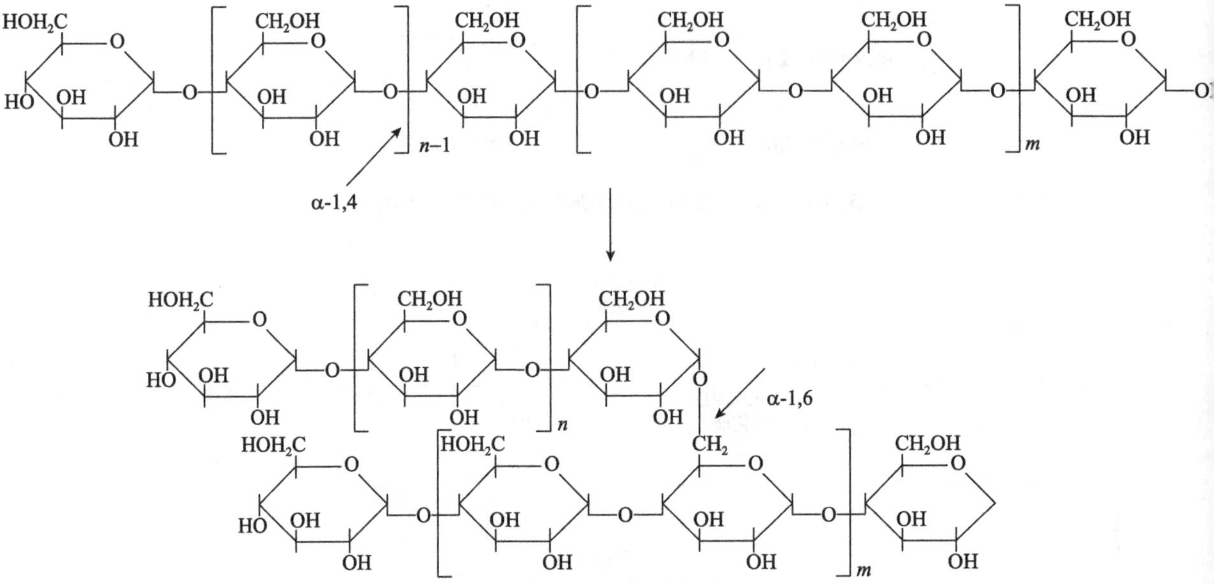

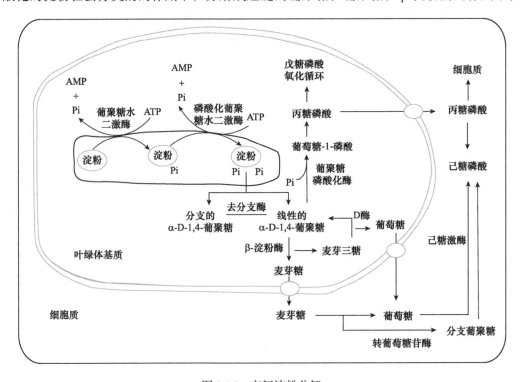

图 2-34　淀粉分支酶催化的反应

　　黑暗来临，叶绿体开始分解淀粉，维持蔗糖的外运。淀粉分解的过程见图 2-35。在叶片中，磷酸和淀粉结合，在磷酸化葡聚糖水二激酶的作用下，继续向磷酸化的淀粉添加磷酸基。磷酸化的淀粉在去分支酶的作用下，分解成短链的葡聚糖，葡聚糖在 β-淀粉酶的作用下，水

图 2-35　夜间淀粉分解

解成麦芽糖。麦芽糖可以转运出叶绿体，在细胞质基质中转变成己糖磷酸。

光合作用的产物除糖类外，还有类脂、有机酸、氨基酸和蛋白质等。在不同条件下，各种光合产物的质和量均有差异。例如，氮肥多，蛋白质形成也多，氮肥少，则糖形成较多，而蛋白质形成较少；植物幼小时，叶子里蛋白质形成多，随着年龄增加，糖的形成增多；不同光波，如蓝紫光下则合成蛋白质较多，山区的小麦蛋白质含量高、质地好就是这个道理，在红光下则合成糖类较多。所以光合作用产物不是固定不变的。

（二）糖类的代谢

食物中的多糖需要经过酶水解成单糖才可以被人类利用。葡萄糖是人体能够利用的主要单糖。一部分葡萄糖可以进入血液循环，形成血糖，运到各个组织器官，提供能量；另一部分可以转化成糖原或脂肪储存。当血糖充足时，部分血糖可以转化成脂肪或某些氨基酸。

第四节　矿物质和维生素

人体内的矿物质约有 50 多种，重量约为成年人体重的 4%，在体内起各种生理功能。
维生素是促进人体生长发育和调节生理功能所必需的一类低分子有机化合物。

一、矿物质概论

根据矿物质与人体营养的关系，可将矿物质分为以下三大类。

（一）与体液调节有关的矿物质

体液的渗透平衡、体内 pH 的恒定对营养素和代谢物正常通过细胞膜在体内循环是必不可少的。体液中起维持渗透平衡作用的电解质为钠、钾、氯、磷酸根等离子。

（二）参与人体骨骼构成的矿物质

参与人体骨骼构成的矿物质有钙、磷和镁。人体中钙总量（成人为 1000~1200g）的 99% 存在于骨骼和牙齿中。

磷在体内分布广泛，约含量的 3/4 存在于骨骼和牙齿中。镁的含量少（20~30g），与钙、磷一起形成了骨骼和牙齿。镁还参与软组织的组成。

这三种矿物质中，磷和镁在所有的食物中都有充足的含量，不易缺乏。钙在食物中含量分布并不广泛，含量也低，人容易缺乏，特别是儿童、孕妇和哺乳期的妇女更容易缺钙。

（三）参与细胞生长、维持和能量释放的矿物质

有很多矿物质还参与肌肉、血、肝、肾等人体细胞的生长、维持和修复，以及在代谢时可以产生能量等。例如，硫，体内有含硫氨基酸，含硫氨基酸在合成蛋白质中起作用；人体内硫胺素也含有硫。

维生素 B_{12} 含有生物素和钴。铁在氧气的运输和细胞呼吸中起作用。碘在形成调节代谢速率的甲状腺素合成中起作用。此外，铜、锌、镁和钼是一些酶的组成成分。

根据在人体中的含量和人体对矿物质的需求量，矿物质可分为常量元素（macroelement）

和微量元素（trace element）。它们的生理功能及饮食来源见表 2-3。

表 2-3　矿物质的功能和来源

矿物质		已经确认的生物功能	来源
常量元素	钙	骨骼和牙齿的组分，血凝结，神经组织功能调节，肌肉活性的调节，体液调节	乳制品、鱼、贝类、蛋类、强化面包等
	氯	与钠和磷结合调节体液，胃液分泌	食盐及含盐食物
	镁	软组织和骨骼的组分，骨骼和神经组织功能所需的正常钙／镁平衡，磷酸盐转移酶的基本活化剂	分布广泛
	磷	与骨骼和牙齿的形成有关	分布广泛
	钾	体液的调节，对骨骼和心脏平滑肌的收缩有影响，影响神经和肌肉组织的兴奋性，细胞内代谢	分布广泛
	钠	体液调节	食盐及含盐食物
	硫	必需营养素甲硫氨酸、硫胺素、生物素等的组分	含有半胱氨酸和甲硫氨酸的蛋白质
微量元素	铬	为耐葡萄糖因子的一部分	分布广泛
	钴	维生素 B_{12} 的组分	动物肝、肉
	铜	酪氨酸酶（多酚氧化酶）及其他酶的组分	分布广泛

二、维生素概论

维生素种类很多，在体内含量很低。

（一）维生素的共同特点

维生素是有机化合物，是人体代谢不可缺少的成分。维生素在体内不能合成或者合成量不足，不能大量储存于机体的组织内，必须由食物供给。维生素不能提供热能，不能构成机体的组织，但有其特殊的代谢功能。

一般少量维生素就能满足人体的需要。供应不足会影响相应的生理功能，严重缺少时会产生维生素缺乏症。适量的维生素对人体维护健康，远离慢性疾病不可或缺。

（二）维生素的命名

在确定维生素的结构以前，一般按照维生素发现的顺序，以字母顺序进行命名。例如，脂溶性维生素按照发现顺序依次命名为维生素 A、维生素 D、维生素 E；水溶性维生素按照发现顺序依次命名为维生素 B_1、维生素 B_2、维生素 C。也可以根据维生素的功效来命名，如抗脚气病维生素、抗癞皮病维生素、抗干眼病维生素等。

确定维生素的结构后，经常用化学结构来命名。维生素的命名见表 2-4。

（三）维生素的分类

根据维生素的溶解性，维生素分为脂溶性维生素和水溶性维生素。

（1）脂溶性维生素包括维生素 A、维生素 D、维生素 E、维生素 K。它们的吸收与肠道的脂类密切相关。容易在体内储存，不易排出体外，摄入过多有毒，摄入过少，会出现缺乏症状。

表 2-4　维生素的命名

名称	以化学结构或功能命名	英文名称
维生素 A	视黄醇，抗干眼病维生素	vitamin A，retinol
维生素 D	钙化醇，抗佝偻病维生素	vitamin D，calciferol
维生素 E	生育酚	vitamin E，topopherol
维生素 K	叶绿醌，凝血维生素	vitamin K，phylloquinone
维生素 B_1	抗脚气病维生素	vitamin B_1，thiamin
维生素 B_2	维生素 B_2	vitamin B_2，riboflavin
维生素 B_3	泛酸	vitamin B_3，pantothenic acid
维生素 PP	烟酸，抗癞皮病维生素	niacin，nicotinic acid，niaciamide
维生素 B_6	吡哆醇（醛，胺）	pyridoxine，pyridoxal，pyridoxamine
维生素 M	叶酸	folacin，folic acid，folate
维生素 H	生物素	biotin
维生素 B_{12}	钴胺素，氰胺素质，抗恶性贫血病维生素	cobalamin
维生素 C	抗坏血酸，抗坏血病维生素	ascorbic acid

（2）水溶性维生素包括 B 族维生素和维生素 C。它们一般无毒，摄入过多会随尿排出，摄入过少，会很快出现缺乏症状。

类维生素物质是机体内存在具有与维生素功能类似的物质，如胆碱、生物类黄酮、肉毒碱、辅酶 Q、肌醇、维生素 B_{17}（苦杏仁苷）、硫辛酸、对氨基苯甲酸（PABA）和维生素 B_{15}（潘氨酸）等。

1. 脂溶性维生素

1）维生素 A　　维生素 A 是人类发现的第一个维生素。维生素 A 又称视黄醇，是含有视黄醇结构并具有生物活性的一类物质。视黄醇是淡黄色的晶体，由 β-紫罗酮环与不饱和一元醇组成（图 2-36）。视黄醇在体内能够被氧化成视黄醛。视黄醛与视觉有密切关系。视黄酸是视黄醛的氧化产物，对细胞的增生和分化有一定作用。

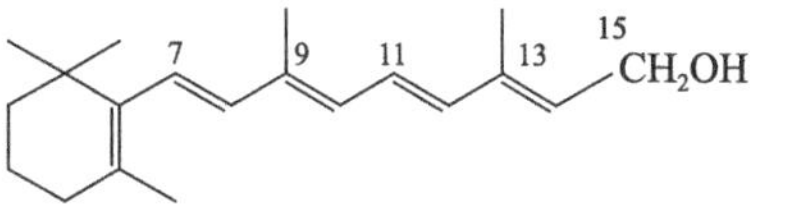

图 2-36　视黄醇的结构式

（1）维生素 A 的理化性质。维生素 A 为淡黄色结晶。植物体不含有维生素 A，但它们含有类胡萝卜素（carotenoid）。类胡萝卜素被动物摄入后，在小肠和肝脏中会转变为维生素 A。能够转变成维生素 A 的类胡萝卜素称为维生素 A 原。目前已经发现的类胡萝卜素约有 600 种，约 1/10 是维生素 A 原。维生素 A 原中最主要的是 β-胡萝卜素（图 2-37）。玉米黄素、辣椒红素、叶黄素和番茄红素等类胡萝卜素不能转化成维生素 A，不具有维生素 A 的活性。

维生素 A 对空气、紫外线和氧化剂很敏感，可发生异构、氧化和聚合作用，高温和金属

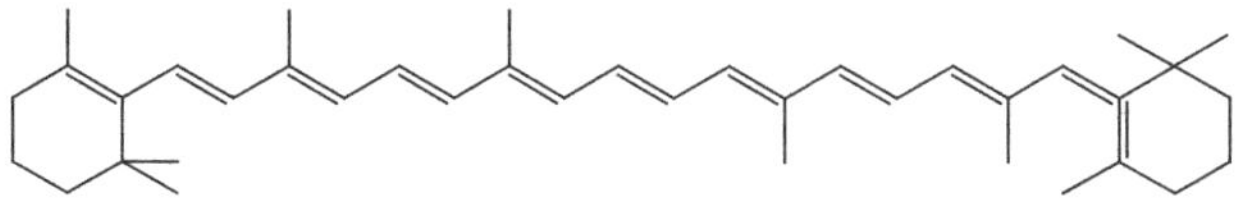

图 2-37　β-胡萝卜素的结构式

离子可以加速维生素 A 的破坏。当食物中含有磷脂、维生素 E、维生素 C 和其他抗氧化剂时，维生素 A 比较稳定。

（2）维生素 A 的生理功能。维生素 A 与视觉、上皮细胞的增殖分化、免疫应答和生长发育有关。

a. 视觉。维生素 A 参与视网膜上的感光物质视紫红质的合成和再生。视紫红质是视黄醛与视蛋白结合的复合物。视觉与视黄醛有关。在光亮处，视紫红质被大量消耗。一旦由亮处到暗处，不能看见暗处物体。如果视网膜处有视黄醛的积累，视黄醛能够被视黄醛异构酶转化成 11-顺式视黄醛，并与视蛋白极核形成视紫红质，恢复对光的敏感性。如果维生素 A 缺乏，就会导致夜盲症。

b. 维护上皮细胞的形态。维生素 A 是调节糖蛋白合成的一种辅酶，对上皮细胞的细胞膜起稳定作用。维生素 A 营养正常时，上皮组织黏膜细胞中的糖蛋白合成正常，分泌黏液正常。维生素 A 含量不足时，上皮组织黏膜细胞不分泌糖蛋白，皮肤干燥、粗糙，汗腺和皮脂腺萎缩。

c. 免疫功能。维生素 A 能提高细胞的免疫功能，促进免疫细胞产生抗体。缺乏维生素 A 的儿童感染性疾病的频率升高。

d. 促进生长发育和维护生殖功能。维生素 A 参与细胞 RNA、DNA 的合成，对细胞的分化、组织更新有一定的影响。维生素 A 缺乏的男性，睾丸萎缩，精子数量减少，精子活力下降。

β-胡萝卜素是维生素 A 的重要来源，同时还是抗氧化剂，在人体内能捕捉自由基，提高机体抗氧化能力，有助于提高机体的免疫功能。

（3）维生素 A 的吸收与代谢。食物中的维生素 A 多以视黄醇酯的形式存在，与胡萝卜素经胃内蛋白酶消化后，从食物中释放出来，在小肠经过胆汁和胰脂酶的作用，通过小肠绒毛上皮细胞被吸收。

维生素 A 主要以主动吸收的方式被吸收，吸收率为 70%～90%。胡萝卜素在肠道以扩散的方式被吸收，吸收率为 20%～50%。

维生素 A 以酯的形式主要储存于肝脏。眼睛色素上皮细胞中也储存有维生素 A。

（4）维生素 A 的缺乏与过量。维生素 A 与视觉、上皮细胞的增殖分化、免疫应答和生长发育有关。

a. 维生素 A 缺乏。维生素 A 缺乏最早的症状是眼睛的暗适应能力下降，严重时导致夜盲症。

维生素 A 缺乏还可以导致干眼症，严重时会引起失明。儿童维生素 A 缺乏的诊断症状是眼结膜产生毕脱氏斑，其为结膜上的上皮细胞脱落引起。

此外，维生素 A 缺乏还可以引起毛囊角质化，上皮细胞干燥和角化，血红蛋白合成障碍，免疫功能低下，儿童生长发育迟缓。

b. 维生素 A 过量。维生素 A 是脂溶性的维生素，过量的维生素 A 可以在体内积累而导致中毒。主要症状是厌食、恶心、呕吐、肝脾肿大，长骨变粗及关节疼痛，过度兴奋、肌肉僵硬、皮肤干燥、瘙痒、鳞皮、脱发等。一般食物摄入的维生素 A 不会引起中毒。摄入维生素 A 制剂或野生动物的肝脏会导致维生素 A 过量。大量食用胡萝卜素，皮肤会出现黄色，其他毒性没有发现。

（5）维生素 A 的参考摄入量及食物来源。

a. 维生素 A 的参考摄入量。食物中具有视黄醇活性的物质常用视黄醇活性当量（retinol

activity equivalents，RAE）来表示，包括维生素 A 和维生素 A 原的总量（μg）。换算关系是

$$1μg\ 视黄醇＝0.0035μmol\ 视黄醇＝1μg\ 视黄醇当量（RAE）$$

$$1μg\ β\text{-}胡萝卜素＝0.167μg\ 视黄醇当量（RAE）$$

$$1μg\ 其他维生素\ A\ 原＝0.084μg\ 视黄醇当量（RAE）$$

$$食物中总视黄醇当量（RAE）＝视黄醇（黄\ μg）＋β\text{-}胡萝卜素（萝\ μg）$$
$$×0.0167＋其他维生素\ A\ 原（维\ μg）×0.084$$

中国成年男女膳食维生素 A 的推荐摄入量分别为 800μg RAE/d 和 700μg RAE/d。

b. 维生素 A 的食物来源。人体维生素 A 的来源主要有两类：动物性食物中的维生素 A 和植物中的胡萝卜素（主要是 β-胡萝卜素）。动物的肝脏、鱼肝油、鱼卵、乳、禽蛋中富含维生素 A；芒果、柑橘和杏等果品中含有丰富的胡萝卜素。

2）维生素 D　维生素 D 是指具有钙化醇生物活性的一类物质，属于胆固醇的衍生物。维生素 D_2（麦角钙化醇）及维生素 D_3（胆钙化醇）最为常见（图 2-38）。

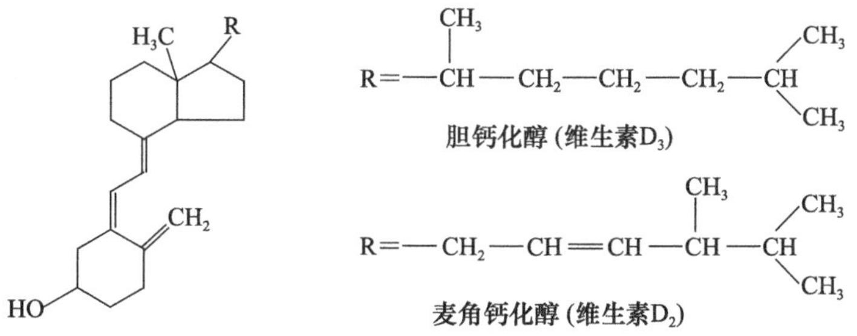

图 2-38　维生素 D 的结构式

（1）维生素 D 的理化性质。维生素 D 为白色晶体，对热、碱比较稳定。在 130℃加热 90min 后仍然具有活性，通常的烹饪加工不会造成维生素 D 的损失。

（2）维生素 D 的生理功能。维生素 D 能够维持血液中钙、磷的浓度，参与蛋白质的转录，并具有免疫功能。

a. 维持血液中钙、磷的浓度。维生素 D 能够与甲状旁腺激素共同作用，维持血钙水平的稳定。当血钙浓度降低时，甲状旁腺分泌甲状旁腺激素，促进肾小管对钙、磷的吸收，促进小肠对钙的吸收；当血钙浓度升高，甲状旁腺产生降钙素，阻止骨骼脱钙，增加钙、磷从尿液中排出。

b. 参与蛋白质转录的调节。维生素 D 参与钙转运蛋白、骨基质蛋白和细胞周期蛋白的转录，增加细胞的分化。可以促进皮肤表皮细胞的分化并阻止其增殖，对皮肤病具有潜在的治疗作用。

c. 免疫功能。维生素 D 能诱导巨噬细胞的分化，参与体内免疫调节。

（3）维生素 D 的吸收与代谢。人类能够从食物摄入维生素 D，皮肤内 7-脱氢胆固醇经紫外线照射也可以合成维生素 D。通过食物摄入的维生素 D 在小肠内被吸收。皮肤内形成的维生素 D 能够直接被吸收进入循环系统，经过维生素 D 结合蛋白的转运，储存在脂肪组织和骨骼肌中。

维生素 D 的分解主要在肝脏内进行，代谢物经胆汁进入小肠，大部分由粪便排出，小部分经尿液排出。

（4）维生素 D 的缺乏与过量。维生素 D 与儿童佝偻病、骨质软化症、骨质疏松症、手足痉挛症有关。

a. 维生素 D 的缺乏。维生素 D 的缺乏一般是从食物中摄入维生素 D 的量不足，或日照不足造成。维生素 D 的缺乏可以导致儿童佝偻病。佝偻病儿童的表现主要是低血钙、骨骼畸形，如方头、鸡胸、漏斗胸、肋骨串珠等。

维生素 D 的缺乏还可以导致骨质软化症。成年人缺乏维生素 D，会出现骨质软化症，表现为肌肉乏力，脊柱、肋骨、臀部、腿部疼痛等，在活动时加剧，严重时骨骼脱钙，引起骨质疏松和骨质软化，发生骨折。

维生素 D 的缺乏可以导致骨质疏松症。骨质疏松症是慢性退行性疾病，表现为骨密度降低，骨骼变脆，骨折风险增加。

维生素 D 的缺乏还可以导致手足痉挛症。缺乏维生素 D 或出现血钙低，引起手足痉挛，肌肉痉挛、小腿抽筋、惊厥等。

b. 维生素 D 的过量。经食物摄入的维生素 D 一般不会过量。摄入过多的维生素 D 补充剂（鱼肝油）会引起维生素 D 过多症，甚至中毒。维生素 D 中毒症状为食欲不振、恶心、呕吐、头痛、发热、烦渴等，出现高钙血症、高钙尿症，甚至导致肾功能减退，严重的中毒或导致死亡。

（5）维生素 D 的参考摄入量及食物来源。维生素 D 既来源于膳食，又可以由皮肤合成。所以，很难估计膳食维生素 D 的摄入量。

维生素 D 主要来源于动物性食品中，海水鱼的肝脏中含量最为丰富。禽畜肝脏、蛋、奶中含少量的维生素 D。植物性食品中几乎没有维生素 D。从天然食物中获取足够的维生素 D 比较困难，可以多晒太阳，让机体合成足够的维生素 D。

3）维生素 E　维生素 E 也被称为生育酚（tocopherol），是一组脂溶性维生素，包括 α-、β-、γ-、δ-4 种生育酚和 α-、β-、γ-、δ-4 种三烯生育酚，均具有抗氧化活性，其中 α-生育酚活性最强。维生素 E 是人类和动物维持生殖系统、神经系统和血液系统正常代谢，以及许多其他生理功能所必需的一种微量营养素。

生育酚是在苯环上含有多个甲基的苯并二氢吡喃衍生物，由一个芳香环的极性头部和一个疏水的饱和侧链组成。α 型有 3 个甲基，β 型和 γ 型各有 2 个甲基，而 δ 型仅有 1 个甲基（图 2-39）。

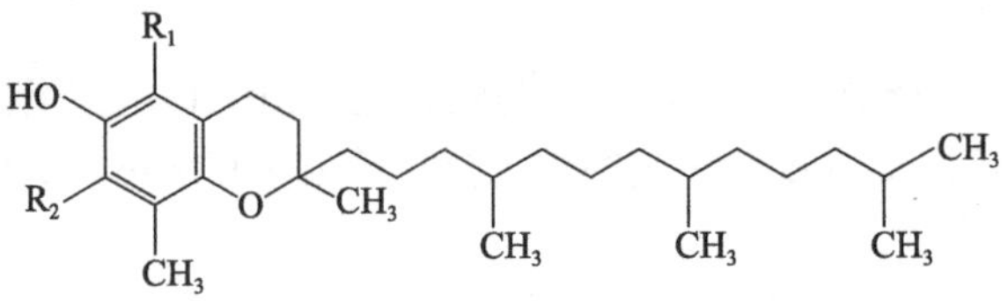

	R₁	R₂
α-生育酚	CH_3	CH_3
β-生育酚	CH_3	H
γ-生育酚	H	CH_3
δ-生育酚	H	H

图 2-39　生育酚的结构式

食物中 α-生育酚的活性最强，含量最高，通常以 α-生育酚作为维生素 E 的代表。三烯生育酚的侧链上具有三个不饱和的双键。α-三烯生育酚的活性是 α-生育酚的 30%。其他形式的活性很小。人工合成的 α-生育酚是 8 种维生素 E 的混合物。

（1）维生素 E 的理化性质。维生素 E 为黄色油状液体，溶于乙醇、脂肪和脂溶剂，不溶于水。维生素 E 在无氧条件下对热稳定；在有氧条件下，容易被破坏，对碱和紫外线敏感。维生素 E 在一般烹调温度下损失不大，在高温油炸时，活性大量丧失。

（2）维生素 E 的生理功能。近年来研究表明，每天摄入适量的生育酚可提高免疫功能，防止或延缓人类许多慢性病的进程，降低患心血管疾病和某些癌症的危险。在临床上，生育酚可用于辅助治疗高血压、冠心病、心肌梗死、动脉硬化、血栓、不孕症、前列腺癌和阿尔茨海默病（Alzheimer disease）等。

在食品方面，维生素 E 主要用作脂肪和含油食品的抗氧化剂，以保持加工食品的新鲜风味。

在饲料方面，维生素 E 作为饲料添加剂，可以提高动物免疫力，防治疾病，改善动物肉质等。因此，维生素 E 作为营养补充剂和抗氧化剂广泛应用于医药、食品和饲料行业中。

（3）维生素 E 的吸收与代谢。维生素 E 是脂溶性维生素，必须借助于胆汁乳化才能被吸收，吸收程度与膳食中的脂肪含量有很大关系。

食物中的维生素 E 在小肠中段被吸收，主要通过被动扩散进入肠黏膜细胞，吸收率一般为 20%～25%。

血液中的维生素 E 能够与脂蛋白结合，然后转运、储存在脂肪组织、肌肉和肝脏中。维生素 E 主要通过粪便排出，少量通过尿排出。

维生素 E 的抗氧化导致本身被氧化，生成生育酚自由基，继续生成生育酚醌。生育酚醌继续转化为对苯二酚，后者与葡萄糖醛酸结合形成生育酚葡萄糖醛酸酯，生育酚葡萄糖醛酸酯继续降解形成生育酚酸和生育酚丙酯。

（4）维生素 E 的缺乏与过量。正常情况下很少发生维生素 E 缺乏，但低体重早产儿、血 β-脂蛋白缺乏症和脂肪吸收障碍的患者容易出现。维生素 E 缺乏的症状是视网膜退变，溶血性贫血、肌无力、震动感觉丧失等。

每天摄入 800～3200mg 的维生素 E 会出现中毒症状，表现为肌无力、视觉模糊、复视、恶心、腹泻等。

（5）维生素 E 的参考摄入量及食物来源。中国营养学会推荐中国成人男女膳食中维生素 E 每天的摄入量为 14mg α-生育酚。

维生素 E 分布广泛，植物油、种子、豆类中含量丰富，蛋类、肉类、鱼类、水果、蔬菜中含量较少。植物叶子中一般以 α 型生育酚为主。α 型、β 型、γ 型、δ 型生育酚的相对活性依次为 100%、50%、10% 和 3%。

4）维生素 K　　维生素 K 是 α-亚基-1,4-萘醌衍生物的统称（图 2-40）。天然维生素 K 有两种：维生素 K_1 和维生素 K_2。人工合成的维生素 K 有维生素 K_3 和维生素 K_4。

（1）维生素 K 的理化性质。维生素 K_1 存在于绿叶植物中，称为叶绿醌，为鲜黄色油状物，熔点为 -20℃。维生素 K_2 存在于发酵食品中，由细菌合成，为鲜黄色结晶，熔点为 54℃。维生素 K_3 为黄色结晶，熔点为 105～107℃。维生素 K_3 在体内可以转换成维生素 K_2。维生素 K_4 为白色结晶性粉末，熔点为 112～115℃。维生素 K 具有耐热性，对光和碱不稳定。

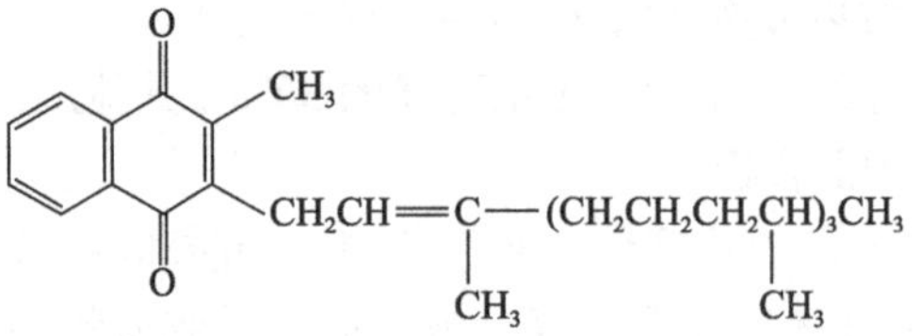

维生素K_1

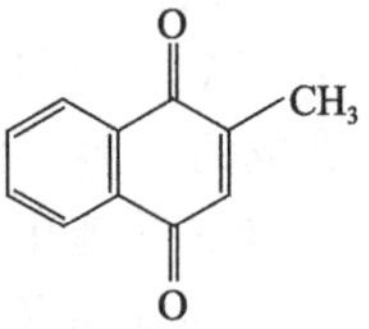

维生素K_3

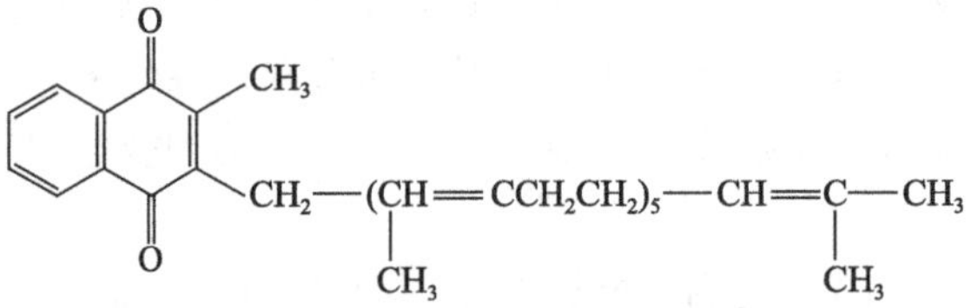

维生素K_2

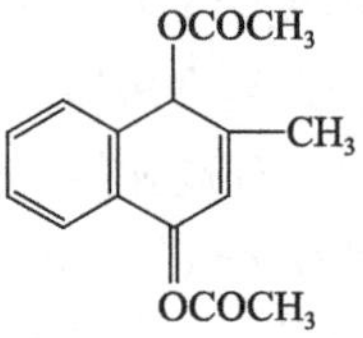

维生素K_4

图 2-40 维生素 K 的结构式

（2）维生素 K 的生理功能。维生素 K 是一个和血液凝固有关的维生素，能够促进血液凝固，所以被称为凝血维生素。维生素 K 可以促进肝脏生成凝血酶原。凝血酶原在促凝血酶原激酶及钙离子的作用下变成凝血酶，从而促进凝血。

（3）维生素 K 的吸收与代谢。维生素 K 的吸收需要胆汁、胰液的协助，正常人维生素 K 的吸收率约为 80%，吸收后进入血液，储存在肝脏、肾、心、肌肉组织中。人体肠道微生物也可以合成维生素 K，并且可以被利用。

（4）维生素 K 的缺乏与过量。维生素 K 缺乏时，会出现皮下、胃肠出血，血液凝血时间延长。尚未见长期大剂量摄入维生素 K 引起中毒的报道。

（5）维生素 K 的参考摄入量及食物来源。中国营养学会推荐中国成人男女膳食中维生素 K 每天的摄入量分别为 120μg 和 106μg。

维生素 K 在绿叶蔬菜和植物油中含量较多，蛋黄、大豆油、猪肝也是维生素 K 的丰富来源。

2. 水溶性维生素 水溶性维生素包括 B 族维生素和维生素 C。它们一般无毒，摄入过多会随尿排出；摄入过少，会很快出现缺乏症状。

1）维生素 B_1 维生素 B_1 又称硫胺素（thiamin），是由嘧啶和噻唑环通过亚甲基相连组成的（图 2-41）。维生素 B_1 可以预防和治疗脚气病，又被称为抗脚气病维生素，抗神经炎维生素。

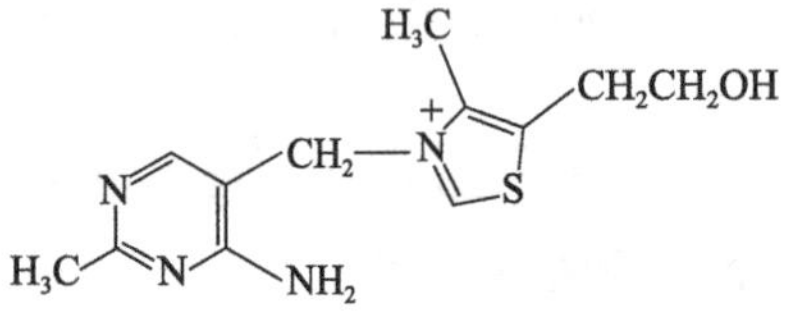

图 2-41 维生素 B_1 的结构式

（1）维生素 B_1 的理化性质。硫胺素存在于多数天然食品中，纯的硫胺素为白色针状结晶，易溶于水。在干燥和酸性环境中稳定，在碱性环境中被破坏。还原性物质亚硫酸盐和二氧化硫能让维生素 B_1 失活，当使用亚硫酸盐作为防腐剂，或用二氧化硫熏蒸谷仓时，维生素 B_1 失活。

（2）维生素 B_1 的生理功能。维生素 B_1 参与糖类的代谢。维生素 B_1 是羧化辅酶的重要成分。羧化辅酶是焦磷酸硫胺素（TPP），其结构式见图 2-42。

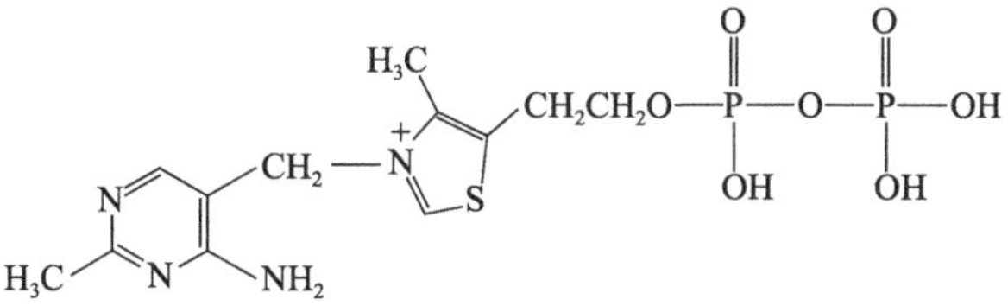

图 2-42　焦磷酸硫胺素的结构式

焦磷酸硫胺素的化学反应如下：

硫胺素＋三磷酸腺苷（ATP）——→ 焦磷酸硫胺素＋一磷酸腺苷（AMP）

没有维生素 B_1，糖类代谢到丙酮酸阶段就不能进一步氧化，造成丙酮酸在体内堆积，降低能量供应，影响人体正常的生理功能。

维生素 B_1 能维持神经、肌肉的正常功能。维生素 B_1 能促进神经细胞膜对兴奋的传导作用，当神经组织含量不足时，会出现多发性神经炎，肌肉萎缩和水肿，甚至会影响心肌和脑的功能。

（3）维生素 B_1 的吸收与代谢。维生素 B_1 在小肠的空肠中被吸收。摄入量小时依靠主动运输，摄入量大时依靠被动扩散。维生素 B_1 在小肠的空肠黏膜细胞内转变成焦磷酸酯，然后由红细胞转运。

机体内维生素 B_1 的储存量约为 30mg，主要在肝脏、肾脏、心脏、脑组织和肌肉中。代谢产物为嘧啶和噻唑及其衍生物，经尿排出。

（4）维生素 B_1 的缺乏与过量。维生素 B_1 缺乏的症状为体弱、疲倦、健忘和消化不良等，严重时患脚气病。根据症状分为干性脚气病、湿性脚气病和混合型脚气病。干性脚气病的症状为周围神经炎，脚踝、足麻木，膝反射异常；湿性脚气病以水肿和心脏症状为主，右心室扩大，有心悸、气短、心动过速等症状；混合型脚气病既有神经炎，又有心力衰竭和水肿。

当婴幼儿缺乏维生素 B_1 时，会食欲不振、呕吐、腹泻、水肿、心跳加快，晚期表现为心力衰竭，易被误诊为肺炎合并心力衰竭。

摄入过量的维生素 B_1 会从尿液中排出，很少见人体维生素 B_1 的中毒报告。

（5）维生素 B_1 的参考摄入量及食物来源。中国营养学会推荐中国成人男女膳食维生素 B_1 每天的摄入量分别为 1.4mg 和 1.3mg。

维生素 B_1 在小麦胚粉和干酵母中含量最高，谷类、豆类、肉类和动物内脏中含量也很高，蔬菜水果中含量不高。

2）维生素 B_2　维生素 B_2 又称核黄素（riboflavin），是带有核醇侧链的异咯嗪衍生物（图 2-43）。核黄素纯品为橙黄色针状结晶，味苦。核黄素水溶性较低，100mL 水可以溶解 12mg 核黄素。

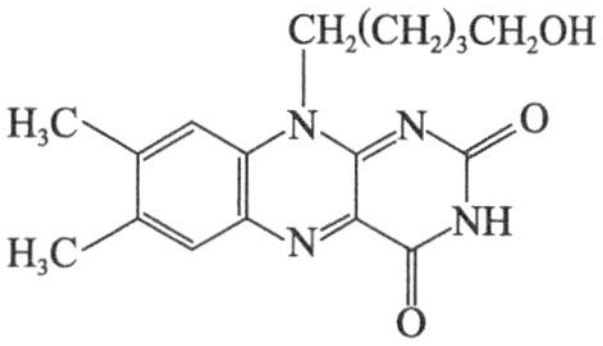

（1）维生素 B_2 的理化性质。核黄素在酸性或中性溶液中对热稳定，在 120℃加热 6h 也仅少量被破坏。核黄素易被光破坏，特别是紫外光。在碱性溶液中，核黄素光解后产生

图 2-43　维生素 B_2 的结构式

光黄素（lumiflavin）；在酸性或中性溶液中，核黄素光解后产生光色素（lumichrome）和光黄素，失去生物活性。光黄素可以破坏维生素 C。

牛奶中的核黄素用日光照射 2h 后，被破坏一半，导致牛奶营养价值降低，同时还产生日

光异味。所以牛奶用不透明容器包装不容易发生这类问题。

（2）维生素 B_2 的生理功能。核黄素在体内是以黄素单核苷酸（FMN）和黄素腺嘌呤二核苷酸（FAD）两种辅酶形式参与氧化还原反应。FMN 和 FAD 的结构式见图 2-44。

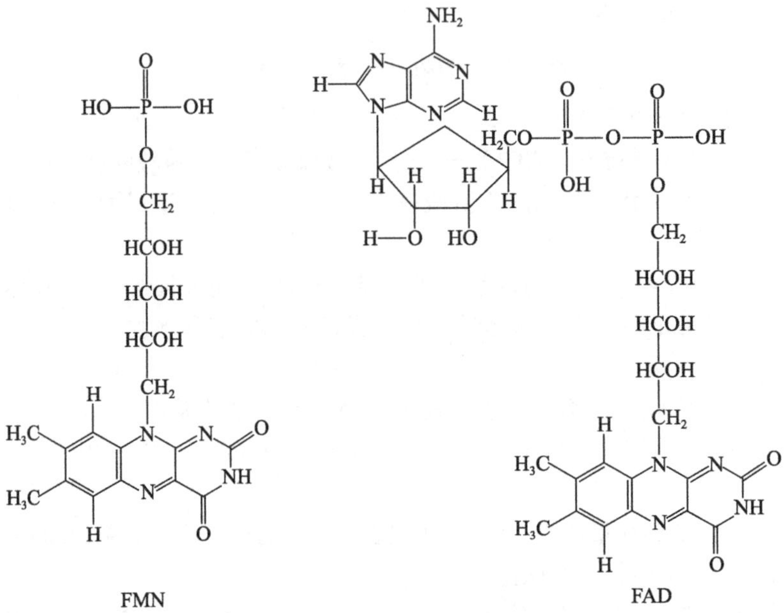

图 2-44　维生素 B_2 的两种辅酶形式

FMN 和 FAD 具有氧化还原能力，可能接受 2 个氢，形成还原性的 $FMNH_2$ 和 $FADH_2$（图 2-45）。加氢后核黄素为无色。如核黄素缺乏，物质和能量代谢紊乱，会引起多种疾病。

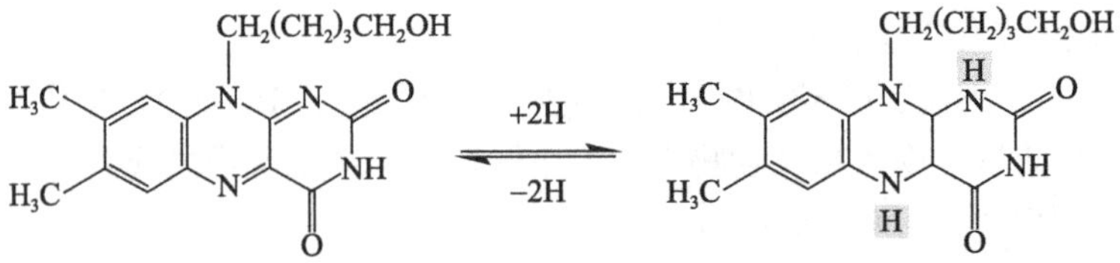

图 2-45　维生素 B_2 的氧化与还原

核黄素是蛋白质代谢过程中某些酶的组成成分，同时参与维生素 B_6 和烟酸的代谢，对儿童和少年的生长发育具有重要作用。若严重缺乏，则导致生长停滞。

核黄素与红细胞谷胱甘肽还原酶活性有关，缺乏时，人精神抑郁，易疲劳。此外核黄素可以减弱化学致癌物对皮肤造成的损伤。

（3）维生素 B_2 的吸收与代谢。食物中的维生素 B_2 多以与蛋白质结合的形式存在，在消化道内蛋白酶、焦磷酸酶的作用下水解为维生素 B_2，在小肠被吸收。吸收后的维生素 B_2 在肠壁被磷酸化。

维生素 B_2 在体内以辅酶形式贮存于血、组织及体液中。它们的储存能力有限，当人体大量摄入时，肝脏、肾中维生素 B_2 会增加，多余的维生素 B_2 从尿中排出。

（4）维生素 B_2 的缺乏与过量。核黄素摄入不足，会出现一些症状，如口腔会出现口角湿白及裂开，溃疡、疼痛；下唇红肿、干燥、皲裂；眼睛角膜血管增生，视物模糊，流泪，暗适应能力下降；皮肤会出现脂溢性皮炎。

核黄素大剂量摄入并不能被过多吸收，多余的核黄素会排出体外。目前尚无过量摄入核黄素引起中毒的报道。

（5）维生素 B_2 的参考摄入量及食物来源。中国营养学会推荐中国成人男女膳食维生素 B_2 每天的摄入量分别为 1.4mg 和 1.2mg。

核黄素在各类食品中广泛存在。动物肝脏、肾、心、蛋黄、乳类中含量丰富，蔬菜和谷类中含量较少。

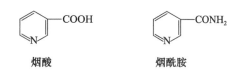

图 2-46　烟酸和烟酰胺的结构式

3）烟酸　烟酸又称尼克酸（niacin，nicotinic acid）、维生素 B_5 或抗癞皮病维生素。它是吡啶的衍生物，在体内以烟酰胺的形式存在。烟酸和烟酰胺的结构如图 2-46 所示。烟酰胺是烟酰胺腺嘌呤二核苷酸（NAD）及烟酰胺腺嘌呤二核苷酸磷酸（NADP）的组成成分。

（1）烟酸的理化性质。烟酸、烟酰胺都是无色或白色针状结晶，比较稳定。烟酸在水中溶解度小，烟酰胺溶解度大，1g 可溶于 1mL 水中或者 1.5mL 的乙醇中。

（2）烟酸的生理功能。烟酸在体内以烟酰胺的形式构成辅酶 I 或辅酶 II，它们是脱氢酶的辅酶，可以传递氢。它们参与了葡萄糖酵解、脂类代谢、丙酮酸代谢等。

烟酸能维护皮肤、消化系统及神经系统的正常功能。缺乏时发生皮炎、肠炎、神经炎及癞皮病。

烟酸能降低血清胆固醇，能够治疗高脂血症、缺血性心脏病。

（3）烟酸的吸收与代谢。食物中的烟酸主要以辅酶形式存在，在消化酶的作用下释放出烟酰胺。烟酸和烟酰胺在胃中被吸收，在肠黏膜细胞内转化成辅酶形式的 NAD 和 NADP。烟酰胺代谢后以 N'-甲基烟酰胺的形式随尿排出。

（4）烟酸的缺乏与过量。烟酸缺乏会引起癞皮病。癞皮病主要发生在以玉米或高粱为主食的人群。症状为裸露皮肤及易摩擦部位出现类似暴晒过度引起的灼伤、红肿、水泡及溃疡等。患者口、舌出现溃疡，还会出现食欲不振、恶心、呕吐、腹痛、腹泻等。

烟酸过量一般是大剂量使用烟酸治疗高脂血症时所致，患者出现头晕眼花、皮肤红肿、皮肤瘙痒、恶心、呕吐、腹泻等，严重者可以出现肝炎、肝性昏迷、脂肪肝等。

（5）烟酸的参考摄入量及食物来源。烟酸可以从食物中摄取，也可以在体内通过色氨酸的代谢来合成。平均 60mg 色氨酸转化成 1mg 烟酸。烟酸总摄入量包括从食物中摄入的烟酸和色氨酸，用烟酸当量（NE）来表示。

$$烟酸当量（mg\,NE）＝烟酸（mg）＋1/60\,色氨酸（mg）$$

中国营养学会推荐中国成人男女膳食烟酸每天摄入量分别为 14mg NE 和 12mg NE。

烟酸及烟酰胺广泛存在于动植物食物中，但含量较少。通常色氨酸在蛋白质中的含量约占 1%，如膳食蛋白质达到 100g，相当于每天摄入烟酸 16.7mg NE，所以一般不会出现烟酸的缺乏。

4）维生素 B_6　维生素 B_6 是吡啶的衍生物，包括吡哆醇（pyridoxine，PN）、吡哆醛（pyridoxal，PL）和吡哆胺（pyridoxamine，PM）。它们的化学结构见图 2-47。吡哆醇主要存在于植物食品中，吡哆醛和吡哆胺主要存在于动物食品中。

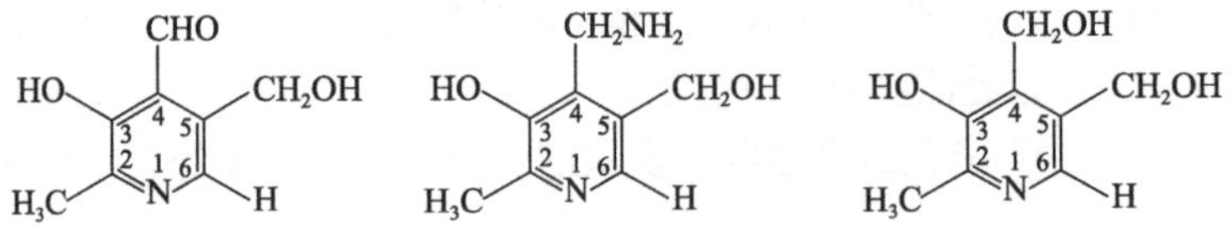

图 2-47　维生素 B_6 的结构式

此外，维生素 B_6 还具有辅酶形式：磷酸吡哆醛和磷酸吡哆胺（图 2-48）。

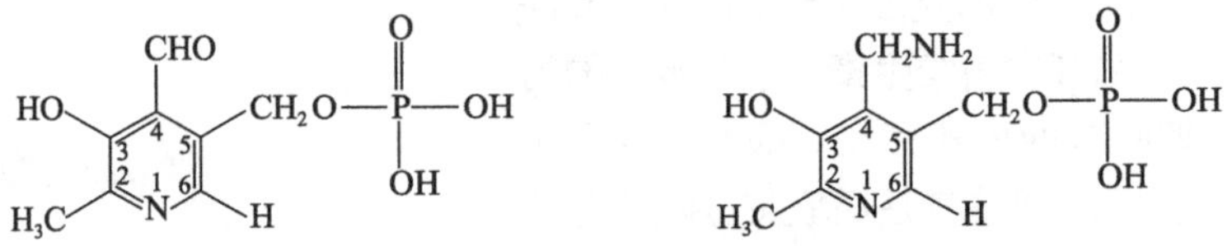

图 2-48　磷酸吡哆醛和磷酸吡哆胺的结构式

（1）维生素 B_6 的理化性质。吡哆醇、吡哆醛、吡哆胺都是白色结晶，易溶于水和乙醇。维生素 B_6 在酸性溶液中稳定，在碱性溶液中容易被破坏。维生素 B_6 对光敏感。吡哆醛和吡哆胺不耐热，吡哆醇耐热，在食品加工和储存中稳定性好。

（2）维生素 B_6 的生理功能。维生素 B_6 与蛋白质、氨基酸代谢密切相关。其磷酸化形式是氨基酸代谢过程中脱羧酶和转氨酶等的辅酶。

维生素 B_6 与肝糖原的分解及胰岛素、生长激素的分泌有关。

维生素 B_6 可以用来治疗脂溢性皮炎、贫血。还可以治疗妊娠反应、药物、放射线引起的恶心、呕吐等。维生素 B_6 也被称为"主力维生素"。

（3）维生素 B_6 的吸收与代谢。食品中的维生素 B_6 主要以磷酸盐的形式存在，需要经过磷酸酶水解后，才能被吸收。维生素 B_6 主要在小肠的空肠内被吸收。吸收后经磷酸化，转变成磷酸吡哆醛和磷酸吡哆胺作为辅酶发挥生物活性。在肝脏、肌肉中含量较高。肌肉中维生素 B_6 占总量的 80%～90%。代谢产物是 4-吡哆酸，从尿中排出。

维生素 B_6 不能贮存，摄入量大时，几小时后多余的部分就从尿中排出，需要每天供给。

（4）维生素 B_6 的缺乏与过量。维生素 B_6 缺乏比较少见，常与其他 B 族维生素缺乏同时存在，除了摄入不足，药物（异烟肼、环丝氨酸、青霉胺、免疫抑制剂等）可以与吡哆醛或磷酸吡哆醛形成复合物诱发维生素 B_6 缺乏症。

维生素 B_6 缺乏可引起末梢神经炎、唇炎、舌炎、皮脂溢出和小细胞性贫血等。

肾功能正常时，服用维生素 B_6 几乎不产生毒性，但长期大量服用会引起感觉神经疾患和光敏感反应，出现手足麻木，步态不稳等症状。

（5）维生素 B_6 的参考摄入量及食物来源。维生素 B_6 可以从食物中摄取，也可以由肠道细菌合成。中国营养学会推荐中国成人男女膳食维生素 B_6 的每天摄入量为 1.4mg。

维生素 B_6 广泛存在于各种动植物食品中，但含量不高。含量最高的是干果、酵母、肌肉、鱼肉等。水果和蔬菜中含量较低。

5）维生素 C　　维生素 C 又称为抗坏血酸（ascorbic acid）。维生素 C 在第二个和第三个碳原子之间具有一个双键（图2-49）。天然存在的维生素C有氧化型和还原型，都可以被人体利用。植物和多数动物可以利用六碳糖合成维生素C，但人类缺少合成维生素C的第四种酶（古洛糖内酯氧化酶），不能合成维生素C，必须依靠食物供给。但是只要每日食用新鲜的蔬菜水果，人就不会缺乏维生素C。

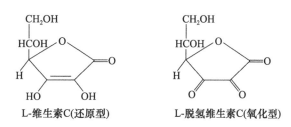

图2-49　维生素C的结构式

（1）维生素C的理化性质。维生素C为无色或白色晶体，易溶于水。固态的维生素C性质稳定，溶液中的维生素C性质不稳定，在有氧、光照、加热、碱性物质、氧化酶、铜、铁存在时，容易被氧化破坏。食物加水蒸煮、蔬菜长期在空气中放置都会使维生素C损失。而在酸性、冷藏及避光条件下损失较少。

（2）维生素C的生理功能。维生素C能参加体内的氧化还原反应，促进生物氧化过程。

维生素C能促进组织中胶原的形成，保持细胞间质的完整。胶原主要存在于骨、牙齿、血管、皮肤等中，使这些组织保持完整性。

维生素C能提高机体的抵抗力，具有解毒作用。

维生素C能防止动脉粥样硬化。维生素C能促进胆固醇的排泄，防止胆固醇在动脉内壁沉积，防止动脉硬化。

维生素C能防癌，其能阻断致癌物亚硝胺在体内的合成，防止恶性肿瘤的生长。

（3）维生素C的吸收与代谢。维生素C在小肠内以扩散或主动吸收的方式被吸收。转运到体内所有的水溶性结构中，肾脏中多余的维生素C可以随着尿液排出。小肠内未被吸收的维生素C在小肠下段被降解，剂量大时，会引起腹泻，排出体外。

（4）维生素C的缺乏与过量。维生素C摄入不足可引起坏血病。坏血病的早期症状是疲倦、牙龈疼痛出血，伤口愈合不良。严重缺乏者皮下、肌肉和关节出血，甚至心脏衰竭，猝死。

不适当地大量服用维生素C会造成依赖症，出现恶心、腹部不适，形成肾、膀胱结石等症状。在停服或降低维生素C剂量时，应当逐渐减少剂量，使机体有一个适应的过程。

（5）维生素C的参考摄入量及食物来源。中国营养学会推荐中国成人男女膳食维生素C每天摄入量为100mg，可耐受最高摄入量为2000mg。

维生素C广泛存在于新鲜蔬菜，如西兰花、韭菜、菠菜、番茄、辣椒等，以及新鲜水果中，如柑橘、山楂、猕猴桃、鲜枣、柚子等。常见维生素C含量较丰富的食物见表2-5。

表2-5　维生素C含量较丰富的常见食物（mg/100g 可食部）

食物	含量	食物	含量	食物	含量
辣椒（红，小）	144	番石榴	68	草莓	47
豌豆苗	67	葡萄	25	番木瓜	43
白菜（脱水）	187	中华猕猴桃	62	荔枝	41
蒜苗	35	酸枣	900	橙子	33
大蒜（脱水）	79	枣（鲜）	243	柿子	30
苦瓜	56	西兰花	51	柑橘	28

6）叶酸　　叶酸（folate）化学名为蝶酰谷氨酸，是蝶酸和谷氨酸结合形成的一类化合物（图 2-50）。

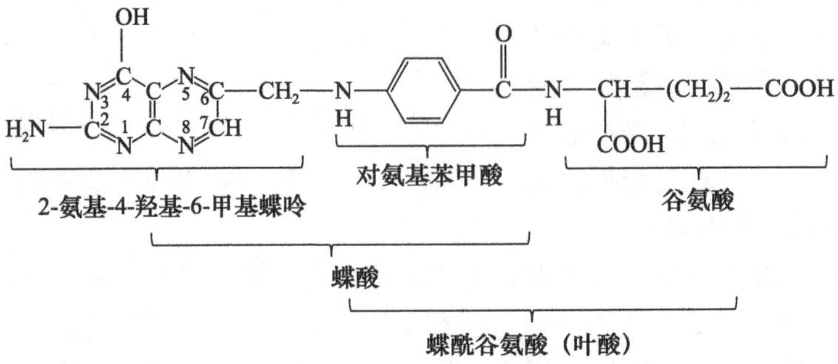

图 2-50　叶酸的结构式

（1）叶酸的理化性质。叶酸为黄色或橙黄色结晶，无臭无味，微溶于热水。叶酸的钠盐易溶于水，但容易被光照分解。在酸性溶液中对热不稳定，在中性和碱性环境中很稳定。

（2）叶酸的生理功能。食物中的叶酸进入人体后被还原成四氢叶酸，四氢叶酸在体内是一碳单位的载体。一碳单位有甲基、亚甲基、甲炔基、甲酰基和亚胺甲基等。叶酸参与嘌呤和胸腺嘧啶的合成。

叶酸参与氨基酸的代谢，在甘氨酸和丝氨酸、组氨酸和谷氨酸的相互转化过程中充当一碳单位的载体。

叶酸参与血红蛋白及甲基化合物的合成。叶酸缺乏时影响红细胞成熟，血红蛋白合成减少，导致巨幼红细胞贫血。

（3）叶酸的吸收与代谢。叶酸在小肠通过主动运输被吸收。当大量摄入叶酸时，则以简单扩散被吸收。

人体内叶酸总量为 5～6mg，其中主要存在于肝脏。叶酸的排出量很少，主要通过尿及胆汁排出。

（4）叶酸的缺乏与过量。叶酸可以通过食物摄取，人体肠道的细菌也能够合成叶酸，一般不会发生叶酸的缺乏。但在一些情况下，如膳食供应不足或吸收障碍时，会造成叶酸缺乏。

孕妇在孕早期缺乏叶酸是引起胎儿神经管畸形的主要原因。所以孕妇应在孕前 1 个月至孕后 3 个月内补充叶酸。但也不宜大剂量服用，叶酸过量会影响锌的吸收而导致锌缺乏，使胎儿发育迟缓，低出生体重儿增加。

大量服用叶酸时，可出现黄色尿。肾功能正常者，长期大量服用叶酸很少发生中毒反应，偶尔有过敏反应。个别人长期大量服用叶酸可出现厌食、恶心、腹胀等症状。

（5）叶酸的参考摄入量及食物来源。食物中的叶酸含量较少，生物利用率约 50%。当用叶酸补充剂加入膳食中混合食用时，生物利用率提高至 85%，是食物中叶酸利用率的 1.7 倍。因此用叶酸当量来表示混合膳食中的总叶酸水平。

膳食叶酸当量（μg DFE）＝天然叶酸（μg）＋1.7× 合成叶酸（μg）

中国营养学会推荐中国成人男女膳食叶酸每天摄入量为 200μg，孕妇为 400μg。叶酸广泛存在于动物性食物和植物性食物中。橘子、草莓、杏都含有叶酸。食物经长时间储存后，叶酸损失较多。

3. 其他维生素

1）泛酸　　泛酸（pantothenic acid）也被称为遍多酸或维生素 B_3，广泛存在于自然界中（图 2-51）。

泛酸在中性溶液中耐热，在酸性或碱性溶液中对热不稳定，对氧化剂和还原剂稳定。

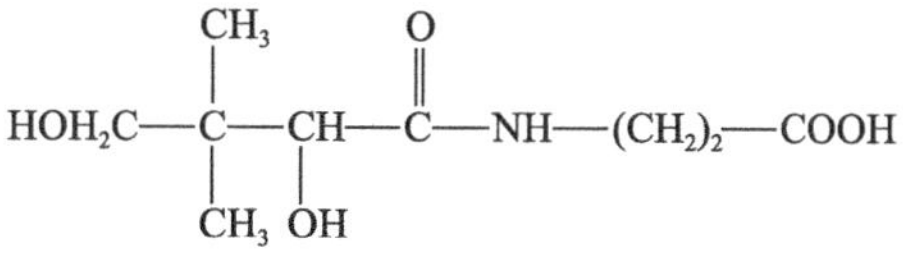

图 2-51　泛酸的结构式

泛酸是辅酶 A 和酰基载体蛋白的组成部分。作为乙酰基或脂酰基载体，参与糖类、脂类、蛋白质代谢和抗体、乙酰胆碱的合成。

泛酸食物来源广泛，肠内细菌也可以合成，很少出现缺乏。一旦营养不良，会出现泛酸缺乏，出现头痛、乏力、失眠、肠紊乱及免疫能力低下等。

中国营养学会推荐中国成人男女膳食泛酸每天摄入量均为 5.0mg。泛酸广泛存在于动物性食物和植物性食物中。主要来源有动物内脏、肉类、蘑菇、鸡蛋等。

2）维生素 B_{12}　　维生素 B_{12} 又称钴胺素（cobalamine）。它含有金属元素钴，是唯一含有金属元素的维生素（图 2-52）。维生素 B_{12} 可预防和治疗恶性贫血。

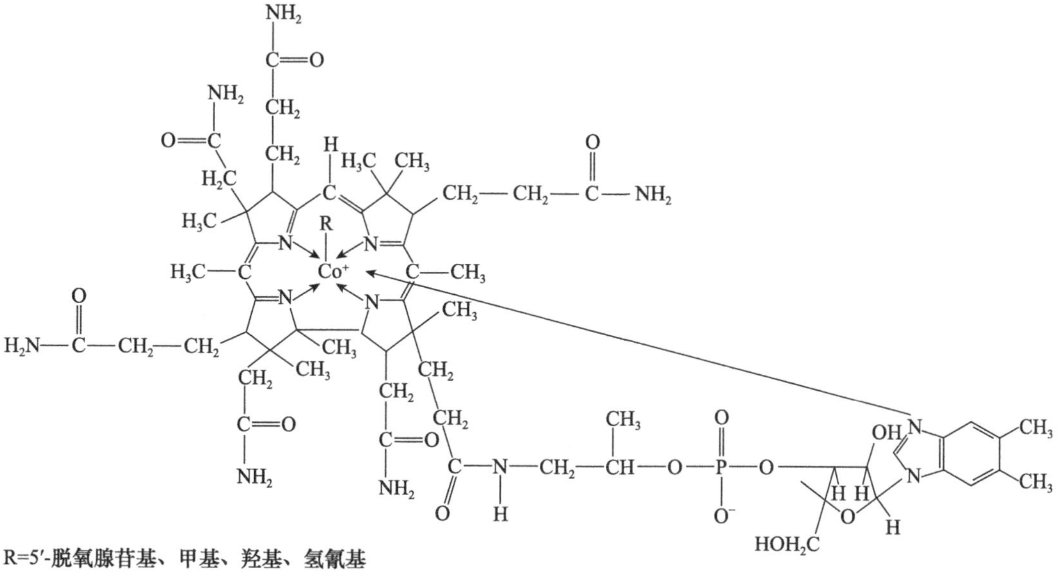

R=5′-脱氧腺苷基、甲基、羟基、氢氰基

图 2-52　维生素 B_{12} 的结构式

维生素 B_{12} 是甲硫氨酸合成酶的辅酶，参与甲硫氨酸的合成；促进叶酸转变为有活性的四氢叶酸；参与甲基丙二酸-琥珀酸异构化过程。对维持神经系统的功能有重要作用。

维生素 B_{12} 的缺乏比较少见。缺乏的主要原因是膳食中缺乏，人患慢性腹泻会引起吸收维生素 B_{12} 障碍。长期素食会发生维生素 B_{12} 缺乏。维生素 B_{12} 缺乏会影响细胞的分裂，主要引起巨幼红细胞贫血和神经系统的损害。

中国营养学会推荐中国成人男女膳食维生素 B_{12} 每天摄入量为 2.4μg。维生素 B_{12} 主要来源有动物性食品，如肉类、动物内脏、鱼类、禽、贝壳及蛋类等。植物性食品基本不含维生素 B_{12}。

3）生物素　　生物素（biotin）又称辅酶 H、辅酶 R、辅酶 B_7，生物素有 8 种同分异构体。自然界有两种具有生物活性的生物素：D-生物素（存在于肝脏中）和生物孢素（生物素衍生物，存在于蛋黄中）（图 2-53）。

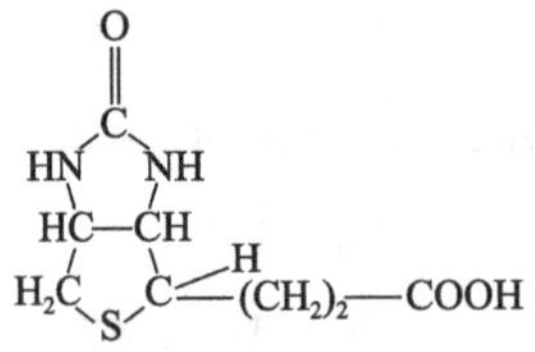

图 2-53　生物素的结构式

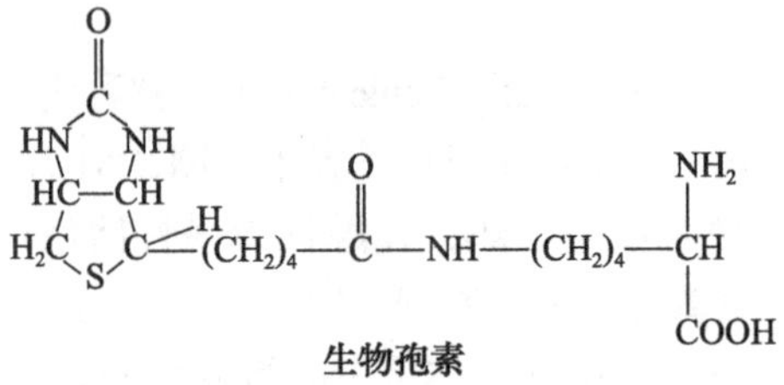

生物素最适 pH 为 5～6，对加热、光照和空气温度稳定，强酸强碱可使其失活。生物素在食品加工中损失很少。

生物素是羧化酶和脱羧酶的辅酶，参与糖类、脂类和蛋白质的代谢，在人体的物质代谢和能量代谢中具有重要作用。

生物素广泛存在于动物性食品中，人体肠道内细菌也可以合成生物素。生物素缺乏比较少见。但长期摄食生鸡蛋会引起生物素缺乏，这是因为生鸡蛋中含有抗生物素蛋白，能与生物素结合，阻止生物素的吸收。生物素缺乏后，会导致干燥的鳞状皮炎，舌炎，食欲衰退，恶心，肌肉疼痛及精神压抑等。

中国营养学会推荐中国成人男女膳食生物素每天摄入量为 30μg。不同来源的生物素的可利用程度不同，玉米和大豆中的生物素全部被利用，小麦中则很难被利用。动物肝脏、肾脏、蛋类、蘑菇、坚果等是生物素的良好来源。

4）胆碱　　胆碱（choline）是一种含氮的有机碱性化合物（图 2-54）。因为是从猪胆汁中分离出来，故被命名为"胆碱"。

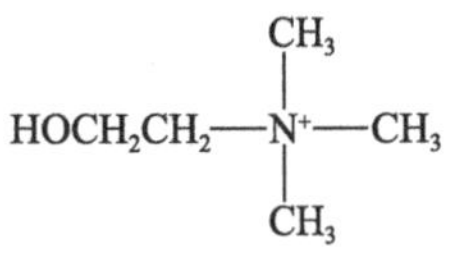

图 2-54　胆碱的结构式

胆碱是卵磷脂和神经鞘磷脂的组成部分，是细胞膜的组成成分。参与甲基供体的合成与代谢，是神经递质乙酰胆碱的前体。胆碱从食物中被吸收，进入血液，随着血液循环进入大脑，被大脑吸收利用，是大脑发育的必需物质。

胆碱能够预防心血管疾病，促进体内转甲基和脂肪的代谢。胆碱缺乏可引起肝脏脂肪变性；人体能够合成胆碱，故一般不易缺乏。胆碱过量可引起呕吐、流涎、出汗、鱼腥体臭及胃肠道不适等。

中国营养学会推荐中国成人男女膳食胆碱每天摄入量为 500mg。蛋类、动物心脏与肝脏、啤酒酵母、麦芽、大豆卵磷脂等是胆碱的良好来源。蔬菜水果中胆碱的含量较低。黄瓜中含量为 44mg/100g，橘子中含量为 40mg/100g。

4. 类维生素物质　　类维生素（quasi-vitamin）是近年来发现的食物中含量比维生素多，机体能够自身合成一部分，具有维生素的特点，但功能不太明确的有机营养素。

1）生物类黄酮　　生物类黄酮是具有 2-苯基苯并吡喃结构的一系列化合物。有黄酮类、黄烷酮类、黄酮醇类、异黄酮、二氢异黄酮、黄烷酮醇、黄烷醇、黄烷二醇、花青素及高异黄酮等（图 2-55）。它们多呈黄色，是一类天然色素。对热、氧、干燥相对稳定，遇到光容易被破坏。

生物类黄酮能够调节毛细血管的透性，增强毛细血管壁的弹性。生物类黄酮可以抑制动物脂肪的氧化，含有类黄酮的蔬菜和水果不易受氧化破坏；能够抗肿瘤，对自由基、致癌、促

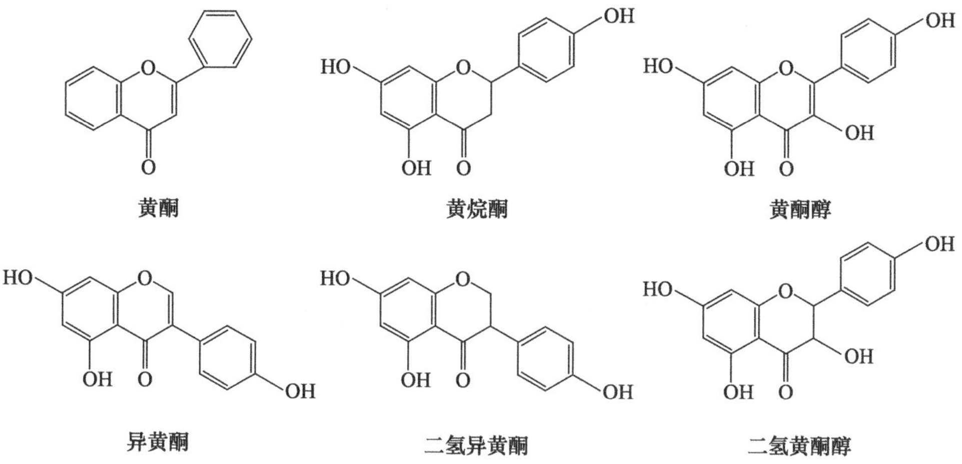

图 2-55 生物类黄酮的结构式

癌因子有抑制作用；还可以降低血脂、降低胆固醇。

动物不能合成类黄酮，类黄酮多存在于蔬菜、水果、谷物中。水果中柑橘、柠檬、杏、樱桃、木瓜、李、越橘、葡萄、葡萄柚的类黄酮含量很高。蔬菜中青椒、莴苣、洋葱、番茄的类黄酮含量很高。

生物类黄酮的吸收、储存及排泄与维生素 C 很类似，约 50% 经过肠道吸收，未被吸收的在肠道被微生物分解，随粪便排出。过量的类黄酮由尿排出。

2）肌醇　　肌醇（inositol）的结构类似于葡萄糖（图 2-56）。纯的肌醇是白色结晶，能溶于水，有甜味，耐酸碱及热。在动物细胞中，肌醇以磷脂的形式存在。在谷物中，肌醇常与磷酸结合形成植酸（图 2-56）。植酸能与钙、铁、锌结合成不溶性化合物，影响金属离子的吸收。

肌醇能够促进脂肪代谢、降低血胆固醇，可与胆碱结合，预防动脉硬化及保护心脏。

人体细胞能够合成肌醇，故很少发生缺乏。人每天从食物中摄入的肌醇有 300～1000mg。肌醇的主要来源是动物的肾脏、脑、肝脏、心脏等，还有柑橘类水果。

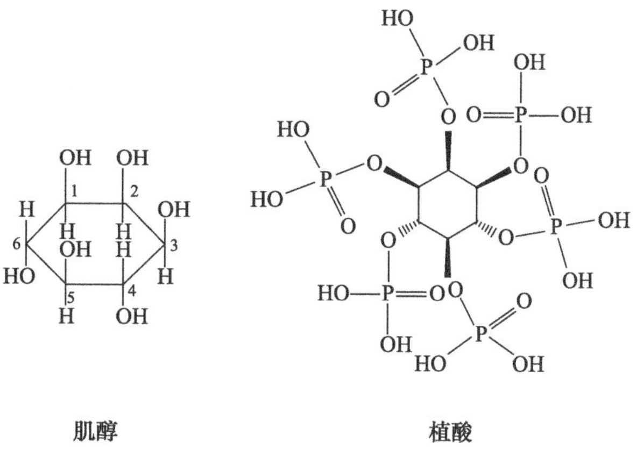

肌醇　　　　　　　植酸

图 2-56 肌醇及植酸的结构式

3）肉碱　　肉碱（camitine）属于胆碱类化合物（图 2-57）。肉碱有三个光学异构体：左旋肉碱、右旋肉碱和消旋肉碱。其中左旋肉碱（L-camitine）具有生理活性。左旋肉碱又称为肉毒碱，成人可以合成，但婴幼儿不能合成或合成的速度不能满足自身需要。

左旋肉碱是一种必需辅酶，在线粒体脂肪酸的 β 氧化及三羧酸循环中起重要作用。它可以促进乙酰乙酸的氧化。机体缺少左旋肉碱时，脂肪酸的 β 氧化受抑制，导致脂肪浸润。

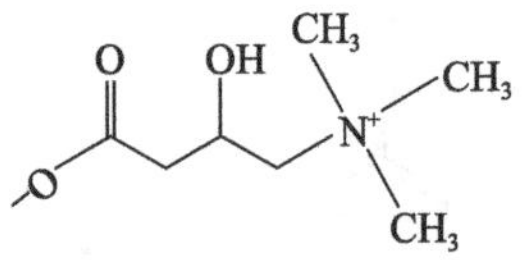

图 2-57　肉碱的结构式

左旋肉碱是精子成熟的一种能量物质，能提高精子数目与活力。左旋肉碱能够减轻神经紧张，增强免疫力，加速蛋白质的合成，促进伤口愈合，保护细胞膜的稳定性。西方有营养学家甚至将左旋肉碱当作一种维生素，作为日常饮食的调节剂。

正常情况下，人体不会缺乏，但在婴儿、青春期会缺乏。成年人如果禁食、素食、剧烈运动会缺乏左旋肉碱。

4）辅酶 Q　　辅酶 Q（coenzyme Q）简称 CoQ，即泛醌（ubiquinone），它是脂溶性多烯醌类化合物（图 2-58）。辅酶 Q 是多种泛醌的统称。异戊二烯的个数从 2 到 12。其中辅酶 Q_{10} 是含有 10 个异戊二烯的醌类化合物。辅酶 Q 存在于一切活细胞中，是线粒体呼吸链中的一个重要参与物质，是产能营养素释放能量所必需的。

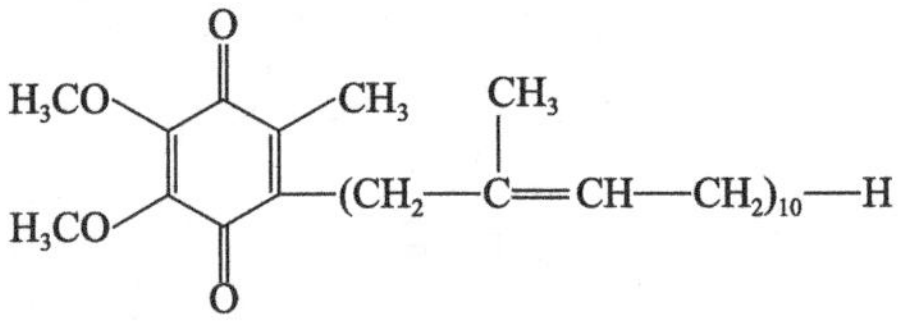

辅酶 Q 能减轻维生素 E 缺乏症的某些症状。辅酶 Q 能抑制血脂的氧化，保护细胞免受自由基的破坏，在临床上用于治疗心脏病、高血压及癌症等（Farsi et al.，2019）。

图 2-58　辅酶 Q_{10} 的结构式

辅酶 Q 类化合物存在于微生物、高等植物和动物中，植物油和动物组织中含量较高。

5）对氨基苯甲酸　　对氨基苯甲酸（4-aminobenzoic acid，PABA）是叶酸的组成成分（图 2-59）。它可以作为辅酶参与蛋白质的分解、利用。对氨基苯甲酸是黄色结晶，微溶于水。人体可以自己制造。磺胺类药物是 PABA 的拮抗物，长期服用会引起 PABA 和叶酸缺乏，导致疲倦、烦躁、抑郁、头痛、便秘等症状。

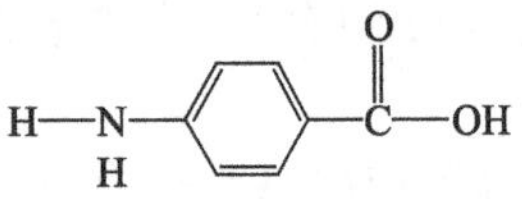

图 2-59　对氨基苯甲酸的结构式

PABA 对人类无害，但连续大剂量服用会引起恶心、呕吐等。肝脏、鱼类、蛋类是 PABA 的丰富来源。

第五节　膳食纤维和水

膳食纤维是 1970 年后出现的名词。膳食纤维是指食物中不能被人体利用的多糖。

水是人类赖以生存的重要物质。人体内贮存的糖类耗尽，蛋白质失去一半时，尚可以维持生命。人如缺水，生命仅能维持数天。当体内失水 10%，人类就无法生存。人体内所有生命现象和物质代谢都要有水的参与，如消化作用、血液循环、物质交换、组织合成都是在水溶液中完成的。体内有很多有毒物质也是随水排出的。

一、膳食纤维概论

膳食纤维不能被人类的胃肠道消化，但可以改善胃肠道功能，对人体的某些慢性非传染性疾病具有预防和康养功效。

（一）膳食纤维的主要成分

膳食纤维主要是植物细胞壁的碳水化合物，也可以称为非淀粉多糖，主要包括纤维素、半纤维素、果胶及亲水胶体物质（如树胶及海藻多糖等），另外还包括植物细胞壁中的木质素。

近年来，将一些非细胞壁的化合物，如抗性淀粉、抗性低聚糖、美拉德反应的产物也作为膳食纤维。这类物质含量很少，却具有一定的生理活性。

（二）膳食纤维的分类

膳食纤维分为两类：可溶性和不可溶性。可溶性膳食纤维包括果胶、魔芋多糖、瓜尔胶、阿拉伯胶等。不可溶性膳食纤维包括纤维素、不溶性半纤维素、木质素、果胶、抗性淀粉，一些不可消化的寡糖，美拉德反应的产物，植物细胞壁的蜡质、角质和不被消化的细胞壁蛋白等。

1. 纤维素　　纤维素与淀粉结构类似，它是以 β-1,4-糖苷键连接的直链聚合物，不能被人类肠道淀粉酶分解。草食动物的瘤胃中的微生物能产生纤维素酶，可以分解纤维素，利用纤维素供能。

2. 半纤维素　　半纤维素是主要以 β-1,4-糖苷键和 β-1,3-糖苷键连接的直链聚合物，并且以 β-1,4-糖苷键为主（图 2-60）。根据主链和支链上单糖的不同半纤维素分为木聚糖、半乳聚糖、甘露聚糖和阿拉伯糖的多聚体。有的还含有半乳糖醛酸和葡萄糖醛酸。半纤维素是谷类纤维的主要成分。半纤维素在人的小肠内不被消化，在结肠内被微生物分解。

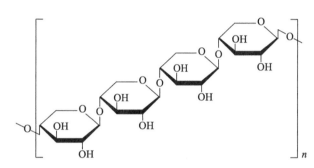

图 2-60　半纤维素的结构式

3. 木质素　　木质素是苯基-丙烷衍生物的复杂聚合物。组成木质素的三种单体见图 2-61。木质素是细胞壁的组分。

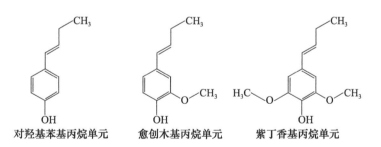

对羟基苯基丙烷单元　　　愈创木基丙烷单元　　　紫丁香基丙烷单元

图 2-61　组成木质素的三种单体的结构式

4. 果胶　　果胶的主链成分是半乳糖醛酸酯，侧链为半乳糖和阿拉伯糖，是存在于水果软组织中的无定形物质（图 2-62）。果胶在热溶液中溶解，在酸性溶液中遇热形成凝胶，在食品加工中作为增稠剂使用。

5. 抗性淀粉　　抗性淀粉是不可改性淀粉和经过冷却加热处理的淀粉。抗性淀粉可用作葡萄糖的缓释剂，用于降低餐后血糖。抗性淀粉可以促进肠道益生菌的生长，增加大肠双歧杆菌的数目。

6. 不可消化寡糖　　不可消化寡糖是 3~9 个单糖聚合成的短链多糖。它们多数可溶于

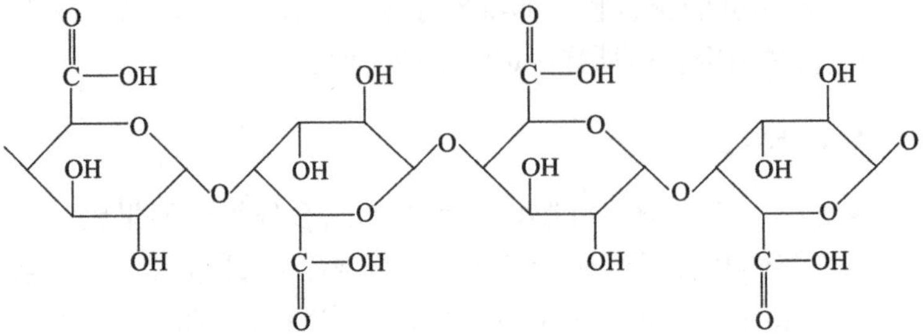

图 2-62　果胶的结构式

水、乙醇及体液。

7. 树胶和黏胶　树胶和黏胶由不同的多糖及其衍生物组成。阿拉伯胶、瓜尔胶可以作为食品加工中的稳定剂。

（三）膳食纤维的理化特性和生理作用

1. 膳食纤维的理化特性　膳食纤维具有持水性、能够结合和交换阳离子、发酵特性、吸附黏合有机化合物。

（1）持水性。膳食纤维含有很多亲水基团，具有很强的吸水膨胀能力。膳食纤维吸水膨胀能填充胃肠道，增加饱腹感。可溶性膳食纤维比不溶性膳食纤维持水性强。可溶性膳食纤维吸水后，重量能增加到自身重量的 30 倍，并能形成溶胶和凝胶，增加胃肠内容物的黏度，延缓胃中食糜的排空速度。

（2）结合和交换阳离子。膳食纤维的结构中包含一些羧基、醛酸基及羟基，呈弱酸性。能够与钙、锌、镁等阳离子结合，与钠离子、钾离子交换。

（3）发酵特性。膳食纤维能被肠内微生物发酵，不同来源的膳食纤维被分解的程度也不同。

（4）吸附黏合有机化合物。膳食纤维带有很多活性基团，可以吸附黏合胆汁酸、胆固醇等有机分子。同时膳食纤维还可以吸附肠道内的有毒物质，促使它们排出体外。

2. 膳食纤维的生理作用　膳食纤维能够增加饱腹感，降低对其他营养素的吸收。膳食纤维在消化道内，能够吸水膨胀，增加胃肠蠕动，延缓胃中内容物进入小肠的速度，降低小肠对营养素的吸收速度。

膳食纤维能够降低血胆固醇，预防胆结石。膳食纤维能够阻碍中性脂肪和胆固醇的吸收，对高血脂有预防作用。膳食纤维能减少胆汁酸的再吸收量，改变食物消化速度和消化道分泌物的分泌量，从而预防胆结石。

膳食纤维能够调节血糖和预防 2 型糖尿病。可溶性膳食纤维的黏度能延缓葡萄糖的吸收，抑制血糖的上升，改善耐糖量。膳食纤维可以增加细胞对胰岛素的敏感性，降低对胰岛素的需要量，对预防糖尿病具有一定疗效。

膳食纤维能够改变肠道菌群。进入大肠的膳食纤维能部分地被肠内细菌分解与发酵，改变肠内微生物菌群的构成与代谢，诱导有益菌的大量繁殖。

膳食纤维能够促进排便。膳食纤维能够吸水，可增加粪便体积和重量，促进肠道蠕动，减少粪便硬度，增加排便次数，减少粪便在大肠中的停留时间，预防便秘。膳食纤维的通便作用，可以让肠内细菌的代谢产物及由胆汁酸转换成的致癌物（脱氧胆汁酸、石胆酸等）随粪便排出体外。

不同类型的膳食纤维具有不同的辅助治疗作用。来源水果、蔬菜的不溶性膳食纤维可以治疗便秘；燕麦和亚麻籽中的可溶性膳食纤维能减低胆固醇；小麦麸皮中的膳食纤维能够预防结肠癌。

（四）膳食纤维的参考摄入量及食物来源

1. 膳食纤维的参考摄入量　　世界卫生组织指出，成年人每日应摄入的膳食纤维量为27~40g。我国膳食调查发现，每日每人摄入的膳食纤维由过去的26g下降到17.4g（武杰等，2018）。原因是食用粗粮减少，食用蔬菜水果的量不够。膳食纤维摄入量不足会导致富贵病。过量摄入膳食纤维也会有一些副作用，如腹泻、腹胀、腹痛，影响维生素和微量元素的吸收。

2. 膳食纤维的食物来源　　膳食纤维主要存在于谷、薯、豆类、蔬菜及水果中。水果含2%左右。菠萝、草莓、荸荠中的含量高于香蕉、苹果中的。同种水果果皮纤维量高于果肉。食用时，削皮会损失部分膳食纤维。水果汁和果渣应一起食用，一个柑橘的膳食纤维约等于橘汁的6倍。多吃水果，则其中的膳食纤维的供给量一般能满足人体需要。

二、水概论

水是一切生物体的重要组成部分，对人类维持机体的正常功能和代谢具有重要作用。体内的水一部分以自由状态存在，大部分以结合形式存在，与蛋白质、多糖和脂类等组成胶体溶液。

（一）水的生理功能

1. 机体的重要成分　　水是人体含量最多和最重要的部分，成人体内水分含量约占体重的2/3。水分布在细胞内外，构成人体的内环境。

2. 促进机体的物质代谢　　在消化、吸收、排泄过程中，水能促进营养物质的运送和废物的排泄。水还直接参与物质的水解、氧化和还原等过程。

3. 调节和维持体温　　水的比热高（1g水升高或降低1℃需要4.2J的热量），流动性大，体液和血液主要成分是水。大量的水能够吸收物质代谢过程产生的热能，体内温度变化却不大。体液交换和血液循环使机体维持均匀而恒定的温度。

水的蒸发热也高（在37℃时蒸发1g水可带走2.4kJ的热量），所以热量随着皮肤的蒸发和排汗而散热，这对高温环境中的机体具有重要的生理意义。

4. 润滑作用　　关节、胸腔、腹腔和胃肠道等部位都有一定量的水分，对器官、关节、肌肉、组织起到缓冲、润滑和保护作用。例如，关节腔内的滑液能减少活动时的摩擦，口腔中的唾液能使食物容易吞咽，泪液能防止眼球干燥。

5. 维持体液正常渗透压及电解质平衡　　体液在血浆、组织间隙及细胞内液之间，通过溶质的渗透作用维持着动态平衡。即使机体摄入水分不足、水分丢失过多或摄入盐过多时，细胞外液渗透压会增高，通过神经系统、激素、肾脏等调节机制，启动饮水行为，肾脏重新吸收及离子交换来调节水和电解质平衡，使人体摄入增多，排出减少，从而维持机体体液的正常渗透压。

（二）水的缺失与过量

1. 水的缺失　　水摄入不足或丢失过多会引起机体失水。机体缺水会导致细胞外液电解质浓度增加，细胞内水分会外流，引起细胞脱水。细胞脱水会让血液黏稠。

一般情况下，失水达到体重的 2% 时，会口渴，食欲降低，消化功能减弱，出现少尿。失水达到体重的 10% 以上，可出现烦躁、眼球内陷，皮肤失去弹性，全身无力，体温增加，血压下降。失水达到体重的 20% 以上时，会引起死亡。

缺水比饥饿更难维持生命。体内损失 10% 的水分就能导致严重的代谢紊乱，而饥饿时消耗体内绝大部分的脂肪和一半以上的蛋白质仍可以生存。

2. 水的过量　　水分摄入过多超过排出的能力，可引起水中毒。水的摄入和排出受神经系统控制，正常人一般不会出现水中毒。水中毒一般发生在严重脱水时，由于补水方法不当而引起。

（三）水的需要量及来源

1. 水的需要量　　正常情况下，机体每日水的摄入量大致相等，约 2500mL。年龄、体重、气温、体力活动等会影响人对水的需求量。婴幼儿的需水量为成人的 3～4 倍，在夏季或高温作业、剧烈运动等情况下需水量会增加。

消化道、呼吸道、皮肤和肾脏是机体排水的四条途径。肾脏排水最重要。正常生理情况下，每日尿量 1000～1900mL。饮食、劳动强度等多种因素会影响尿量。饮水过多，排尿会增加，出汗过多，尿量减少。

尿液除了排出体内的水分，还可以排出许多代谢废物，每日约有 50g 的固体物质随尿排出，这就需要至少 500mL 以上的水才能溶解这些废物，如果尿量过少，会让代谢废物留在体内，造成尿毒症。

中国营养学会建议我国男性饮水适宜摄入量为 1.7L/d，女性为 1.5L/d。

2. 水的来源　　饮水、食物中所含的水分和体内生物氧化所产生的水是体内水的三个来源。普通人每日饮水和从食物中获得的水平均为 2500mL 左右。蛋白质、脂肪、糖类氧化产生的水为 300mL 左右。每日饮水量随着温度、运动的影响会有较大的变动。

第三章

果品中的生物活性物质

生物活性物质是指具有生物活性的化合物，它们对生命现象具有影响，且含量一般不多。植物生物活性物质是指那些膳食植物来源的、具有生物活性的化合物，对于人类健康状态的维持及许多慢性疾病的预防具有重要的作用。植物生物活性物质一般是植物代谢的中间产物或终端产物。

生物活性物质包括多糖、萜类、甾醇类、生物碱、肽类、核酸、蛋白质、氨基酸、苷类、油脂、蜡、树脂类、植物色素、矿物质元素、酶和维生素等。

本章对果品中的生物活性物质的成分、合成与代谢途径进行介绍。

本章思维导图如下：

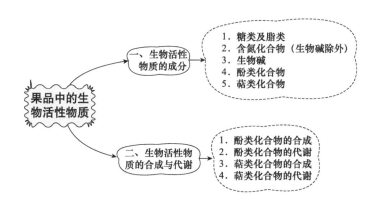

第一节　生物活性物质的成分

生物活性物质对生命现象具有影响，含量在植物体内一般不多。生物活性物质可以分为以下五类：糖类及脂类、含氮化合物（生物碱除外）、生物碱、酚类化合物、萜类化合物。

一、糖类及脂类

糖类是叶绿体光合作用产生的。蔗糖普遍存在于所有绿色植物中。磷脂是坚果和种子的一种能量贮存形式。

（一）单糖

植物体内游离的单糖包括葡萄糖、果糖，还有少量的木糖、鼠李糖和半乳糖。

（二）低聚糖

大多数低聚糖含有2~9个单糖，如蔗糖（2个）和筋骨草糖（ajugose）（6个）。不同低聚糖存在大量的同分异构体。蔗糖是一种普遍存在的低聚糖。

有的低聚糖能够与有机分子结合形成植物糖苷，如芸香糖（6-α-鼠李糖基葡萄糖）、新橘糖（2-α-鼠李糖基葡萄糖）等。

（三）多糖

最常见的多糖是纤维素和淀粉。纤维素是植物含量最为丰富的有机化合物，它是细胞壁的重要组成组分，与木质素一同形成坚硬的细胞壁。纤维素由一种 β-（1→4）糖苷键连接的葡萄糖单位的长链组成，相对分子质量介于 100 000～200 000。淀粉以 α-（1→4）糖苷键连接，也具有一些支链。

一些多糖可以作为食品的增稠剂或乳化剂。不能被人体所消化的多糖就是膳食纤维。大豆膳食纤维、苹果膳食纤维已经上市，它们可以降低胆固醇或抑制肿瘤（Aggarwal and Shishodia，2006）。

（四）糖醇及环多醇

单糖的醛基或酮基都很容易被还原为醇基，产生糖醇，如甘露醇、山梨醇、己六醇。这些糖醇化合物都是非环结构。此外，还有一种糖醇是碳环形的肌醇。这类化合物含有 6 个羟基，其中一个或多个可能被甲基化。糖醇在体内可以直接转换为二氧化碳，可以作为糖尿病患者的糖源。

（五）脂类

脂类化合物是叶绿体膜、线粒体膜的重要组成成分。植物的果实或种子中有大量脂质，如橄榄油、棕榈油、椰子油、大豆油、向日葵籽油和花生油等。植物脂类富含不饱和脂肪酸，如 ω-3 系多不饱和脂肪酸和大豆卵磷脂。植物中 ω-3 系多不饱和脂肪酸主要有二十碳五烯酸（EPA）、α-亚麻酸和 γ-亚麻酸。这些不饱和脂肪酸对很多心血管疾病有预防效果。

大豆卵磷脂可以作为胆碱乙基花生四烯酸的供给源，在婴幼儿和老年食品中具有很好的应用前景。

（六）杂脂肪族化合物

简单内酯化合物是不同果实及花中发现的一些挥发性的香味化合物。γ-壬内酯（γ-nonalactone）是椰子的主要风味物质，而 γ-十一（碳）烷酸内酯（undecalactone）是桃的风味物质（图 3-1）。至今已经分离出 100 多种杂脂肪族化合物。番荔枝科植物含有的乙酰精宁（acetogenins），能够抑制线粒体 NADH-醌氧化酶的活性，具有抗癌、杀虫、杀螨和杀真菌活

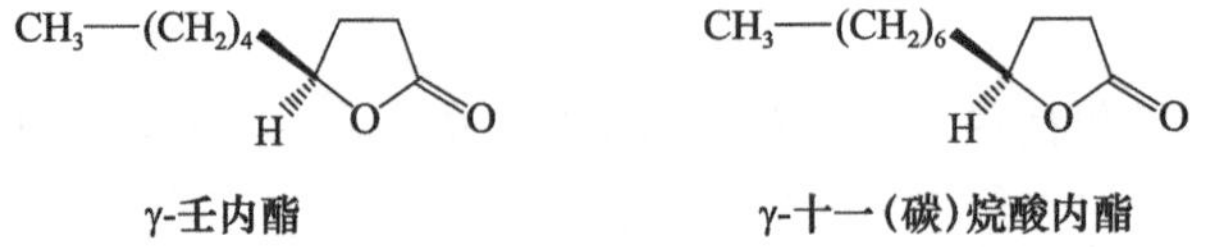

图 3-1　γ-壬内酯和 γ-十一（碳）烷酸内酯的结构式

性（Jossang et al., 1991）。

二、含氮化合物（生物碱除外）

植物含有大量的含氮有机物质，估计约有 1.5 万种，其中生物碱类就有 1 万多种。以下内容仅介绍除了生物碱以外的含氮化合物，如氨基酸、腺嘌呤、胸腺嘧啶、B 族维生素等。

（一）氨基酸

组成蛋白质的氨基酸有 20 种。一般而言，谷氨酸、天冬氨酸及它们的酰胺的含量高于其他氨基酸。植物的非蛋白质氨基酸有 300 多种，多数对生物体有害。因为一旦经过酶解，会释放出游离的毒素物质。

植物中普遍存在的非蛋白质氨基酸有 γ-氨基丁酸。其余 300 多种的分布相当有限。非蛋白质氨基酸中的蒜氨酸、γ-氨基丁酸、L-鸟氨酸具有一定活性（图 3-2）。它们具有抗微生物、预防心血管疾病、抗癌、解毒等效果。桑叶中的 γ-氨基丁酸可以降血压（Al-Wadei et al., 2011）。

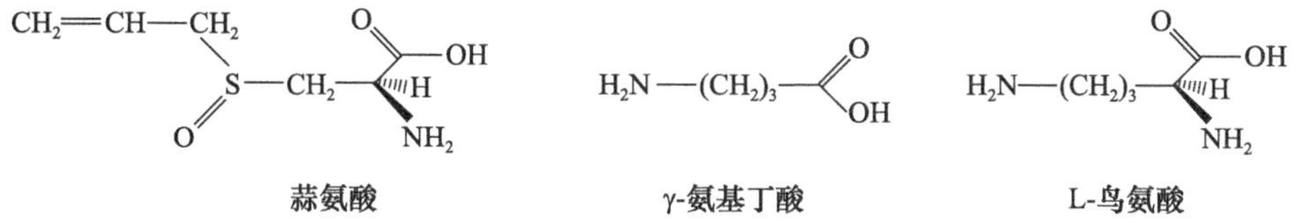

图 3-2 非蛋白质氨基酸的结构式

γ-氨基丁酸与植物的生长发育有着密切的关系，在植物的各个组织和器官的生长发育中都发挥着一定作用。另外，γ-氨基丁酸在调节果实成熟和响应叶片衰老的过程中也发挥重要的作用。

（二）胺类化合物

植物体内的胺类化合物主要来自醛类的转化合成，可以分为脂肪族单胺、脂肪族多胺及芳香族胺。常见的多胺化合物有腐胺、亚精胺及精胺。多胺通过影响核糖体 RNA 从而表现出一定的促进植物生长活性。

动物体内的去甲肾上腺素、组胺和血清胺，在植物中都有存在。例如，香蕉存在一定量的去甲肾上腺素。另外，在很多植物中都检测到酪胺（tyramine）的存在。

（三）生氰糖苷

糖苷化合物多数是从蛋白质氨基酸生物合成而来的。苦杏会产生一种有毒物质——氰化氢。苦杏含有生氰糖苷，当组织被破损时，糖苷化合物受酶解（β-葡萄糖苷酶），产生氰醇，氰醇继续降解成氰化氢，释放出苦杏的气味。

含氰苷（cyanogenic glycoside）广泛存在于植物界，能够释放有毒的氰化氢。在植物中，含氰苷存在于叶表皮细胞的液泡中，含氰苷本身无毒，分解含氰苷的酶——糖苷酶

（glycosidase）存在于叶肉中，互相不接触。但是当含氰苷的植物被损伤后，含氰苷会与糖苷酶及羟基腈裂解酶（hydroxynitrile lyase）反应而释放出有毒的氢氰酸（hydrocyanic acid，HCN）（图3-3）。木薯（*Manihot esculenta*）块茎中含有较多的含氰苷，非洲某些国家以木薯为食，但一定要经过磨碎、浸泡、干燥等过程，除去大部分含氰苷后才能食用。

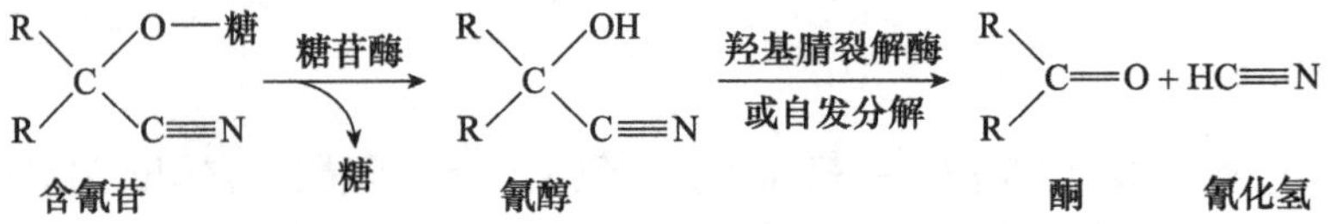

图 3-3　含氰苷水解过程

（四）硫代葡萄糖苷酯

硫代葡萄糖苷酯是一类结合毒素。它本身没有毒性，但一旦酶解，就会释放出辛辣的芥子油。硫代葡萄糖苷酯是十字花科的特征组成成分（图3-4）。硫代葡萄糖苷酯在硫代葡萄糖苷酶（也叫芥子酶）的作用下，水解产生异硫氰酸酯、硫氰酸酯和腈化合物。硫代葡萄糖苷酯在植物体内的主要功能是作为一种摄食阻止剂，避免动物的食用。

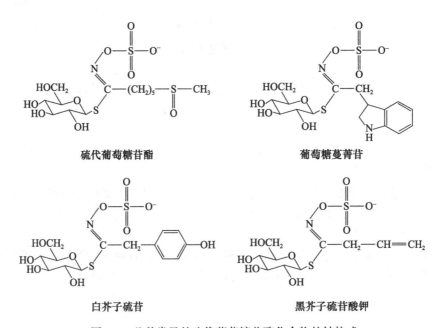

图 3-4　几种常见的硫代葡萄糖苷酯化合物的结构式

十字花科植物具有一定的预防大肠癌、直肠癌、甲状腺癌及食道癌的作用，主要原因是其含有硫代葡萄糖苷酯及其产物（Esfandiari et al.，2017）。

芥子油苷（glucosinolate）分布在十字花科及相关植物中。芥子油苷分解后产生具有蔬菜气味的化合物。芥子油苷能够被葡萄糖硫苷酶（thioglucoside glucohydrolase）或黑芥子酶水解生成异氰酸盐和腈（图 3-5）。异氰酸盐和腈可以抵御食草动物的食用。在完整的植物中，芥子油苷和葡糖硫苷酶互相隔离。当植物被压碎时，两者混合后才发生水解。

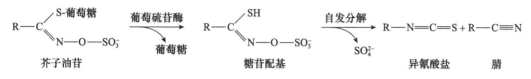

图 3-5　芥子油苷水解过程

此外，有机含硫化合物具有较强的抗菌活性。可以利用芥子油作为苹果酱的防腐剂。异硫氰酸酯具有很强的抗真菌、抗细菌活性，可以抑制病原菌的生长。

（五）嘌呤和嘧啶

植物体中含有腺嘌呤、鸟嘌呤、胞嘧啶、尿嘧啶、胸腺嘧啶等。其中细胞分裂素就是呋喃甲基腺嘌呤，它是核苷酸的分解产物，具有促进细胞分裂的作用。生物体内有鸟嘌呤产生的 3',5'-环鸟苷酸（3',5'-cyclic guanylic acid，cGMP），能够作为胞内信使起信号传递的作用。

（六）蛋白质和多肽

植物中的蛋白质也具有一些活性。如果蛋白质含有金属离子、脂质、磷酸、糖类或者核酸，就组成了共轭蛋白质。例如，细胞色素 c 呈黄色，由一条 112 个氨基酸残基的多肽链和血红素发色团组成。

多肽在植物组织中的分布很少，唯一分布较广的是三肽——谷胱甘肽。

过去人们认为植物蛋白质的营养价值不如动物蛋白质。现在，这种观念已经发生了变化。一些植物蛋白质，如大豆球蛋白能吸附肠道的胆汁酸，起到降低血浆胆固醇的作用。

植物蛋白水解产物含有大量具有生理功能的活性肽，如降压肽、抗氧化肽等，具有很好的营养吸收特性。

（七）其他含氮化合物

大量维生素的结构中含有氮，特别是 B 族维生素（其功能见第二章第四节相关内容）。维生素在植物体内的含量很低，但起重要作用。例如，生物素、叶酸、烟碱、烟酸、泛酸、核黄素及硫胺素等。

三、生物碱

植物体中很多次生代谢物都含有氮原子，大多数的含氮次生化合物都是从普通的氨基酸合成而来的，如生物碱。

生物碱（alkaloid）是在植物中广泛存在的一类含氮次生代谢产物，通常有一个含氮杂环，而碱性也是由此含氮杂环造成的。生物碱多为白色晶体，水溶性。生物碱约有 1 万多种，主要存在于植物的根部或树皮。常见水果中含有的生物碱种类并不多。

表 3-1 是主要的几类生物碱及其前体和作用。

表 3-1　主要的生物碱

生物碱类别	结构简式	生物合成前体	举例及作用
吡咯烷（pyrrolidine）		鸟氨酸	烟碱：起兴奋剂或者镇静剂的作用
托品烷（tropane）		鸟氨酸	阿品托、可卡因：可以阻止肠痉挛，起解毒剂、兴奋剂的作用，也有局部麻醉效果
哌啶（piperidine）		赖氨酸或乙酸	毒芹碱：起麻痹运动神经作用
双吡咯烷（pyrrolizidine）		鸟氨酸	倒千里光碱：致癌物
喹嗪（quinolizidine）		赖氨酸	羽扇豆碱：起恢复心律的作用
异喹啉（isoquinoline）		酪氨酸	吗啡：起止痛、止咳的作用
吲哚（indole）		色氨酸	利血平、马钱子碱：治疗高血压、眼疾等

植物器官中的生物碱含量较低，除了极个别外，最高不超过 2%。而植物在不同的生长期所含的生物碱也有所不同。生物碱为核酸的组成成分，同样也是维生素 B_1、叶酸和生物素的组成成分，具有重要的生理意义。

生物碱对动物是有毒的，它们在植物体内主要抵抗草食动物的破坏。生物碱可以干扰神经信号传递，影响膜的运输、蛋白质的合成及酶的活性等，如士的宁（strychnine）、阿托品（atropine）等为传统的毒药。但是生物碱在较低剂量下又具有药用价值，如吗啡、可卡因、麻黄素，低剂量的时候可以达到刺激或者镇定的作用。很多生物碱可以作为药物，如阿托品、可卡因、吗啡等。

四、酚类化合物

酚类化合物是一类有一个或多个羟基的一个共同芳香环的化学物质。天然存在的酚类化合物约有 8000 多种。绝大多数酚类化合物都是水溶性物质，大多与糖结合形成糖苷的形式存在于植物细胞的液泡中，其中类黄酮约占一半，如杨梅素、肉豆蔻等。

酚类化合物的分类通常基于它们的结构复杂程度及生物合成的来源。根据芳香环上带有的碳原子数目的不同，酚类可分为简单酚类（simple phenol）（图 3-6）、木质素（lignin）、黄酮类（flavonoid）和单宁（tannin）等（表 3-2）。

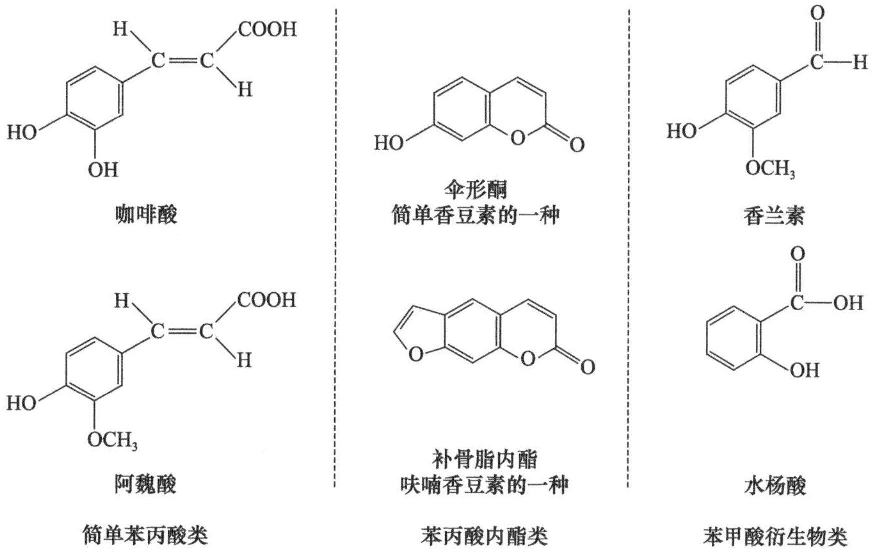

咖啡酸

伞形酮
简单香豆素的一种

香兰素

阿魏酸

简单苯丙酸类

补骨脂内酯
呋喃香豆素的一种

苯丙酸内酯类

水杨酸

苯甲酸衍生物类

图 3-6　不同类型简单酚类的结构式

表 3-2　酚类的种类

种类	碳骨架	例子
简单酚类	$\langle C_6 \rangle$—C_3 或 $\langle C_6 \rangle$—C_1	桂皮酸、香豆酸、咖啡酸、阿魏酸、香豆素、水杨酸、没食子酸、原儿茶酸
木质素	$[\langle C_6 \rangle$—$C_3]_n$	木质素
黄酮类	$[\langle C_6 \rangle$—C_3—$\langle C_6 \rangle]$	花色素苷、黄酮、黄酮醇、异黄酮
单宁	$[\langle C_6 \rangle$—C_3—$\langle C_6 \rangle]_n$	缩合单宁、可水解单宁

注：$\langle C_6 \rangle$ 代表 6C 的苯环，C3 代表 3C 链

酚类广泛分布于植物中，包括决定花、果颜色的花色素（anthocyanidin）和橙皮素（hesperetin），构成次生壁的重要成分——木质素，以及作为药物的芸香苷（rutin）、肉桂酸（cinnamic acid）和肉桂醇（cinnamyl alcohol）等。

（一）花色素苷及 Anthochlors 类

花色素苷及 Anthochlors 类分别是红-蓝色素及黄色素。植物中有三类主要的类黄酮色素：花色素苷（图 3-7）、查尔酮类和奥酮类。花色素苷对植物的红色和蓝色花冠起主要的贡献。查尔酮类和奥酮类统称为 Anthochlors 类，分布于一些黄色花中。

花色素苷化合物是所有被子植物的花、果实及叶的色素物质。红色以矢车菊素为主，蓝色以飞燕草素为主。红葡萄酒中的主要酚类物质，具有抗氧化活性、预防心血管疾病、预防癌

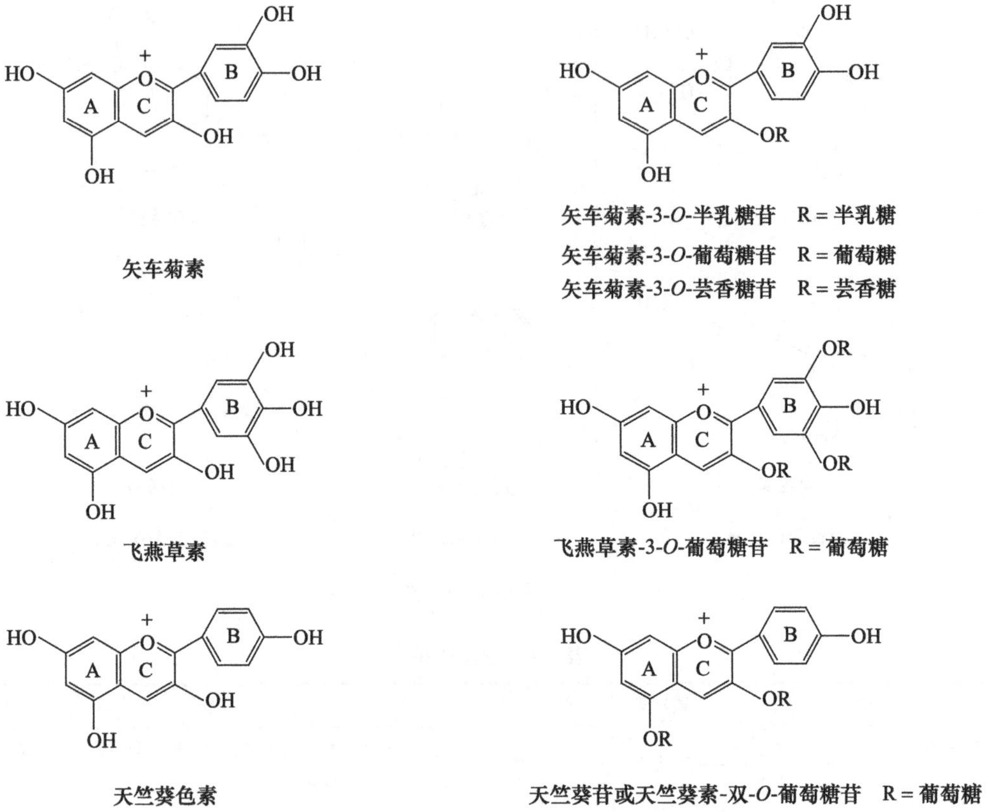

图 3-7　几种常见的花色素或花色素苷化合物的结构式
A、B、C分别是 A 环、B 环与 C 环的缩写。后图同

症等作用（Chen et al.，2019）。

花色素苷化合物作为一类类黄酮，具备抗氧化活性、预防心血管疾病、预防癌症等功能。此外，它们还具有抗变异或抑制肿瘤活性的作用。

（二）微量类黄酮

微量类黄酮是指天然分布比花色苷、黄酮及黄酮醇类要少得多的类黄酮化合物，主要有黄烷酮类、二氢查尔酮、二氢黄酮醇、黄烷-3-醇类、黄烷-3,4-二醇类及黄烷类（图 3-8）。柚皮苷、圣草苷是柑橘类水果的最主要的苦味物质。二氢查尔酮则是一种甜度非常高的甜味剂，可以用于食品工业中。

黄烷-3-醇类，如（＋)-儿茶素、（－)-表儿茶素、表没食子儿茶素-3-没食子酸酯（EGCG）是茶叶的主要酚类物质（图 3-8）。

大量研究显示微量类黄酮化合物具有抗菌、肝解毒或肝保护活性，清除自由基或抗氧化活性，降压，抗过敏，抗变异或抗癌活性等（Attari et al.，2021）。

（三）黄酮类及黄酮醇类

黄酮类及黄酮醇类是分布最为广泛的黄酮化合物（图 3-9 和图 3-10）。柑橘和葡萄等水果

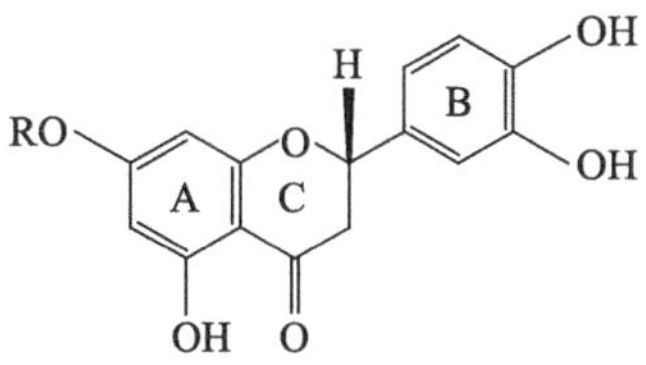

圣草酚　R=H
圣草苷　R=芸香糖基
新圣草苷　R=新橘皮糖基

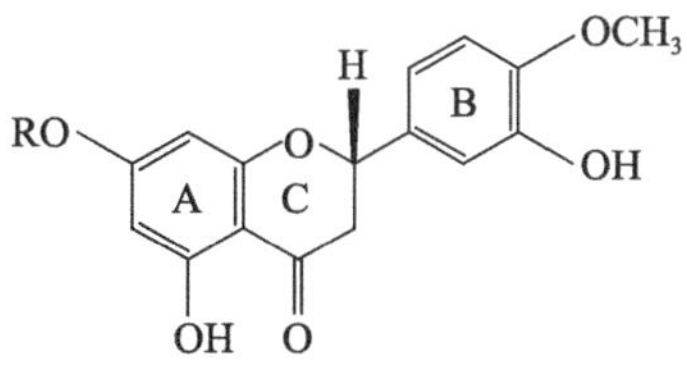

橘皮素　R=H
橘皮苷　R=芸香糖基
新橘皮苷　R=新橘皮糖基

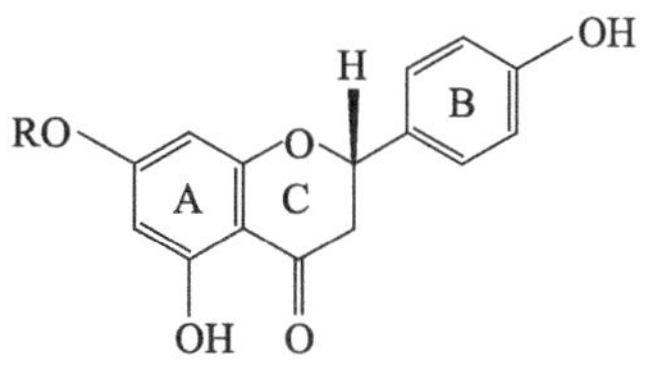

柚苷配基　R=H
柚皮苷　R=新橘皮糖基
柚芦丁　R=芸香糖基

黄烷酮类

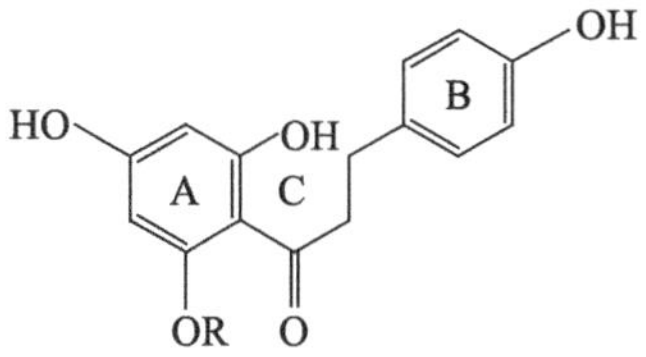

根皮素　R=H
根皮苷　R=葡萄糖基
（二氢查尔酮）

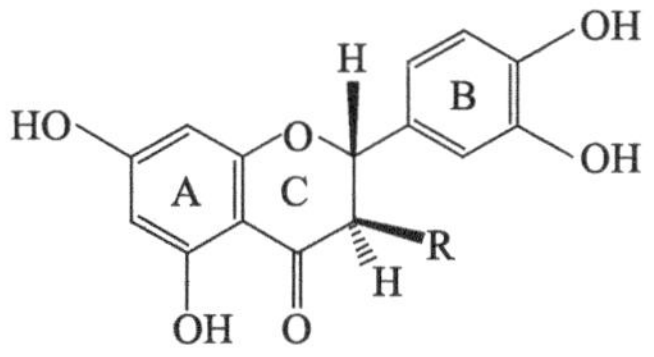

紫杉叶素　R=H
紫杉叶素-3-O-乙酯　R=乙酰基
（二氢黄酮醇）

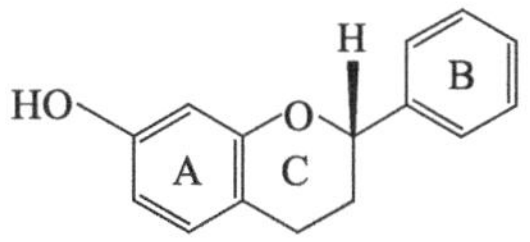

7-羟基黄烷
（黄烷类）

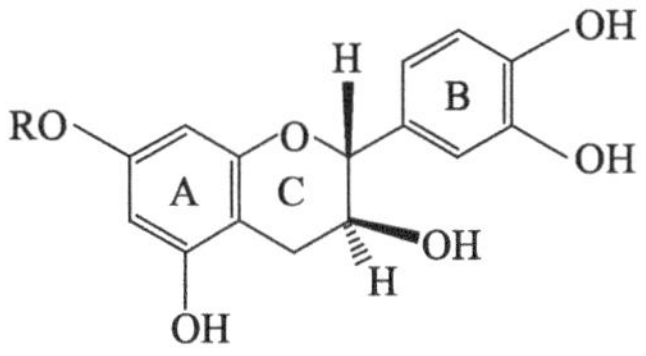

(+)-儿茶素　R=H
儿茶素7-O-β-D木糖苷　R=木糖基
（黄烷-3-醇）

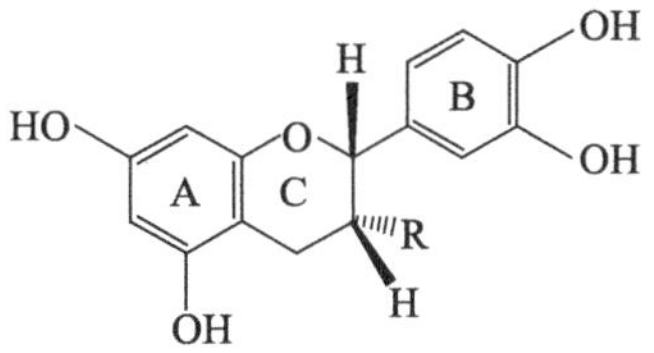

(-)-表儿茶素　R=H
表没食子儿茶素-3-没食子酯
（黄烷-3-醇）

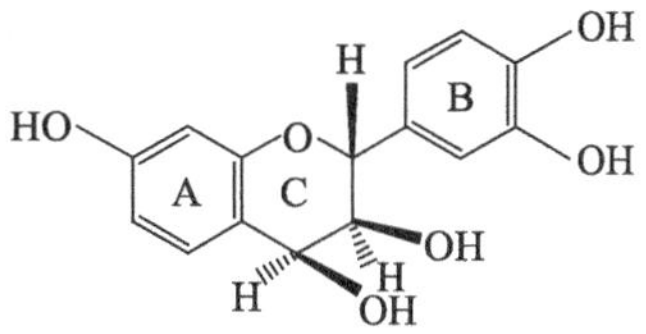

非瑟酮醇
（黄烷-3,4-二醇）

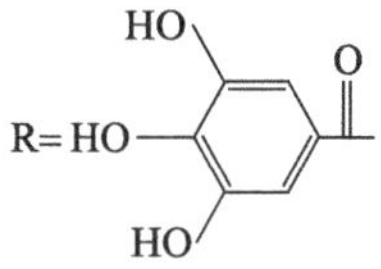

R=

图 3-8　几类常见的微量类黄酮的结构式

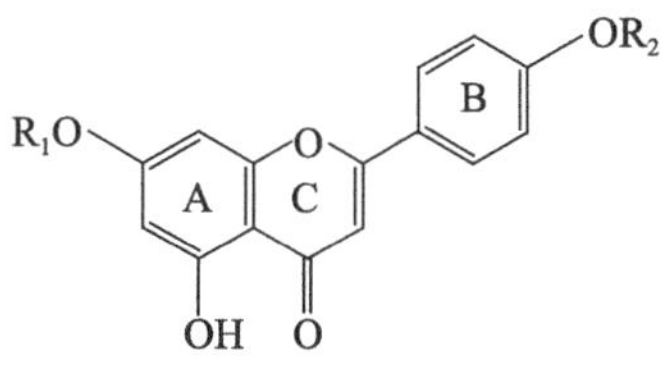

芹菜配基7-O-葡萄糖苷　R₁=葡萄糖基
芹菜配基　R₁=R₂=H
芹菜配基7,4′-二甲酯　R₁=R₂=CH₃

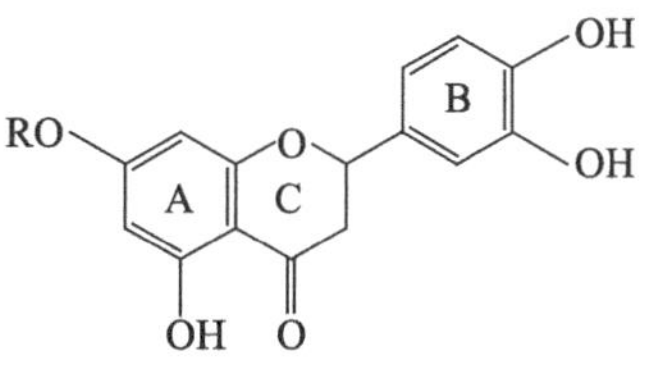

木樨黄素　R=H
木樨黄素7-O-葡萄糖苷　R=葡萄糖基

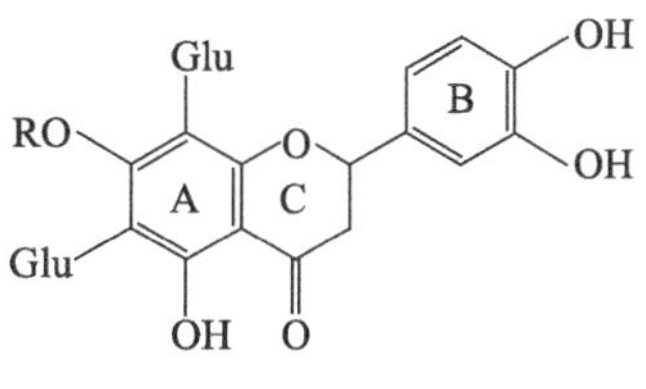

木樨黄素6,8-双-O-葡萄糖苷
R=

图 3-9　黄酮类的结构式

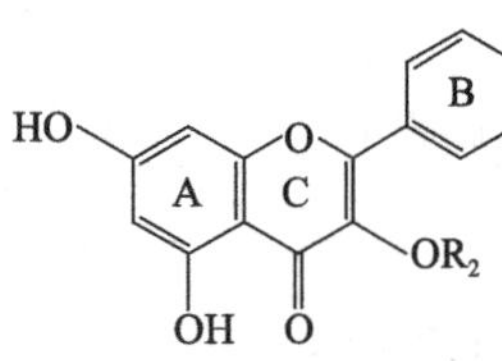

堪非醇 $R_1=R_2=H$

堪非素 $R_1=CH_3$; $R_2=H$

堪非醇3-甲醇 $R_1=H$; $R_2=CH_3$

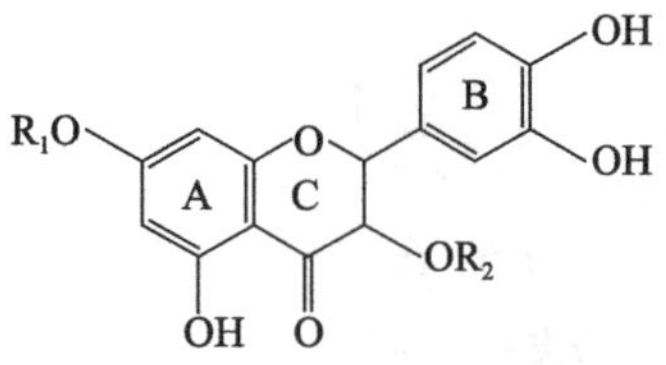

槲皮素 $R_1=R_2=H$

槲皮苷 $R_1=H$; R_2=葡萄糖基

芦丁 $R_1=H$; R_2=芸香糖基

槲皮素7-*O*-葡萄糖苷 R_1=葡萄糖基; $R_2=H$

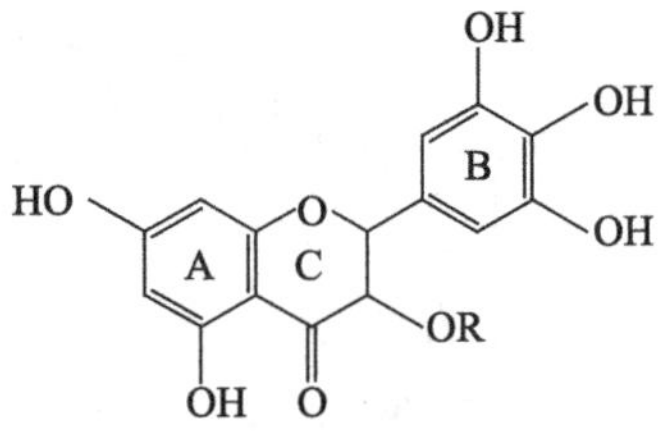

杨梅黄素 R=H

杨梅苷 R=鼠李糖苷

图 3-10 黄酮醇类的结构式

中含有这类酚类物质。例如，芦丁是一种毛细血管脆性及静脉曲张状态的治疗药物。黄酮类及黄酮醇类具有抗微生物或酶活性，以及抗炎、肝解毒等活性。

（四）醌类

醌类是一大类色素物质，色泽多为黄色、橙色或红色，主要在树皮、心材或根中存在。按分子质量由小到大可分为三类：苯醌类、萘醌类和蒽醌类。

辅酶 Q_{10} 是一种苯醌类化合物，维生素 K_1 是一种萘醌类化合物。一些醌类化合物具有一定的抗微生物活性。

（五）二苯乙烯类

二苯乙烯类是一类酚类化合物，由一种共同的 C_6—C_2—C_6 中间产物交联合成而来，可以分为四类，即芪类、菲类、二氢芪类、二氢菲类。1,2-二苯乙烯，如白藜芦醇属于芪类；甘薯芦素Ⅰ属于菲类，甘薯芦素Ⅳ属于二氢芪类，蓝色醇属于二氢菲类。

几种来源葡萄的常见二苯乙烯类化合物的结构见图 3-11。葡萄酒中含有二苯乙烯类化合物白藜芦醇。白藜芦醇是葡萄受到真菌感染或者其他胁迫时合成的。白藜芦醇对乳腺癌、口腔癌、胃癌、肝癌、前列腺癌及结肠癌具有一定的治疗作用（Ashrafizadeh et al., 2021）。

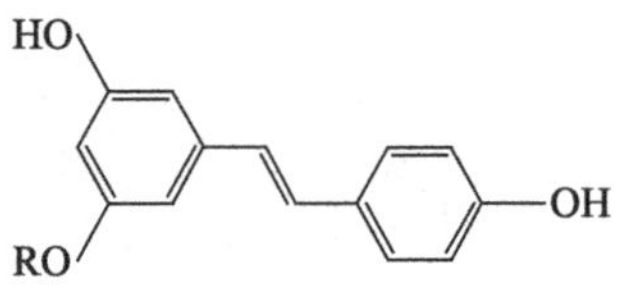

反式-白藜芦醇 R=H

反式-云杉新苷 R=葡萄糖苷

（二苯乙烯）

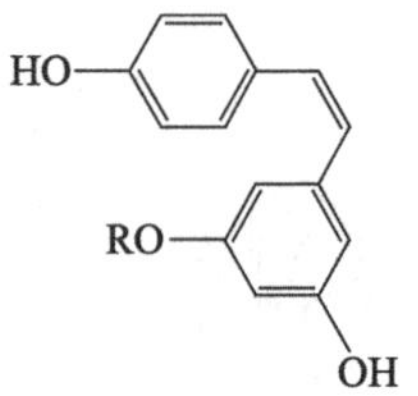

顺式-白藜芦醇 R=H

顺式-云杉新苷 R=葡萄糖苷

（二苯乙烯）

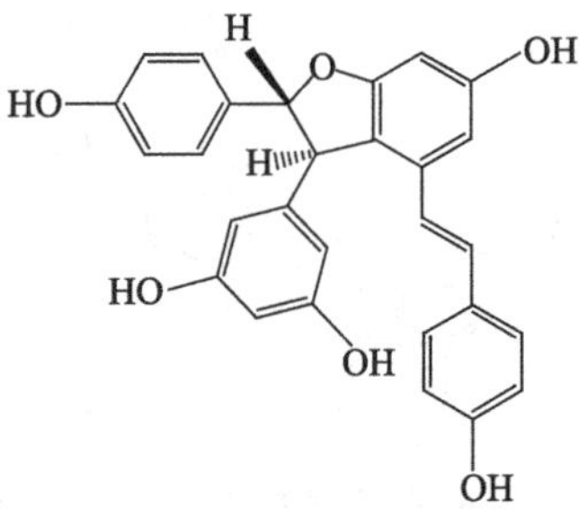

ε-葡萄酒素

（二苯乙烯二聚体）

图 3-11 来源葡萄的二苯乙烯类化合物的结构式

（六）单宁类

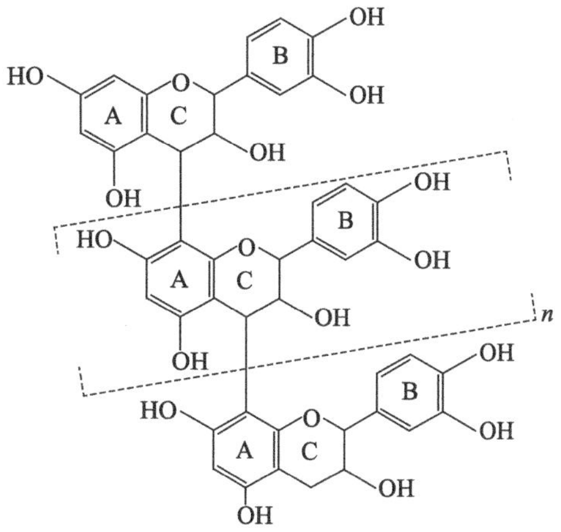

单宁能够与蛋白质反应形成不溶于水的共聚物。单宁能够结合动物毛皮的胶原蛋白，增加毛皮对热、水和微生物的抗性，常用于皮革制品加工。单宁有缩合单宁（condensed tannin）和可水解单宁（hydrolyzable tannin）。缩合单宁由类黄酮聚合而成（图3-12）。利用强酸处理，缩合单宁可以水解为花色素。所以缩合单宁也被称为原花色素（proanthocyanidin）。含有单宁的植物组织往往具有很强的涩味。人的膳食通常要尽量避免单宁。

可水解单宁是酚酸、五倍子酸和糖类的聚合物（图3-13）。单宁有毒，食草动物吃了含有单宁的食

图 3-12 缩合单宁的结构式

物后生存能力下降。牛、鹿等动物可以避开高单宁的植物。未成熟的葡萄含有较高的单宁，因此葡萄成熟后才能够食用。

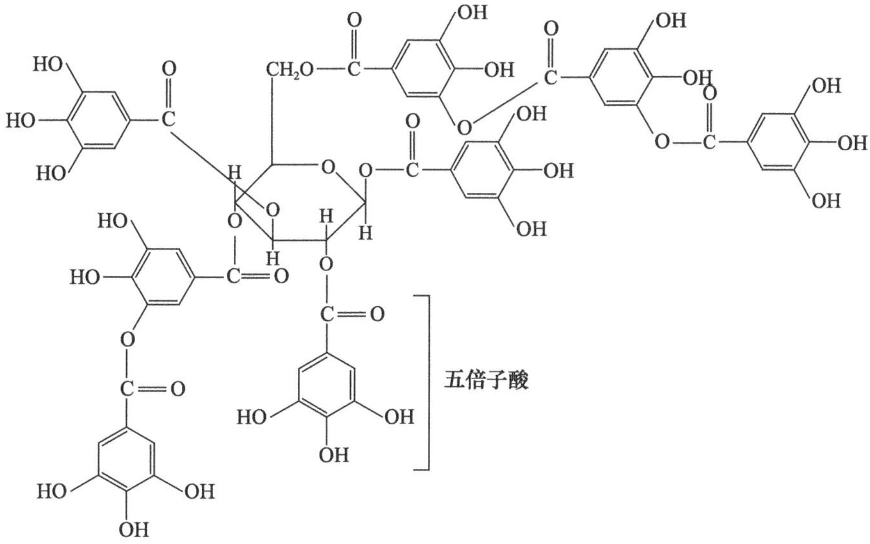

图 3-13 可水解单宁的结构式

浓缩单宁可以用于伤口及烧伤的治愈。原花色素类化合物可以抗细菌或抗病毒、抗氧化、抗突变、抗癌、抗发炎及预防心血管疾病等（Abd Eldaim et al., 2019）。茶或葡萄酒的健康效果很大程度与它们所含有的原花色素类化合物有关（图3-14）。

可水解单宁有两类：没食子单宁类和鞣花单宁。前者一个葡萄糖基核心由5个或更多没食子酸基团围绕；后者有2个没食子酸基团连接的六羟基联苯酸单元。可水解单宁可以抗病毒、抗癌（Wang et al., 2018）。

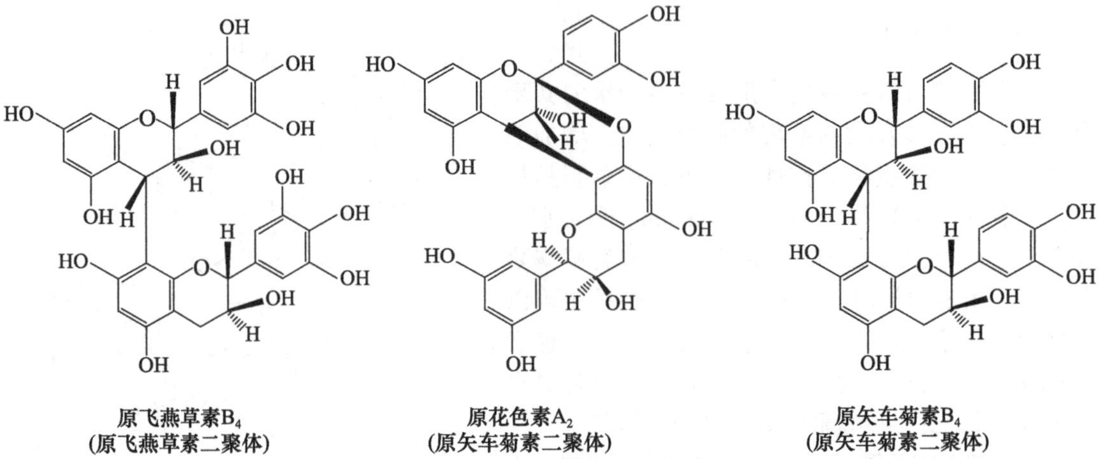

原飞燕草素B₄
(原飞燕草素二聚体)

原花色素A₂
(原矢车菊素二聚体)

原矢车菊素B₄
(原矢车菊素二聚体)

图 3-14　几种原花色素类化合物的结构式

五、萜类化合物

　　萜类化合物是由 C_5 前体物质异戊二烯合成而来，又称为异戊二烯类化合物。萜类是最大类的植物天然产物。目前已经从植物分离到超过 2 万多种萜类化合物。柠檬烯、脱落酸、赤霉素及 β-胡萝卜素都是典型的萜类化合物。

　　通常萜类化合物的结构有链状和环状两种。根据异戊二烯数目的不同，萜类化合物可以分为单萜（monoterpene）、倍半萜（sesquiterpene）、双萜（diterpene）、三萜（triterpene）、四萜（tetraterpene）和多萜（polyterpene）等（表3-3）。单萜含有 2 个 C_5 单位，倍半萜含有 3 个 C_5 单位，双萜含有 4 个 C_5 单位，三萜含有 30 个碳原子，四萜含有 40 个碳原子。赤霉素和脱落酸类植物激素、甾醇（sterol）、类胡萝卜素（carotenoid）、薄荷醇、豆固醇、橡胶（rubber）等也是萜类化合物（图 3-15）。

表 3-3　常见的一些萜类

异戊二烯单元数目	碳原子数	种类	举例
2	10	单萜	牻牛儿醇、百里酚、樟脑、除虫菊酯、沉香醇等
3	15	倍半萜	法尼醇、β-丁香烯、桉叶醇、α-檀香烯等
4	20	双萜	甾醇、树脂酸、赤霉素、冷杉酸
6	30	三萜	角鲨烯、豆固醇、三萜酸、三萜醇
8	40	四萜	类胡萝卜素、类黄素
>8	>40	多萜	橡胶、杜仲胶

（一）单萜类

　　单萜类是由 2 个异戊二烯前体物质"头-尾"相接合成而来。它们是植物精油的一种组成成分，如柠檬烯、橙花醇等。单萜类化合物通常是气味很浓、无色的油性物质。沸点介于 140～180℃。它们在植物中的主要功能是引诱昆虫为之授粉，保护绿色组织免受食草动物及微

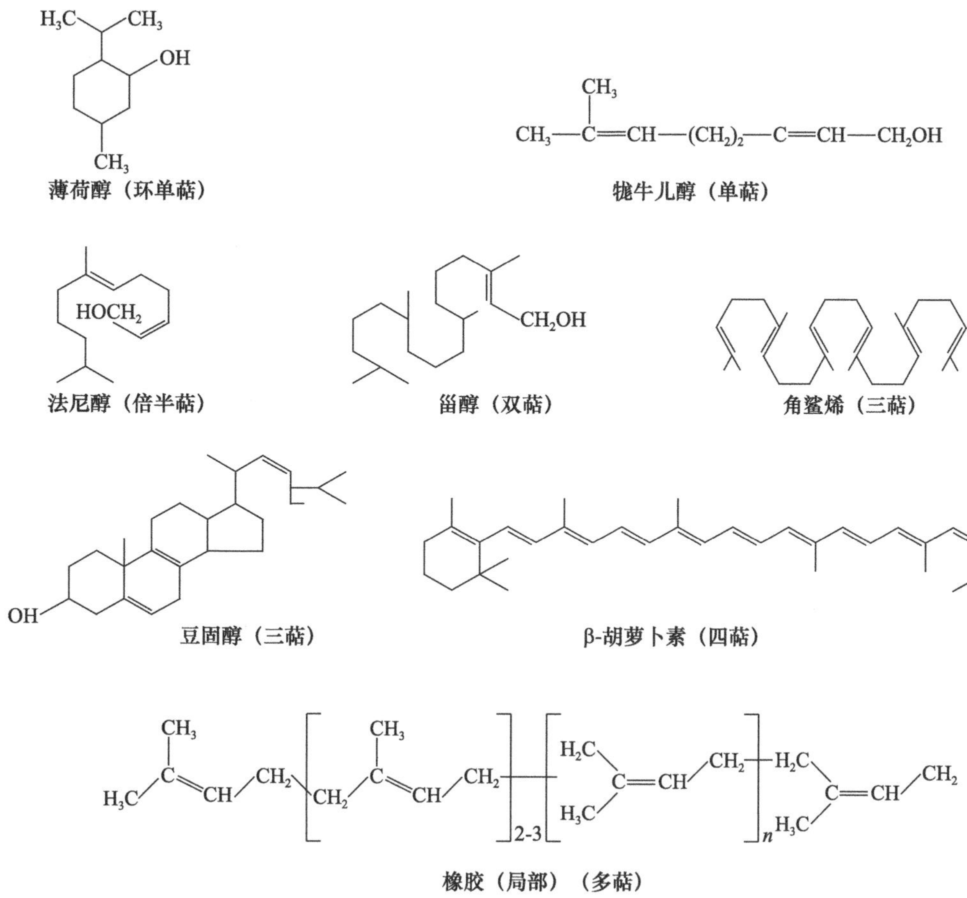

图 3-15　几种常见的萜类化合物的结构式

生物感染的损伤。

根据环的个数，单萜类分为非环、单环、双环和不规则四类。根据单萜类化合物中含有的功能性基团，又可以分为不饱和烃类、醇类、醇酯类和酮类。

单萜类中的樟脑，可以作为防腐剂、驱虫剂、化妆品原料。一些单萜类化合物对人体具有较大毒性。

环烯醚萜化合物是一类呈苦味的单萜内酯化合物。橄榄中含有环烯醚萜，如橄榄苦苷是橄榄油中存在的环烯醚萜（图 3-16）。橄榄苦苷及其降解产物，如酪醇、羟基酪醇，具有很强的抗氧化活性，具有降血压、预防心血管疾病、抗微生物的作用。

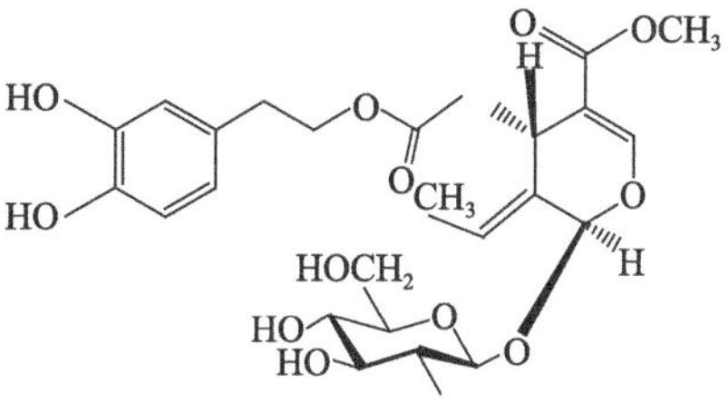

（二）双萜类

多数双萜类化合物具有毒性。与人类健康有关的双萜化合物有银杏内酯 A 和甜菜苷（图 3-17）。银杏内酯类化合物具有血小板活化因子活性，影响血小板凝集和血栓形成，对大脑缺血性损伤具有很好的保护作用。三葡

图 3-16　橄榄苦苷的结构式

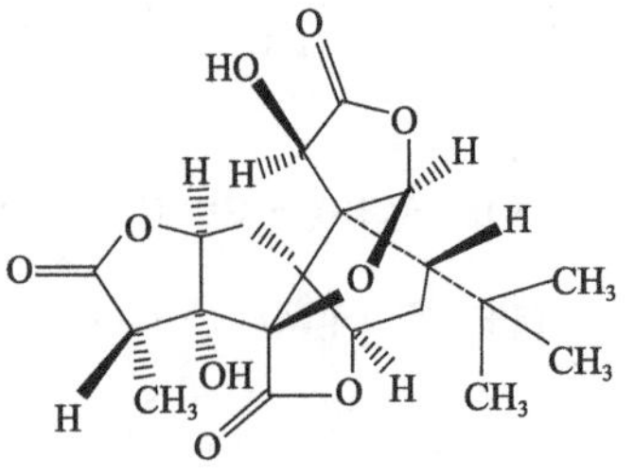

银杏内酯A 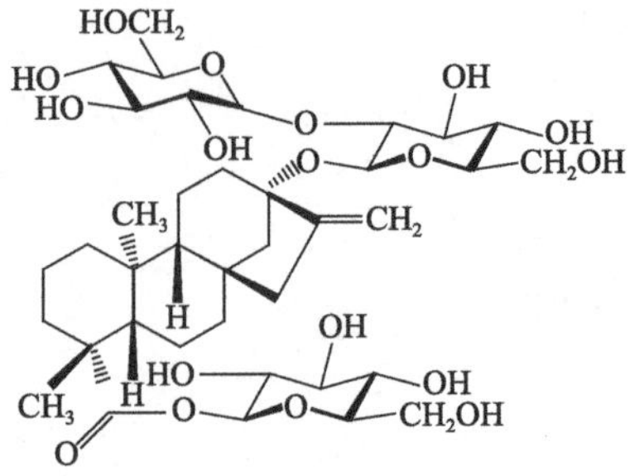　　　　　　　甜菜苷（贝壳杉烯）

图 3-17　两种双萜类化合物的结构式

萄糖苷甜菊化合物具有甜味，可以作为食品工业上的甜味剂。

（三）植物甾醇类

甾醇［又称为类固醇（steroid）］是由 6 个异戊二烯单元组成的三萜类化合物（triterpenoid）。甾醇可以糖苷的形式存在，也可以与脂肪酸结合形成甾醇酯。几乎所有生物的细胞膜都有游离的甾醇，其起到稳定膜结构的作用。植物甾醇化合物是某些动物激素的前体。例如，植物激素油菜素内酯（brassinosteroid）对植物生长发育十分重要，它与某些昆虫中的蜕皮激素结构相同。

植物中有三种甾醇化合物：谷甾醇、豆甾醇（图 3-18）和菜油甾醇，它们是细胞膜的基本组成成分。植物甾醇可以减低胆固醇的浓度，在预防心血管疾病、抗癌、抑制肿瘤等方面具有广阔的前景。

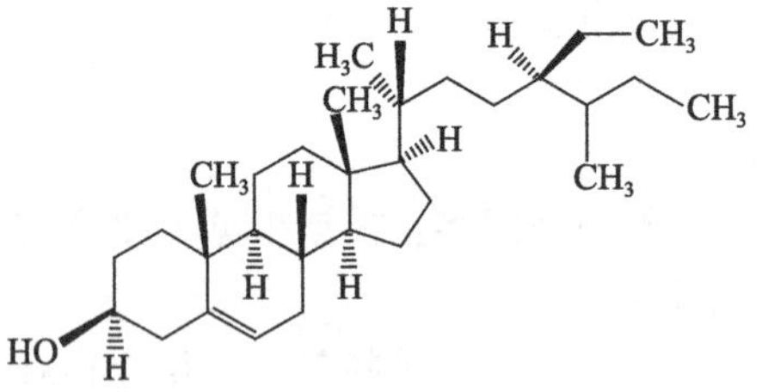

谷甾醇 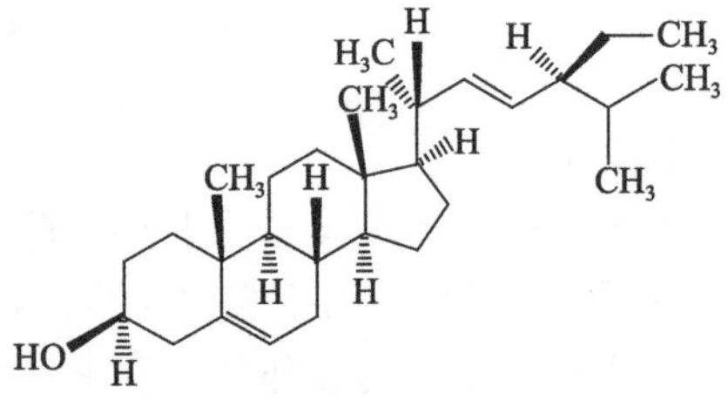　　　　　　　　　　　　　豆甾醇

图 3-18　几种常见的植物甾醇的结构式

（四）正三萜类

正三萜类化合物的骨架包含少于 30 个碳原子，是四环三萜烯前体经氧化应激降解反应形成的。例如，类柠檬苦素含有柠檬苦素、诺米林素和黄柏酮三种（图 3-19）。类柠檬苦素是柑橘类的主要苦味物质。类柠檬苦素具有较强的抗癌活性（Patra et al.，2019），其化合物的结构式见图 3-19。

（五）混杂三萜类

混杂三萜类是一类难以归类的三萜类化合物。根据骨架，将其分为达玛烷（dammarane）、

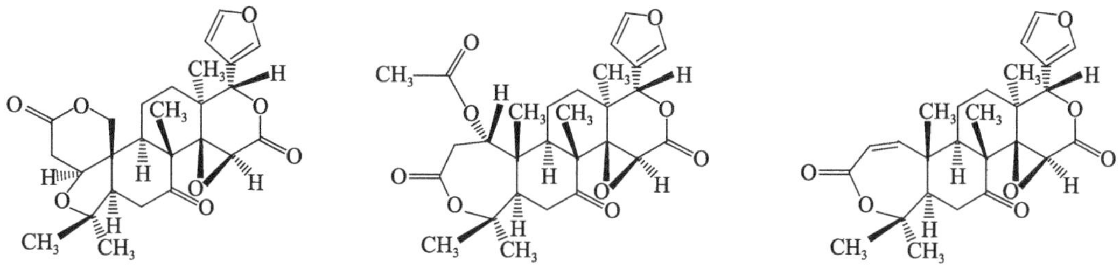

柠檬苦素　　　　　　　　诺米林素　　　　　　　　黄柏酮

图 3-19　几种类柠檬苦素化合物的结构式

优佛烷（euphane）、费尔烷（fernane）、卢皮烷（lupane）等。角鲨烯是所有三萜类化合物的前体。桦木脑（betulin）是一种卢皮烷，是树皮常见的一种组分，具有抗肿瘤的活性（John et al.，2021）。角鲨烯具有抗菌和抗肿瘤活性，还可以作为一种免疫调节剂（Adriouach et al.，2019）。

（六）四萜

类胡萝卜素是最常见的四萜。类胡萝卜素是一类脂溶性色素（图 3-20）。类胡萝卜素在植

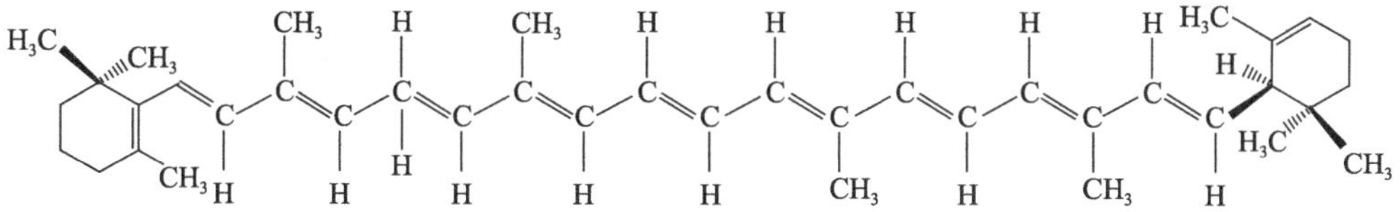

α-胡萝卜素

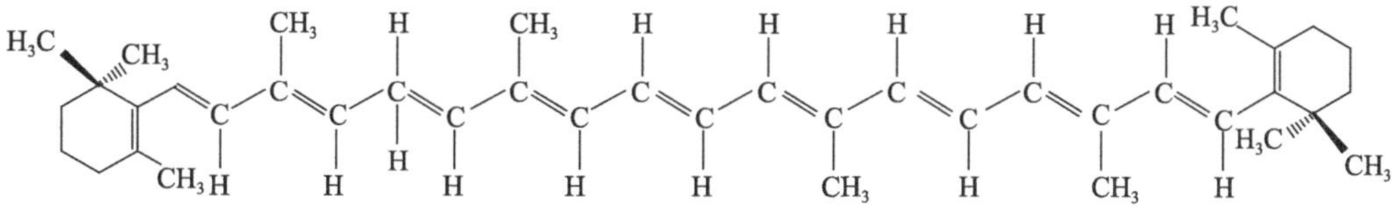

β-胡萝卜素

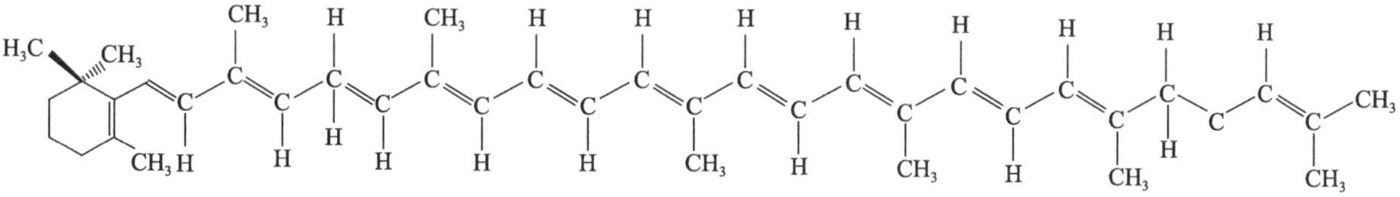

γ-胡萝卜素

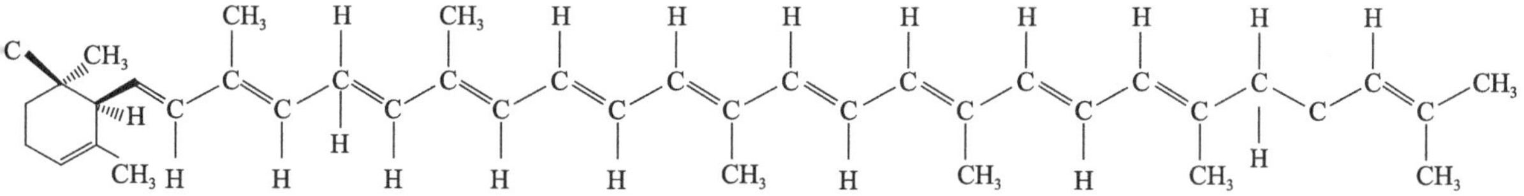

δ-胡萝卜素

图 3-20　几种常见的类胡萝卜素化合物的结构式（一）

物中分布非常广泛。类胡萝卜素在植物体内可以作为光合作用必需的色素物质，同时也是花朵和水果的色素物质。在水果中，类胡萝卜素使果实呈现橙色或红色，如番茄。番茄红素是一条由 8 个异戊二烯单元头尾相连而成的长链（图 3-21）。

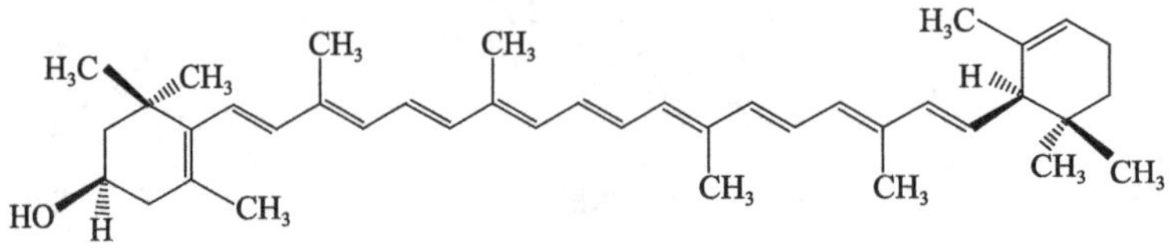

α-隐黄质

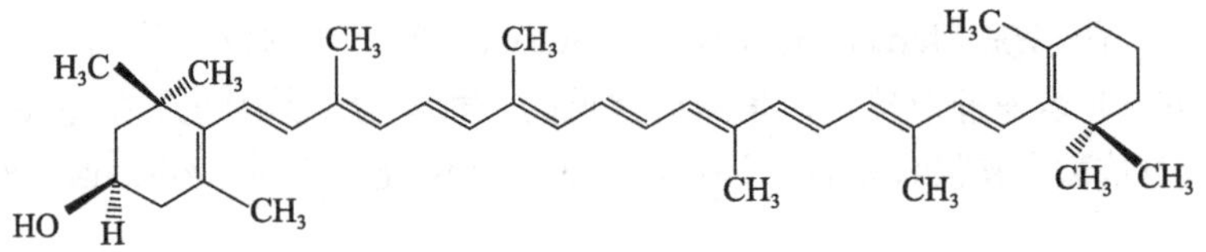

β-隐黄质

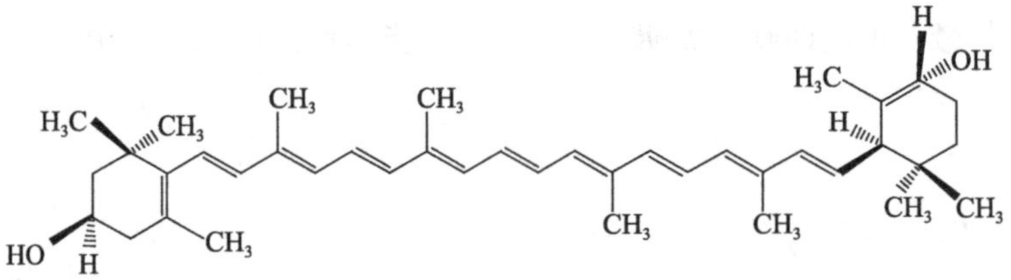

叶黄素

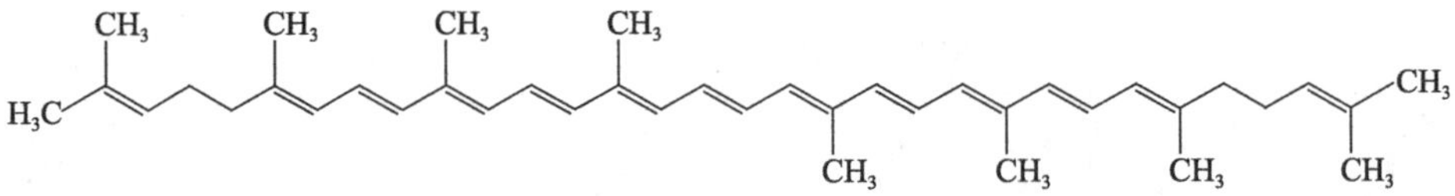

番茄红素

图 3-21 几种常见的类胡萝卜素化合物的结构式（二）

在动物体内，β-胡萝卜素可以裂解形成维生素 A。此外，类胡萝卜素还具有抗氧化功能，可以清除大量自由基，能够预防一些癌症，延缓癌症的发展。β-胡萝卜素还可以降低心血管疾病的风险（Min et al.，2014）。

至今最受关注，并且研究最为透彻的植物生物活性物质有类胡萝卜素、维生素 E、植物甾醇、类黄酮、植物雌激素、原花色素或浓缩单宁、有机硫化合物、皂苷、多酚类、一些生物碱、膳食纤维、低聚糖类及一些功能性油脂等。

目前已确认的主要功能因子有膳食纤维、低聚果糖、植物甾醇、类胡萝卜素、类黄酮、二烯丙基二硫化合物、白藜芦醇、异硫氰酸盐、柠檬烯等。

目前应用最广泛的功能因子有膳食纤维、类胡萝卜素、类黄酮、低聚果糖、柠檬烯等。例如，苹果中含有的黄烷醇和黄酮醇是合成膳食纤维的主要原料，能够提高人体的免疫力、减缓细胞氧化速度，从而有效缓解衰老；桂圆中多糖较多，能够提高人体免疫力，增强记忆力和抗癌等；葡萄果实中含有的白藜芦醇能够抑制脂类的氧化（Bakhtiari et al., 2015）。

第二节　生物活性物质的合成与代谢

果品为人体提供的所有营养物质中，有少数物质是活性物质。生物活性物质可以分为五类：糖类及磷脂、含氮化合物（生物碱除外）、生物碱类、酚类化合物、萜类化合物。糖类及磷脂、含氮化合物（生物碱除外）的合成和代谢在第二章的第一节到第三节已经介绍。大多数生物碱都是在植物的茎中合成的，只有少部分生物碱会在根中合成。生物碱生物合成的前体都为一些常见的氨基酸，如天冬氨酸、酪氨酸、赖氨酸和色氨酸，而另一些生物碱是以鸟氨酸为前体合成的，如尼古丁（烟碱）及其类似物。本节仅介绍酚类化合物和萜类化合物的合成与代谢。

一、酚类化合物的合成

酚类物质包括简单酚类、木质素和黄酮类等。植物的酚类化合物的合成途径以莽草酸途径（shikimic acid pathway）为主（图3-22）。莽草酸生物合成最初的底物是来自磷酸戊糖途径（pentose phosphate pathway）的赤藓糖-4-磷酸和来自糖酵解途径的磷酸烯醇式丙酮酸，经过几步反应后形成中间产物莽草酸。莽草酸继续和磷酸烯醇式丙酮酸反应生成分支酸（chorismic acid）。分支酸继续反应有两个方向：一个是形成色氨酸，另一个则是形成苯丙氨酸和酪氨酸。

苯丙氨酸在苯丙氨酸解氨酶（phenylalanine ammonia-lyase，PAL）的作用下，脱氨形成桂皮酸（cinnamic acid）（图3-23），而大多数植物酚类是由桂皮酸衍生而来的（图3-24）。

PAL是初生代谢与次生代谢的分支点，是形成酚类化合物中的一个重要调节酶，它受内外条件影响。例如，植物激素、营养水平、光照长短、病菌、机械损害等可影响PAL的合成及其活性。

莽草酸途径存在于高等植物、真菌和细菌中，而不存在于动物中。所以动物（包括人类）需要的苯丙氨酸、酪氨酸和色氨酸必须从食物中补充。此外，被广泛使用的除草剂——草甘膦能够抑制莽草酸途径而阻断芳环氨基酸的合成，使得杂草在吸收草甘膦后缺乏芳环氨基酸而死亡。

植物中的酚类也可以由苯丙氨酸经过脱氨形成桂皮酸，由桂皮酸衍生而来。苯丙氨酸脱氨需要苯丙氨酸裂解酶的催化。苯丙氨酸裂解酶的活性受很多环境因子的影响。营养不充分、光和真菌感染诱导此酶活性增加，刺激酚类化合物的合成。

1. 简单酚类的合成　　简单酚类广泛存在于维管植物中，有三种结构类型：①简单苯丙酸类化合物，具有苯环-C_3骨架；②苯丙酸内酯类化合物，也被称为香豆素类（图3-25），虽然也具有苯环-C_3骨架，但是C_3会与苯环进行氧环化；③苯甲酸衍生物类，具有苯环-C_1骨架。通过莽草酸途径及其衍生反应可以产生其他的酚类物质，这些物质大部分都以游离形式存在。

很多简单酚类物质在植物体中起到防御真菌或者食草类昆虫的作用。原儿茶酸可以抑制真菌孢子的萌发，从而防止真菌感染植物；绿原酸及其氧化物是植物抵抗病菌感染的重要物质，在抗病品种当中含量较为丰富；没食子酸是形成植物单宁的主要化合物，可以和糖类物质结合成没食子鞣质。没食子酸和其他单宁酸会抑制植物生长，一般植物将产生的单宁酸存储在

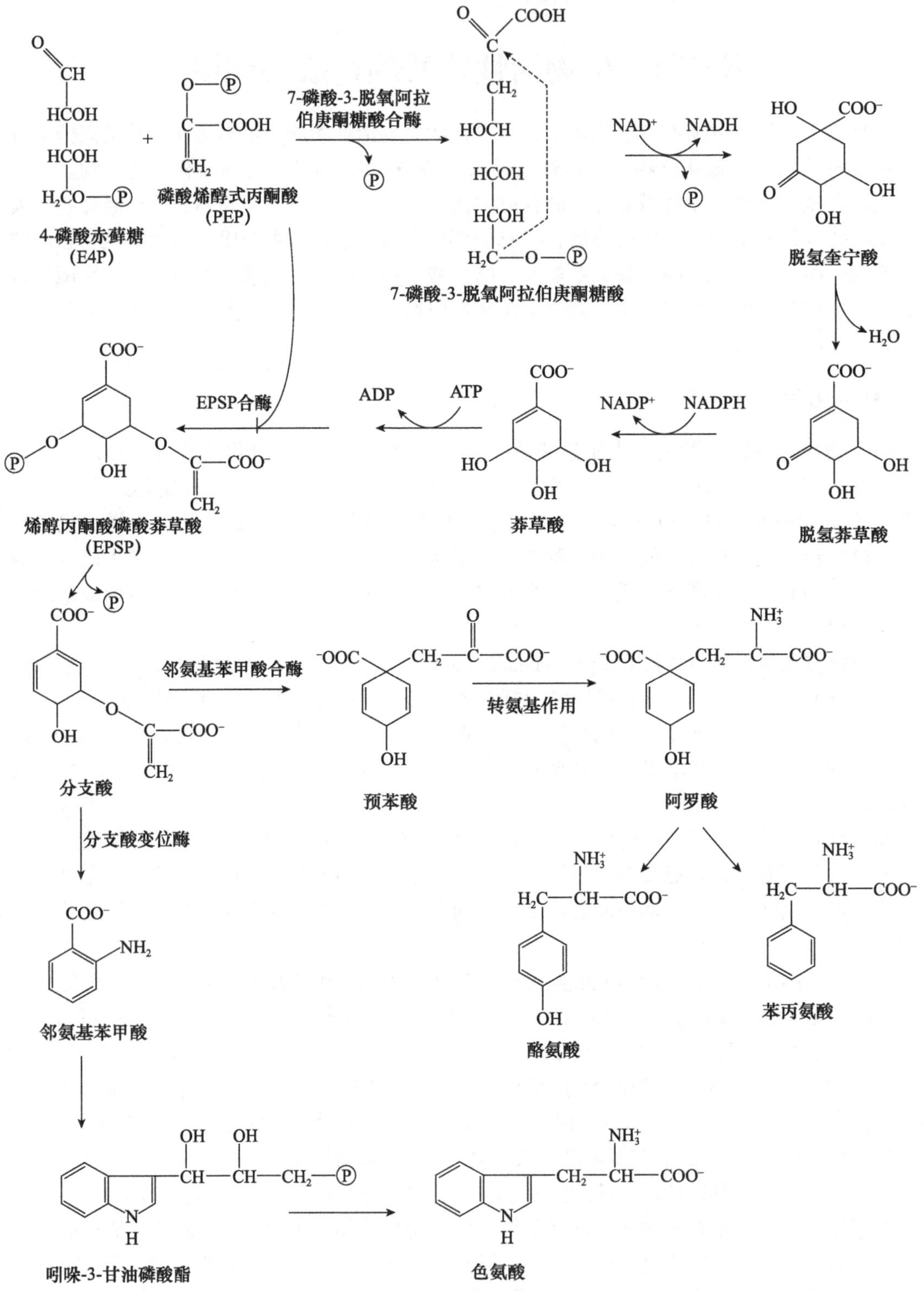
4-磷酸赤藓糖
(E4P)
磷酸烯醇式丙酮酸
(PEP)
7-磷酸-3-脱氧阿拉伯庚酮糖酸合酶
7-磷酸-3-脱氧阿拉伯庚酮糖酸
NAD+
NADH
脱氢奎宁酸
H2O
脱氢莽草酸
NADP+
NADPH
莽草酸
ADP
ATP
EPSP合酶
烯醇丙酮酸磷酸莽草酸
(EPSP)
分支酸
邻氨基苯甲酸合酶
预苯酸
转氨基作用
阿罗酸
分支酸变位酶
邻氨基苯甲酸
酪氨酸
苯丙氨酸
吲哚-3-甘油磷酸酯
色氨酸

图 3-22 莽草酸途径

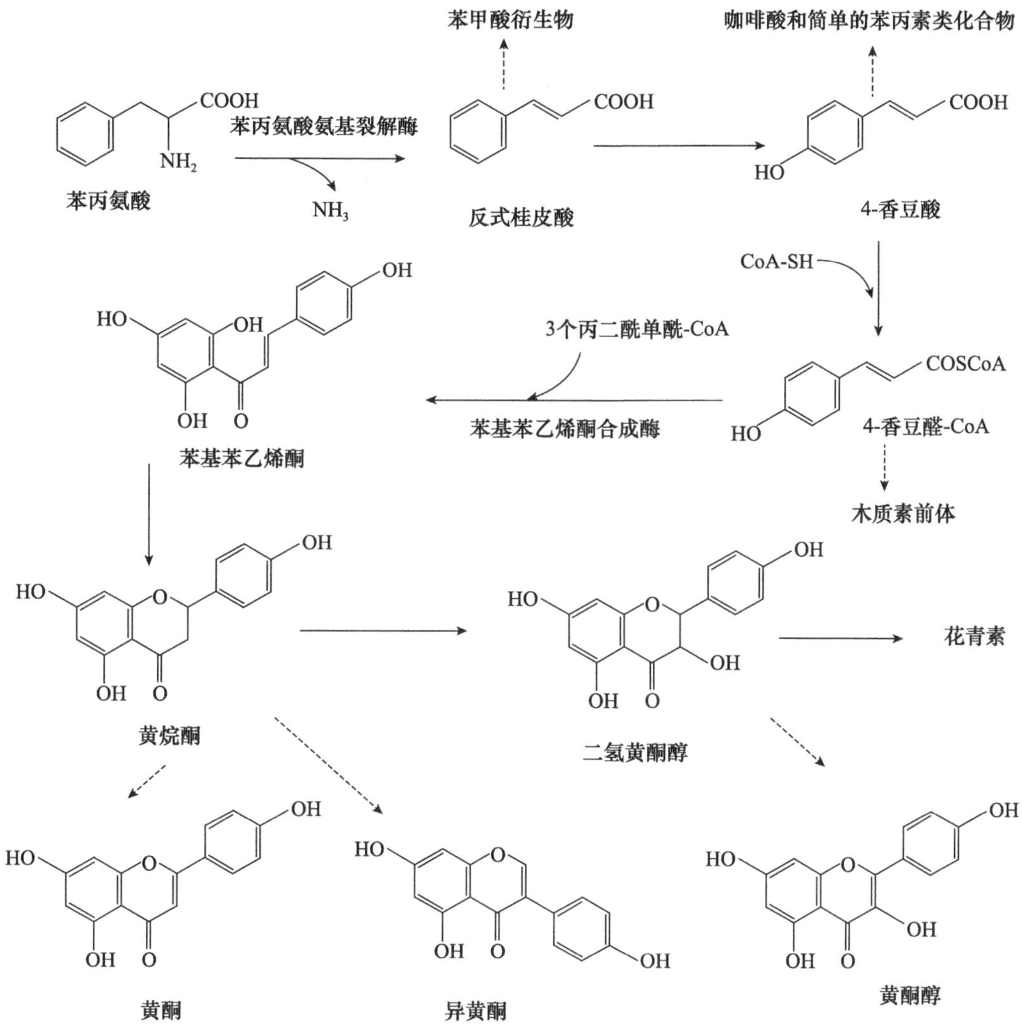

图 3-23　苯丙氨酸合成酚类物质

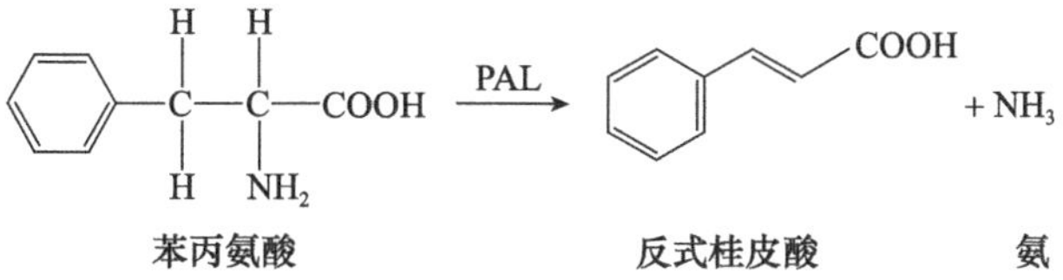

图 3-24　苯丙氨酸裂解酶催化苯丙氨酸的裂解反应

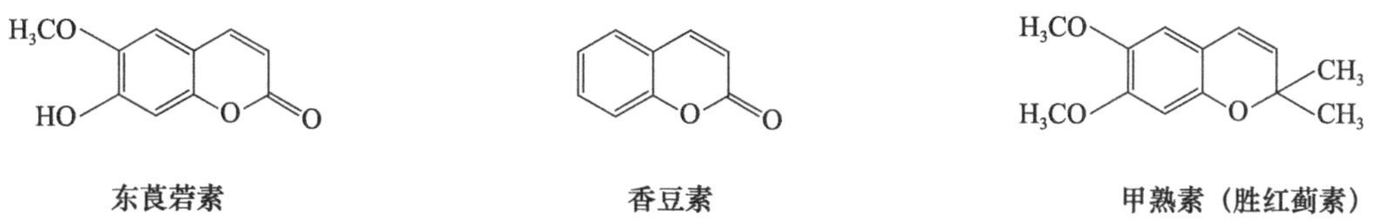

图 3-25　几种香豆素的结构式

液泡中，防止单宁酸使细胞质中的酶类变性而抑制植物生长，没食子酸也可以抑制细菌和真菌的侵染；香豆素类化合物是酚类中一类重要的衍生物，植物在衰老或者受伤时其会使体内的香豆素葡萄糖结合物降解并释放具有挥发性的香豆素（图 3-25）。

2. 类黄酮类的合成　　类黄酮是植物酚类中的另一大类物质，是由两个芳香环被三碳桥连接后的十五碳化合物。由于类黄酮的基本骨架具有多个不饱和键，可以吸收可见光而呈现出各种颜色。两个芳香环来自两种不同的生物合成途径（图 3-26），一种来自莽草酸途径由苯丙氨酸转变而来，另一种则来自丙二酸途径。

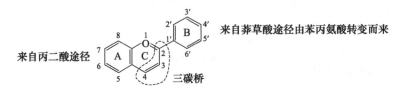

图 3-26　类黄酮的基本骨架

类黄酮由苯丙酸、ρ-香豆酰 CoA 和 3 个丙二酰 CoA 催化缩合而来。类黄酮类可以分为 4 种：花色素苷（anthocyanin）、黄酮（flavone）、黄酮醇（flavonol）和异黄酮（isoflavone）（图 3-27）。

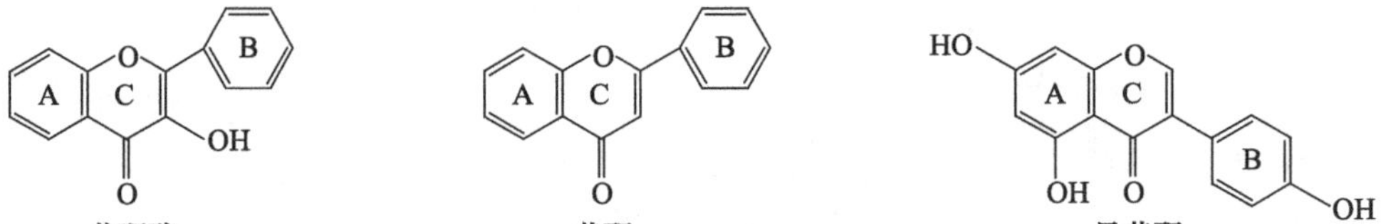

黄酮醇　　　　　　　　　黄酮　　　　　　　　　异黄酮

图 3-27　黄酮醇、黄酮和异黄酮的结构式

异黄酮类存在于某些植物中，如蝶形花亚科豆荚属植物中大量存在。异黄酮类的功能尚未阐明，但已知在某些种类中具有化感作用（allelopathy），即对其他动植物具有排斥或者诱引作用。例如，鱼藤（*Derris elliptica*）根中含有的鱼藤酮（rotenone）是常用的杀虫剂，且可以导致某些雌性动物不育。植物受到细菌或者真菌侵染后会生成植物防御素（phytoalexin）而抑制微生物的进一步侵袭。

花色素以糖苷的形式存在（图 3-28）。高等植物中含有多种花色素苷，有时一种花中会存在多种花色素苷而呈现不同的颜色组合。而地钱、藻类等植物中不含有花色素苷，在苔藓植物和裸子植物中则含有少量花色素苷。黄酮和黄酮醇与花青素的结构相似，主要区别是中间的含氧环的结构不同。含有花色素的花会吸收紫外线，也可以诱引昆虫传粉。若存在于叶片内，会起到拒食剂的作用。

花色素苷上 B 环的取代部分可以是羟基，也可以是甲氧基。羟基和甲氧基的取代作用会影响花色素的颜色和稳定性。羟基数目的增加可以使其最大吸收波长发生红移（bathochromic shift），即花色素吸收长波的光，呈现蓝色。甲氧基数目的增多则使其发生蓝移（hypsochromic shift），呈现深红色（图 3-29）。一般来说，甲氧基取代的花色素苷稳定性更强。

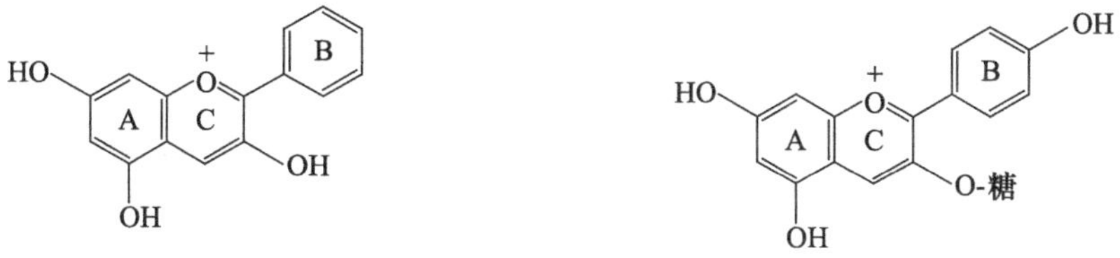

图 3-28　花色素与花色素苷的结构式

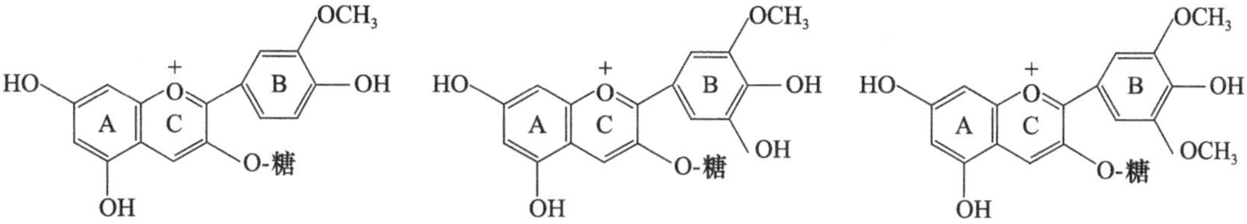

图 3-29　甲氧基花色素苷的结构式

二、酚类化合物的代谢

酚类化合物的含量很低，在人体中的代谢研究得很少。研究较多的是类黄酮的代谢。类黄酮的吸收与分子质量、溶解性、儿茶素结构的有无、结合羰基的位置及种类等有关。类黄酮在肝脏中与胆汁一起分泌到十二指肠，被肠内细菌分解为酚羧酸等化合物，一部分被肠道吸收，另外一部分经粪便排泄。浓缩单宁等高分子化合物基本不能被吸收，大部分从粪便排泄。小分子的类黄酮可以被胃肠道吸收。

三、萜类化合物的合成

异戊二烯是萜类化合物生物合成的基本单元。萜类的生物合成主要有两种途径：甲羟戊酸途径（mevalonic acid pathway，MAP）和甲基苏糖醇磷酸酯途径（methylerythritol phosphate pathway，MEP）（图 3-30）。

在甲羟戊酸途径中，3 个乙酰 CoA 经过聚合反应生成六碳的中间产物甲羟戊酸，随后经过焦磷酸化、脱羧反应和脱水反应生成异戊二烯焦磷酸（isoprene pyrophosphate，IPP）（图 3-31）。

甲基苏糖醇磷酸酯途径是由糖酵解或者是 C4 途径的中间产物甘油醛-3-磷酸和丙酮酸，通过反应后形成甲基苏糖醇磷酸酯，继续反应生成二甲基丙烯焦磷酸（dimethyallyl diphosphate，DMAPP）。IPP 和 DMAPP 是异构体，两者结合形成牻牛儿基焦磷酸（geranyl diphosphate，GPP），GPP 是大多数 10 碳单萜的前体；GPP 又会和另一个 IPP 结合，形成法尼基焦磷酸（farnesyl diphosphate，FPP），FPP 为倍半萜和三萜的前体；FPP 又会和 IPP 结合，形成牻牛儿基牻牛儿基焦磷酸（geranylgeranyl diphosphate，GGPP），GGPP 为二萜和四萜的前体；最终 FPP 会和 GGPP 聚合而形成多萜。

生物活性物质的基本合成途径如图 3-32 所示。

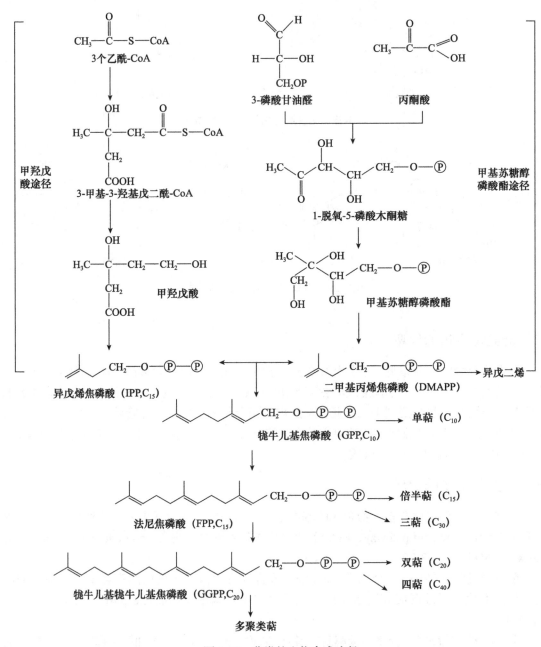

图 3-30   萜类的生物合成途径

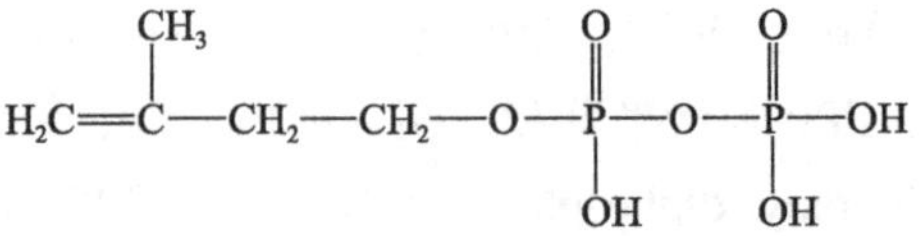

图 3-31   IPP 的结构式

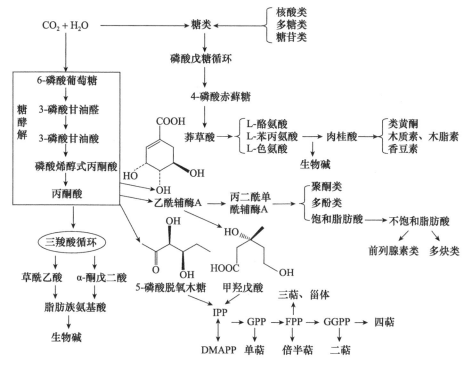

图 3-32　生物活性物质的基本合成途径

四、萜类化合物的代谢

萜类化合物在植物体内的含量很低，在人体的代谢研究得很少。研究较多的是类胡萝卜素的代谢。

类胡萝卜素与其他脂质一起经过胆汁乳化形成乳糜，然后经肠黏膜细胞吸收。β-胡萝卜素的吸收效率基本上介于 10%～20%。在肠细胞内，一些作为视黄醇前体物质的类胡萝卜素化合物会受到 15,15′-二氧合酶的作用发生裂解生成视黄醛，视黄醛继续被还原为视黄醇，继续酯化变成视黄基酯化合物（主要为棕榈酸盐）。视黄基酯化合物与乳糜微滴一起进入淋巴。

第四章 果品的品质、感官评价及风味物质

果品的品质包括色、香、味、形（质地）和营养等要素，主要表现为美观和可口两方面。美观主要反映在果品的形状、大小和颜色，可口主要与风味、香气、营养物质含量等有关。

果品中各种营养物质和生物活性物质根据气味和口感区别，可以分为嗅感物质和味感物质。味感物质有甜味物质、苦味物质、酸味物质、咸味物质及涩味物质。随着生活水平的改善，消费者对果品风味品质的要求也越来越高。

本章思维导图如下：

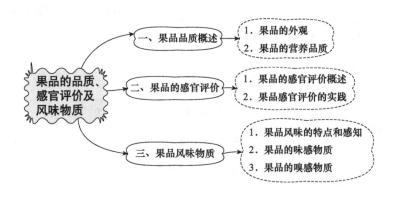

第一节 果品品质概述

果品品质主要反映在果品的外观、风味、香气和营养价值等方面。

一、果品的外观

外观通常决定着消费者是否购买一件商品。果品的外观属性通常包括颜色、大小、形状、质构、澄清度、碳酸的饱和度等。

果品变质通常会伴随着颜色的改变。

果品的长度、厚度、宽度、颗粒大小、几何形状（方形、圆形等）和大小的改变通常可用来表示果品的缺陷。

果品表面的嫩度或亮度，粗糙与平坦，表面的湿润与干燥，柔软与坚硬，易碎与坚韧都是果品的质构特征。

二、果品的营养品质

果品的营养品质是指果品及其制品中含有营养和健康功效的物质的成分和含量。营养成分主要有碳水化合物（糖和淀粉）、有机酸（柠檬酸和苹果酸）、蛋白质、脂类、色素、维生素、矿物质、酶及风味和芳香类物质等。用于加工的果品，还需要具备较高的加工品质，如果品的成熟度、质地和糖酸含量等理化特征。

果品及其制品的营养品质与气味、质地、风味、声音等有关。果品及其制品的营养品质可以通过各种仪器进行定性和定量分析。此外，果品及其制品的气味、风味等品质可以利用视觉、嗅觉和触觉进行快速评价。

（一）气味 / 香味 / 芳香

当果品的挥发性物质进入鼻腔时，它的气味会被嗅觉系统识别。香味是果品的一种气味。芳香可以是一种令人愉悦的气味，也可以是果品在口腔时，通过嗅觉系统所识别的挥发性香味物质。世界上已知的气味物质大概有 17 000 多种。

（二）质地

果品的质地是指果品的感官表现。例如，果品对压力的反应，通过手指、口唇、舌头的肌肉运动而感觉到的硬度、黏性、弹性等。果品的触觉属性是通过手、唇、皮肤表面的触觉神经感觉到的几何颗粒（粒状、结晶、薄片）或湿润特性（湿润、油质、干燥）。

（三）风味

从广义上讲，风味是食物在摄入前后刺激人的所有感官而产生的各种感觉的综合。它包括了味觉、嗅觉、触觉、视觉、听觉等感官反应而引起的化学、物理和心理感觉。

狭义的风味是食品在口腔内经由化学感官所感觉到的一种复合印象，是食物刺激味觉或嗅觉受体而产生的各种感觉的综合。风味可以分为芳香、味道和化学感觉因素。

芳香是食物在嘴里咀嚼时，嗅觉系统识别出的挥发性香味物质的感觉。

味道是口腔中可溶性物质引起的感觉（咸、甜、酸、苦）。

化学感觉因素是在口腔和鼻腔的黏膜里刺激三叉神经末端产生的感觉（苦涩、辣、冷、鲜味等）。

（四）声音

声音主要产生于果品的咀嚼过程。虽然它不是非常重要，但也不能忽视。通常通过测量咀嚼时产生声音的频率、强度和持久性，尤其是频率与强度进行判断。例如，苹果破碎时产生声音的频率和强度不同，从而可以帮助我们判断果品新鲜与否。而声音的持久性可以帮助我们了解果品的其他属性，如强度、硬度、浓度。

按照感官属性识别方式的不同将果品的感官属性分为外观、气味 / 香味 / 芳香；浓度、黏度与质构；风味（芳香、化学感觉、味道）；咀嚼时的声音。在识别果品的感官属性时，按照上述顺序进行。

果品及其制品的外观、气味、风味等品质可以利用视觉、嗅觉和触觉来评价。这就是果品的感官评价。

第二节　果品的感官评价

果品的感官评价可以判断果品的营养品质。果品的感官评价是利用感觉器官检验果品的感官特性，即通过人的感觉（视觉、嗅觉、味觉、触觉），以语言、文字、符号作为分析数据对果品的色泽、风味、气味、组织状态、硬度等外部特征进行评价的方法。

感官评价可以及时准确地鉴别出果品质量有无异常，并进行处理。感官评价手段简单，不需要任何仪器设备、固定的检验场所及专业人员。感官鉴别方法可以发现其他检验方法无法鉴别的特殊性污染。

一、果品的感官评价概述

根据检验时所利用的感觉器官不同，果品的感官评价可以分为视觉检验、嗅觉检验、味觉检验和触觉检验。

（一）视觉检验

视觉检验是用眼睛来判断果品的性质。主要看果品的成熟度和是否具有该品质应有的色泽及形态特征；看果形是否规则、大小是否一致，以及果品表面是否清洁新鲜，有无病虫害和机械损伤等。

例如，从果品的外形、色泽，评价果品的质量、新鲜程度，有无受污染等；根据果品的颜色判断水果的成熟度。

（二）嗅觉检验

鼻嗅可以辨别果品是否带有本品种特有的香味。果品挥发出来的物质受温度的影响很大，温度高挥发快，气味就浓，反之，气味就淡。有时候果品的变质可以通过气味的改变直接评价，如西瓜的馊味就是很好的例子。

在测定液体样品时，可以取几滴放在干净的手心上搓，然后嗅验。测定固体样品时，用新削的竹签刺入果品深处，然后拔出来立即嗅闻。

嗅觉器官长时间受气味浓的物质刺激会疲劳，灵敏度会降低。所以应该从气味淡的到浓的顺序进行检验，检验一段时间后，应休息一会，避免检验不准确。

（三）味觉检验

味觉有酸、甜、苦和咸。味觉主要通过口尝来评价。味觉可以评价果品的滋味是否正常，果肉的质地是否良好，从而判断果品的质量。味觉检验的最佳温度为20～40℃。温度过高会使味蕾麻木，过低会降低味蕾的敏感性。味觉检验前不宜吸烟或吃刺激性较强的食物，以免降低灵敏度。在连续检验几种样品时，宜先检验味道淡的，后检验味道浓的。每品尝（取少量放入口中，细心品尝，吐出，不要咽下）一种样品后，用温水漱口，以减少相互影响。此外，对于有腐败迹象的果品不要进行味觉检验。

（四）触觉检验

触觉检验主要利用手、皮肤等器官的触觉神经来检验某些果品的弹性、韧性、紧密程度、稠度等。检验一般在20℃的温度下进行，温度过高或过低对分析结果都会有影响。

此外，咀嚼果品时发出的声音也可以判断果品的质量。

在进行感官检验时一般按照视觉检验、嗅觉检验、味觉检验和触觉检验的顺序来进行。感官认为良好的果品，不一定符合营养和卫生要求，因为某些有害成分不一定会影响果品的感官印象。

二、果品感官评价的实践

从一个果品的外观和颜色就可以判断果品的褐变和感病情况。

（一）感病指数

根据果实表面病斑的大小，将病害严重程度分为五级：0，无病斑；1，轻微病斑；2，病斑面积≤1/4；3，病斑面积介于 1/4～1/2；4，病斑面积≥1/2。然后按调查果实的数目及相对应的病症级别，依据方中达方法（1998）计算感病指数。

$$感病指数＝\frac{\sum（病果级数 \times 该级果个数）}{总果数 \times 发病最重级数}\times100$$

（二）果皮褐变指数和果实商品率

在贮藏过程中，有些果品的果皮会变成褐色，这种颜色改变就是褐变。果皮褐变程度评估方法与感病指数计算方法相似。

$$褐变指数＝\frac{\sum（褐变级数 \times 该级果个数）}{总果数 \times 褐变最重级数}\times100$$

根据果实表面褐变面积占果皮总表面积的比例，将褐变严重程度分为五级：0 级，无褐变；1 级，轻微褐变；2 级，褐变面积≤1/4；3 级，褐变面积介于 1/4～1/2；4 级，褐变面积≥1/2。果实商品率以 1 级果和 2 级果占总果数的百分率表示。

（三）果品感官评价的实践案例

下面以荔枝的感官评价为例，介绍果品褐变指数和果实商品率的评价方法。荔枝感病指数评价方法与褐变指数评价方法类似，这里不再赘述。

荔枝（品种：桂味）在 20℃贮藏 8d 后外观如图 4-1 所示。按照上述果皮褐变分级标准，从左到右依次为 0、1、2、3 和 4 级果。总果数为 46 个，0～4 级果数分别为 12、8、12、6 和 8 个（表 4-1），则褐变指数和商品果率分别为：

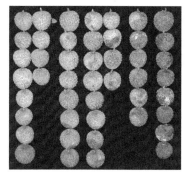

图 4-1　常温贮藏 8d 荔枝果实外观　（彩图）

$$褐变指数（\%）＝\frac{（12\times0+8\times1+12\times2+6\times3+8\times4）\times100}{46\times4}=44.57\%$$

$$商品果率（\%）＝\frac{（12+8）\times100}{46}=43.48\%$$

表 4-1　常温贮藏 8d 荔枝果实褐变指数和商品果率

总果数	褐变分级					褐变指数 /%	商品果率 /%
	0 级	1 级	2 级	3 级	4 级		
46	12	8	12	6	8	44.57	43.48

第三节 果品风味物质

果品风味（flavour）是果品刺激味觉或嗅觉受体而产生的综合生理响应。风味是摄入口腔的食物使人产生的各种感觉，主要是味感、嗅感、触感等。它包括了食物刺激人类感官而引起的化学感觉和物理感觉。可见，风味是一种感觉，对风味的理解和评价往往具有强烈的个人、地区和民族倾向性（Smith et al.，2005）。

水果种类很多，引起味感的成分大致相同。味感主要以甜味和酸味为主。水果的甜味物质主要是单糖，如葡萄糖、果糖等；酸味物质主要是有机酸，如柠檬酸、苹果酸、酒石酸等。某些水果还有一些特殊的味感，如柿子的涩味，柑橘中含有少量的苦味等。嗅感是指挥发性物质刺激鼻腔嗅觉神经而在中枢神经中引起的一种感觉。令人喜爱的挥发性物质叫香气；令人厌恶的挥发性物质叫臭气。水果的风味主要由引起味感和嗅感的成分的不同而形成。

一、果品风味的特点和感知

（一）果品风味物质的特点

果品的风味大多是由果品中的某些化合物体现出来的。这些能体现果品风味的化合物称为风味物质。果品的风味物质种类繁多，化学性质活泼，分子结构极易发生改变。大多数果品在形成风味时，都会由几种化合物起着主导作用。用一种或几种化合物来代表其特定果品的某种风味时，这几种化合物就是该果品的特征化合物或关键化合物。例如，香蕉的特征化合物是乙酸异戊酯，黄瓜的特征化合物是（2E,6Z)-2,6-壬二烯醛，西瓜的特征化合物是 6-氧代壬醛和 2-羟基-5-戊基四氢呋喃（表 4-2）。

表 4-2　几种果品的特征化合物

果品	特征化合物名称	结构式
香蕉	乙酸异戊酯	$CH_3COOCH_2CH_2CH(CH_3)_2$
黄瓜	（2E,6Z)-2,6-壬二烯醛	
西瓜	6-氧代壬醛	$CH_3(CH_2)_2CO(CH_2)_4CHO$
	2-羟基-5-戊基四氢呋喃	

果品中的风味物质种类繁多，相互影响。尤其是产生嗅感的风味物质，组分非常复杂。果品中的风味物质含量很低，但效果显著。果品中引起嗅感的物质含量极微，占果品重量的 $10^{-16} \sim 10^{-10}$。味感物质的含量因果品的不同而差异极大，通常比引起嗅感的物质多一些。每吨水中含有 5×10^{-6} mg/kg 的乙酸异戊酯，人们就会嗅到香蕉气味。

很多风味物质稳定性差，易被破坏。尤其是嗅感物质容易挥发，在空气中很快就氧化或分解，热稳定性差。例如，茶叶中的风味物质在分离后极易自动氧化。

风味与风味物质的分子结构缺乏普遍规律性。分子结构稍有改变，风味就发生改变。此外，风味物质还受浓度、介质等外界条件的影响。风味物质大多为非营养性物质，不参与体内代谢，但它们能增进食欲。因此风味也是构成果品质量的重要指标之一。

（二）果品风味的感知

味感是食物在人的口腔内引起的一种感觉。一般将味感分为甜、酸、苦、辣、咸 5 类。辣味是一种痛觉，涩味是口腔蛋白质受到刺激而凝固时，产生的一种收敛的感觉。至于鲜味、涩味、凉味、碱味等感觉，各国专家的观点并不统一。人的舌头上不同部位对味觉的敏感性不同（图 4-2）。一般来说，舌尖对甜味敏感，舌头两侧对咸味和酸味敏感，舌根对苦味敏感。

采用阈值来表示对某物质的敏感度。人能感受到该物质的最低浓度（mol/m^3、% 或 mg/kg）就是阈值。一种物质的阈值越小，敏感度越高。常见物质的阈值见表 4-3。

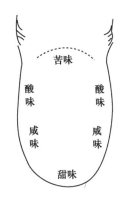

图 4-2　各种味感在舌头上的最敏感的部位

表 4-3　几种物质的味感的阈值（丁耐克，1996）

物质种类	味感种类	阈值 /%	
		26℃	0℃
蔗糖	甜	0.1	0.4
食盐	咸	0.05	0.25
柠檬酸	酸	2.5×10^{-3}	3.0×10^{-3}
硫酸奎宁	苦	1.0×10^{-4}	3.0×10^{-4}

味感阈值与温度有关。温度不同，同一物质的阈值也发生变化。味觉一般在 30℃ 以上比较敏锐，在低于 10℃ 或高于 50℃ 时，味觉变迟钝（图 4-3）。不同物质的味感受到温度影响的程度也不相同，盐酸的阈值受温度影响比较小，糖精的阈值受温度影响比较大。

味感与物质的浓度有关。合适的浓度使人愉悦，不合适的浓度使人不快（图 4-4）。甜味让人愉悦，苦味让人不舒服。酸味和咸味在低浓度时，会让人产生愉悦感，在高浓度时产生不愉悦感。

味感物质相互作用也影响味感。当某一物质的味感会因为另一种物质的存在而增强，这种现象就是味的相乘作用。例如，谷氨酸钠与 5'-肌苷酸共同作用，能够增强鲜味。

某一物质的味感会因为另一种物质的存在而减弱，这种现象就是味的消杀作用。例如，食盐与奎宁，如果将它们以适当比例混合时，任何一种物质的味感都比单独存在时减弱。

有时候两种物质相互影响会使味觉发生改变。例如，有一种神秘果，食用之后，再吃酸的

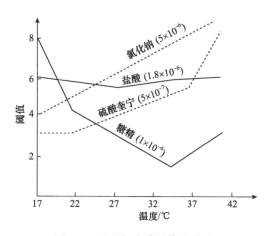

图 4-3　温度与味感阈值的关系

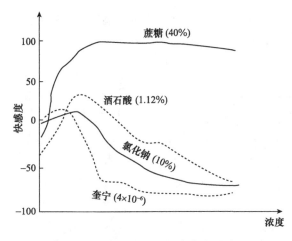

图 4-4　味感物质浓度与快感度的关系

食品，口感有甜味。这种作用就是阻碍作用（Lipatova and Campolattaro，2016）。

当长时间受到某种味感物质的刺激后，再吃相同的味感物质，会感到味感程度下降，这就是味感的疲劳作用。各种呈味物质之间、呈味物质与味感之间相互影响引起的心理作用是非常复杂的，很多机制至今仍不清楚。

二、果品的味感物质

下面分别介绍甜、酸、苦、咸等味感物质。

（一）甜味和甜味物质

甜味是人类最喜欢的基本味感。具有甜味的物质有天然甜味剂（糖和其衍生物）、非糖天然甜味剂及合成甜味剂等。

甜味的强度用甜度来表示。通常以在水中较稳定的非还原糖——蔗糖为基准物（以 5% 或 10% 的蔗糖水溶液在 20℃时的比甜度为 1.0），用以比较其他甜味剂在同温度同浓度下的甜度，就是比甜度。因为测定的主观因素很大，结果往往并不一致，在不同的文献中，差别很大。

1. 天然甜味剂　　自然界存在的天然甜味剂有糖、糖浆和糖醇等（表 4-4）。淀粉、纤维素等聚合度大的糖甚至没有甜度。

表 4-4　常见的天然甜味剂及其比甜度（丁耐克，1996）

甜味剂	比甜度	甜味剂	比甜度	甜味剂	比甜度
α-D-葡萄糖	0.40～0.79	蔗糖	1.0	木糖醇	0.9～1.4
β-D-呋喃果糖	1.0～1.75	β-D-麦芽糖	0.46～0.52	山梨醇	0.5～0.7
α-D-半乳糖	0.27	β-D-乳糖	0.48	甘露醇	0.68
α-D-甘露糖	0.59	棉子糖	0.23	麦芽糖醇	0.75～0.90
α-D-木糖	0.40～0.70	转化糖浆	0.8～1.3	半乳糖醇	0.58

单糖中，葡萄糖的甜味有凉爽感，适合食用和静脉注射；果糖吸湿性强，容易被消化，不需要胰岛素作用，可以直接在体内代谢，适合幼儿和病患者食用；木糖是不易被吸收，不产生热量的甜味剂，供糖尿病和高血压患者食用。

双糖中，蔗糖的甜味纯正，甜度高，是使用最广泛的甜味剂；麦芽糖营养价值高；乳糖有助于人体对钙的吸收，添加到烘烤食品中能形成诱人的金黄色。

目前，使用的糖醇类甜味剂有 D-木糖醇、D-山梨醇、D-甘露醇和麦芽糖醇 4 种（图 4-5）。它们在人体内吸收和代谢不受胰岛素影响，是糖尿病、心脏病和肝病患者的理想食品。木糖醇和麦芽糖醇不易受微生物利用和发酵，是良好的防龋齿的甜味剂，被广泛用于食品和调味剂中。

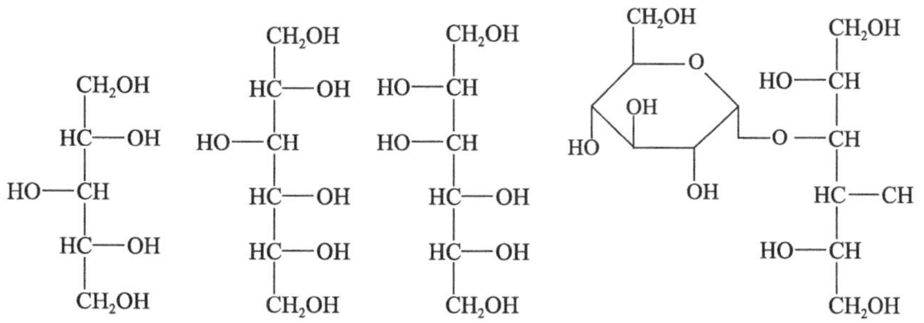

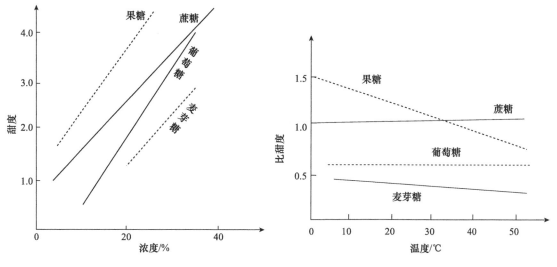

D-木糖醇　　D-山梨醇　　D-甘露醇　　麦芽糖醇

图 4-5　糖醇类化合物的结构式

影响甜度的外部因素　　糖的甜度随着浓度的增高而提高，但各种糖甜度提高的程度不同（图 4-6）。葡萄糖最为明显。葡萄糖和蔗糖浓度在小于 40% 时，蔗糖甜度大；当两者的浓度大于 40% 时，甜度差异不大。

温度与比甜度的关系见图 4-7。温度对蔗糖和葡萄糖的甜度影响很小，对果糖的甜度影响较大。

图 4-6　糖的浓度对甜度的影响　　　图 4-7　几种糖的甜度与温度的关系（丁耐克，1996）

将各种糖液混合使用时，甜度会提高，如蔗糖和果糖混合后，甜度增加。

将适当浓度（在阈值以下）的蔗糖与咸、酸、苦味物质混合后，往往有改善风味的效果。但当浓度较大时，其他味感物质对糖甜度的影响却没有一定规律。

2. 天然甜味剂的衍生物　　天然甜味剂的衍生物是指某些本来不甜的非糖天然物质经过加工而成的安全甜味剂。主要有氨基酸和二肽衍生物、二氢查耳酮衍生物、紫苏醇及其衍生物等。

1）氨基酸和二肽衍生物　　常见的氨基酸中的 D-甘氨酸、丙氨酸、丝氨酸、苏氨酸、脯氨酸、羟脯氨酸、谷氨酸具有甜味。一些氨基酸的衍生物也具有甜味，如 6-甲基-D-色氨酸（图 4-8），它的比甜度为 1000。

天冬酰胺的二肽衍生物系列中有许多具有甜味，其中的天冬酰胺苯丙氨酸甲酯（APM）可以作为食用甜味剂，其商品名为 Aspartame（图 4-9）。

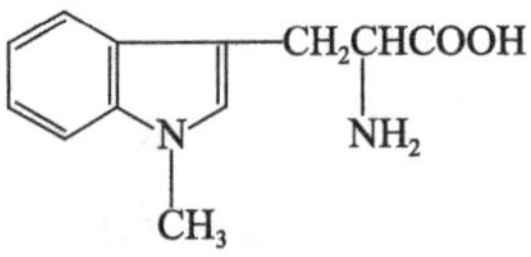

图 4-8   6-甲基-D-色氨酸的结构式

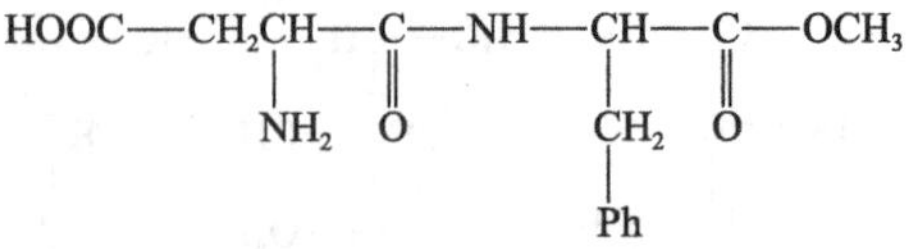

图 4-9   APM 的结构式

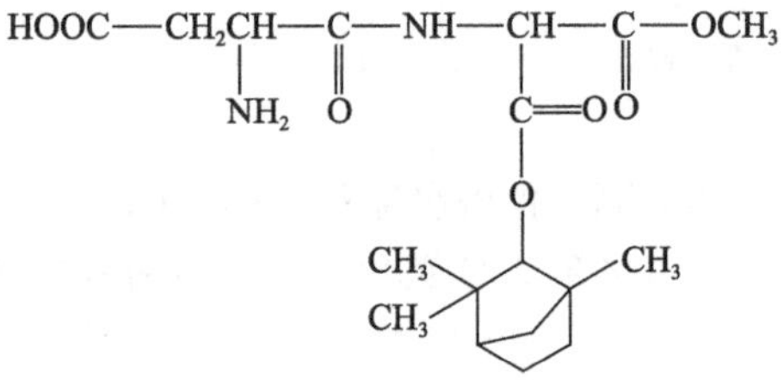

图 4-10   天冬酰胺氨基丙二酸蒎醇甲醇二酯的结构式

二肽衍生物具有甜味的共同特征是氨基酸是 L-氨基酸，肽链的 N 端必须是天冬氨酸，ω-COOH 和 α-NH$_2$ 为游离基。形成二肽的另一个氨基酸是中性氨基酸，而且 C 端必须酯化，且酯基越小，甜度越大。二肽衍生物的甜度随着分子质量的增大而降低。前些年发现的天冬酰胺氨基丙二酸蒎醇甲醇二酯是目前最甜的物质，比甜度是蔗糖的 2.7 万倍（图 4-10）。

2）二氢查尔酮衍生物   二氢查尔酮类糖苷用碱处理，然后再氢化获得二氢查尔酮类化合物衍生物（图 4-11）。这类化合物具有甜味。

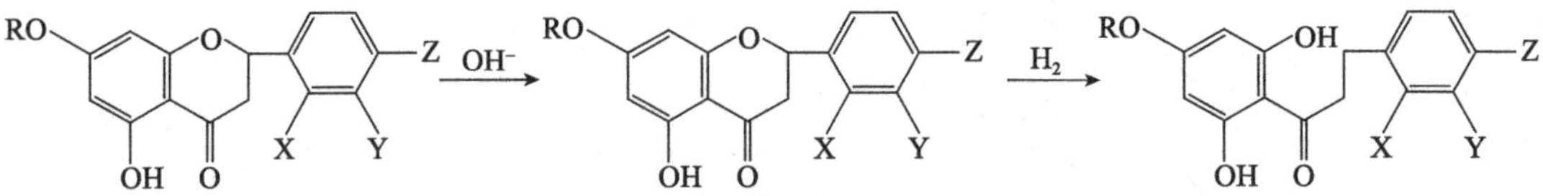

图 4-11   二氢查尔酮衍生物的合成

二氢查尔酮衍生物甜度强，有水果香，动物试验毒性小，是一类很有发展前途的甜味剂，尤其适合糖尿病患者。

3）紫苏醇及其衍生物   唇形科紫苏叶子中的紫苏醇，经过肟化后，可得到紫苏肟（图 4-12）。反式紫苏肟也叫紫苏甜素，比甜度为 2000，可以用于卷烟增甜，目前还没有用于食品。

此外，三氯蔗糖（图 4-13）的甜度是蔗糖的 600 倍，无毒、无臭、易溶。三氯蔗糖的风味接近蔗糖，不产生热量，有防龋齿作用，销售额每年有 100 亿。

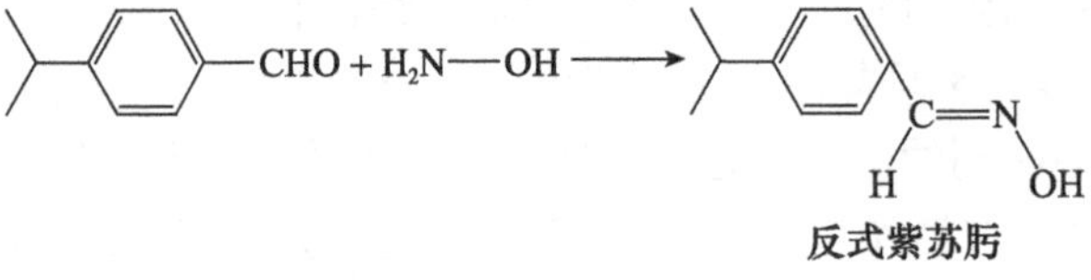

图 4-12   反式紫苏肟的合成

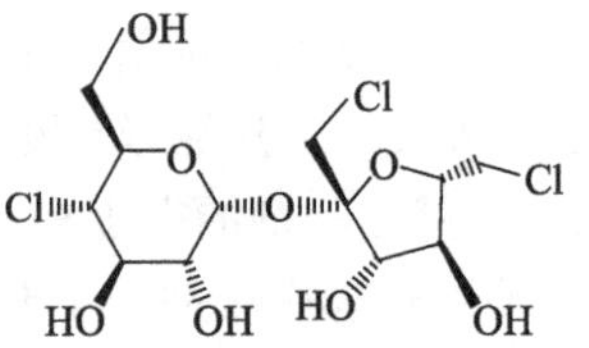

图 4-13   三氯蔗糖的结构式

3. 非糖天然甜味剂   一些植物中含有非糖结构的甜味物质，可以食用，如甘草苷、甜叶菊苷和甘茶素等。

甘草苷是甘草中的甜味成分。它是甘草酸与2个葡萄糖醛酸结合而成的化合物（图4-14），比甜度是100~300。它的甜味释放缓慢，保留时间长，常将它和蔗糖共同使用，可节省蔗糖。甘草苷可以用于乳制品、饮料、酱油、腌渍物等的调味。

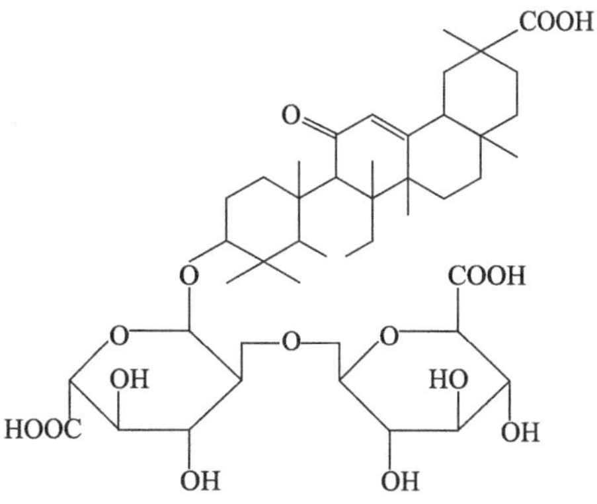

甜叶菊苷存在于甜叶菊的茎、叶，其结构中含有葡萄糖和甜叶菊醇（图4-15）。它的比甜度是200~300，是最甜的天然甜味剂之一。它对热、酸、碱都很稳定，溶解性好，在降低血压、治疗胃酸过多等方面具有疗效，适用于糖尿病患者食品级低能值食品。

图 4-14 甘草苷的结构式

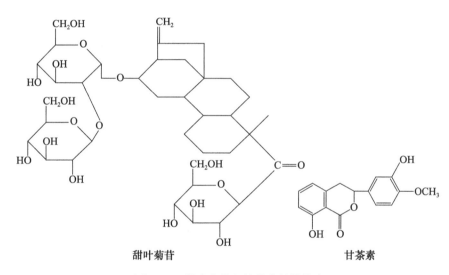

图 4-15 甜叶菊苷和甘茶素的结构式

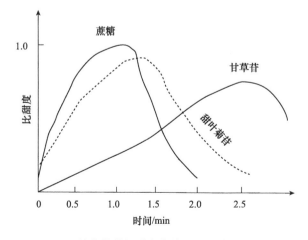

图 4-16 甘草苷等的甜度曲线（丁耐克，1996）

甘茶素又称甜茶素，是虎耳草科植物叶中的甜味成分（图4-15）。比甜度是400。它对热、酸都很稳定。因其结构具有酚羟基，所以具有微弱的防腐功能。在蔗糖溶液中添加1%的甘茶素，能使蔗糖甜度提高3倍。

以上这三种甜味剂的比甜度和时间关系曲线见图4-16。可以看出，蔗糖的甜味很快达到最高甜度，并迅速消失。甘草苷需要长时间才可以达到最高甜度。甜叶菊苷和蔗糖比较类似，是目前已知的具有应用前景的非糖天然甜味剂。

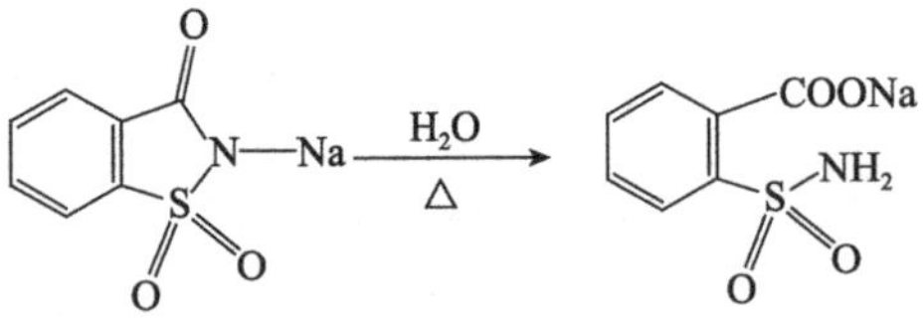

图 4-17　糖精的水解

4. 合成甜味剂　邻苯甲酰磺酰亚胺钠盐是目前使用最多的合成甜味剂，俗称糖精。糖精在水中解离出的负离子具有甜味，比甜度为 300～500，后味微苦。糖精对热不稳定，容易分解成邻磺酰胺苯甲酸（图 4-17）。糖精被食用后，从粪、尿中原状排出，不会被人体吸收，没有热量，无营养价值。多数学者认为其不参与代谢。但有报道若高剂量喂养动物，动物会产生膀胱癌，但正常用量范围内未见异常（Garland and Cohen，1995）。我国允许糖精用于除了婴儿食品以外的其他食品中。

环己胺磺酸钠盐是另一种合成的甜味剂，有人称之为新糖精（图 4-18）。比甜度为 30，与糖精混用可以减轻回味的苦感，改善糖精的品质。它在体内有 0.1%～38% 被代谢成环己胺，我国禁止使用。

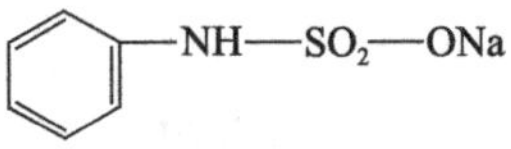

此外，美国的希尔公司（Searle）开发出阿斯巴甜（2 个氨基酸的链接）（图 4-19）。其甜度是蔗糖的 200 倍，热量极低。法国开发出的胍乙酸，其甜度是蔗糖的 22 万倍，但未被批准食用（图 4-20）。

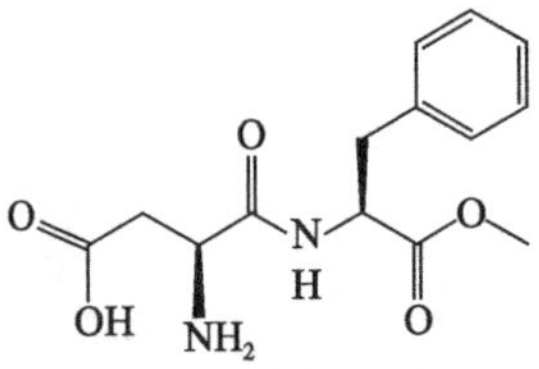

图 4-18　环己胺磺酸钠盐的分子结构

图 4-19　阿斯巴甜的结构式

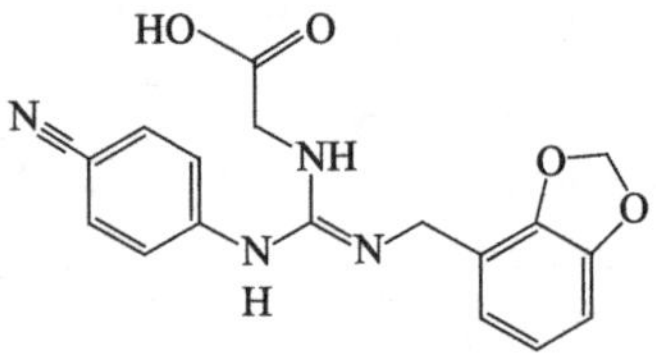

图 4-20　胍乙酸的结构式

对乙氧基苯脲和环氨酸钠也很甜，但对乙氧基苯脲有毒性，在日本已引起多起死亡事故。有实验结果称环氨酸钠可以致癌，20 世纪 60 年代后已被禁止使用（Kakizoe et al.，1985）。

（二）苦味和苦味物质

多数天然的苦味物质含有毒性，苦味是动物天然排毒的反应。苦味令人难受，而当它与甜、酸或其他味感调配得当，则能改进食品风味。来源植物的苦味物质有生物碱、萜类、糖苷类、氨基酸和肽类。此外，一些含氮的有机物，如苦味酸、甲酰苯胺、甲酰胺、苯基脲、尿素等也具有苦味。

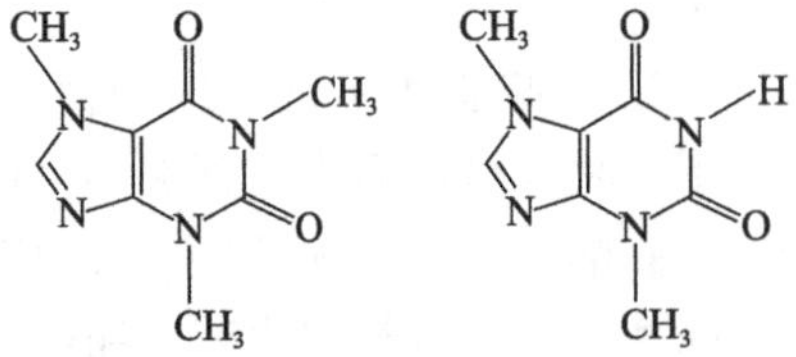

1. 生物碱和萜类　生物碱分子含有氮，几乎都具有苦味，如咖啡碱、可可碱等（图 4-21）。此外，奎宁常用作苦味基准物。黄连是季铵盐，解离后能与金属离子螯合，成为有名的苦味剂。

萜类化合物种类众多，一般含有内酯、内缩醛、内氢键、糖苷羟基等，具有苦味，如柠檬苦素（图 4-22）。

柑橘类果品中含有黄酮、黄烷酮和二氢黄酮等

咖啡碱　　　　可可碱

图 4-21　咖啡碱和可可碱的结构式

（图4-23）。其中，黄烷酮大多具有苦味，黄酮无苦味，二氢黄酮很甜。

在柑橘类果汁的加工过程中，有时苦味成分会影响消费者的感受。在葡萄柚、脐橙中，主要的苦味物质是柠碱。它是三萜内酯化合物。完整的水果中没有柠碱的存在，仅有无苦味的柠碱衍生物。在榨汁后，酸性条件有利于柠檬衍生物发生脱水，闭合形成D环，生成柠碱，造成苦味出现（图4-24）。如果采用柠酸脱氢酶将这个D环打开，就会氧化出无苦味的17-脱氢柠酸A环内酯。因此，这种方法可用于橙汁脱苦。

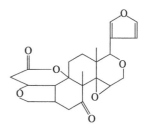

图4-22　柠檬苦素的结构式

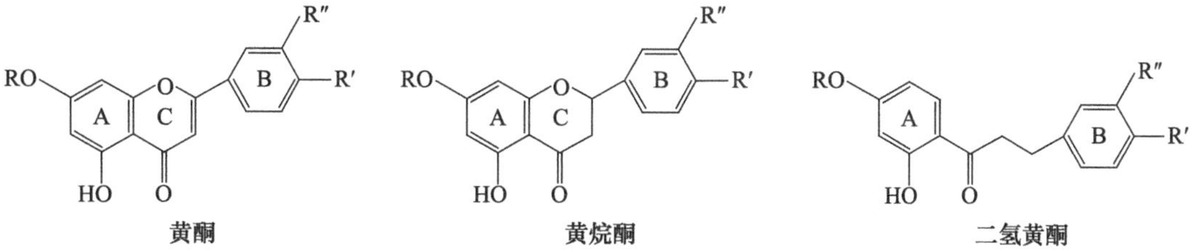

图4-23　黄酮、黄烷酮及二氢黄酮的结构式

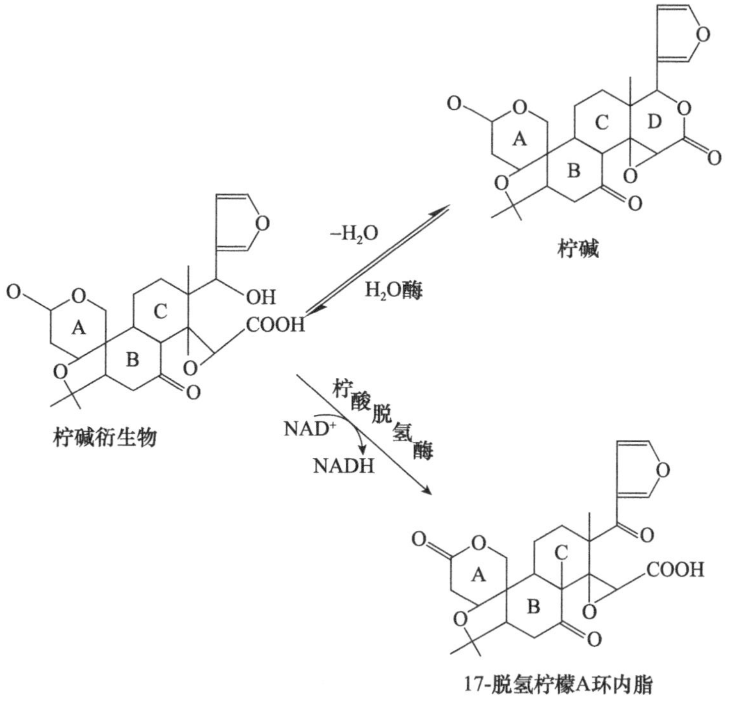

图4-24　柠碱的生成及橙汁脱苦

柑橘类水果还含有黄烷酮糖苷类化合物，如柚皮苷（图4-25）。柚皮苷的苦味与黄烷酮连接的双糖有关。柚皮苷中的糖体是芸香糖，它由鼠李糖和葡萄糖通过1,2-糖苷键结合而成。柚苷酶可以水解这种双糖，让它变成无苦味的黄烷酮葡萄糖苷和鼠李糖。这种柚苷酶可以从柑橘

果胶中分离，也可以由黑曲霉产生后分离。

2. 糖苷类　糖苷可分为含氰苷［如苦杏仁苷（图4-26）］、含芥子油苷、含脂醇苷、含酚苷等，大都有苦味。

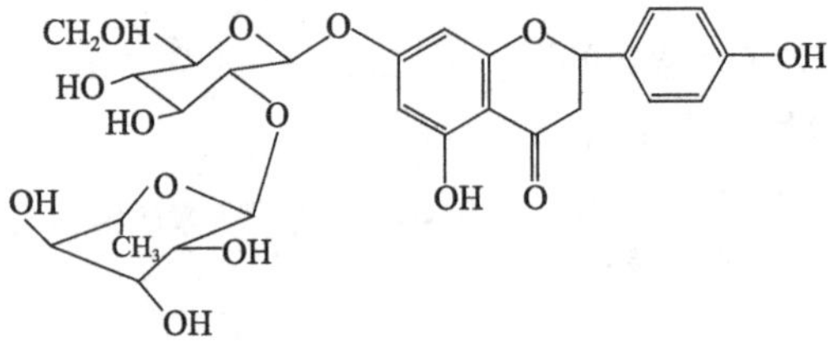

图 4-25　柚皮苷的结构式 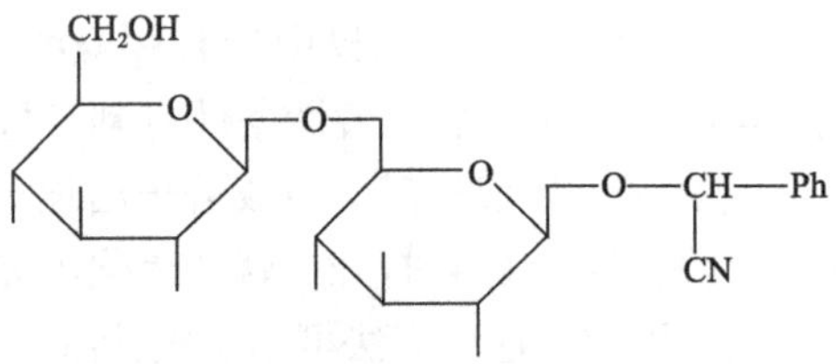　　　　　　　　　图 4-26　苦杏仁苷的结构式

3. 氨基酸和肽类　氨基酸的味感很丰富。除了小环亚胺氨基酸外，D-型氨基酸大多以甜味为主。L-型氨基酸中，当 R 基的碳数≤3，并带有中性亲水基团（OH、$CONH_2$、COOR′）时，一般以甜味为主。当 R 基较大（>3），并带有碱基（NH_2、脒基）时，通常以苦味为主。氨基酸 R 基的结构特点和味感见表4-5。

表 4-5　氨基酸 R 基的结构特点和味感

类别	氨基酸	结构特点	味感
I	Glu、Asp、Gln、Asn	酸性侧链	酸鲜
II	Thr、Ser、Ala、Gly、Met-（Cys）	短小侧链	甜鲜
III	Hpr、Pro	吡咯侧链	甜略苦
IV	Val、Leu、Ile、Phe、Tyr、Trp	长、大侧链	苦
V	His、Lys、Arg	碱性侧链	苦略甜

蛋白质在酶的作用下可发生分解，产生苦味肽，苦味肽的苦味能够被人的味蕾感知。苦味肽中的疏水性氨基酸则是引起蛋白质产生苦味的主要因素。疏水性氨基酸暴露的越多，产生的苦味越大。此外，多肽链的长度、多肽链的疏水度、氨基酸的序列和氨基酸的组成也会对蛋白水解物的苦味产生较大的影响（郭兴峰等，2017）。

4. 盐类　一些盐类也有苦味。盐类的苦味与它的正负离子半径总和有关（表4-6）。随着两离子半径之和的增加，咸味减小，苦味增强。例如，半径之和小于 0.658nm 的 LiCl、NaCl、KCl 有纯正的咸味；半径之和为 0.658nm 的 KBr 又咸又苦；半径之和大于 0.658nm 的 CsCl、RbBr、KI 等呈苦味。

表 4-6　一些盐的总离子半径和味感（丁耐克，1996）

盐	总离子半径/nm	苦味	咸味	盐	总离子半径/nm	苦味	咸味	盐	总离子半径/nm	苦味	咸味
LiCl	0.498		+	KCl	0.628		+	CsCl	0.696	+	
LiBr	0.528		+	NaI	0.634		+	KI	0.706	+	
NaCl	0.556		+	RbCl	0.656		+	CsBr	0.726	+	
LiI	0.576		+	KBr	0.658	+	+	RdI	0.734	+	
NaBr	0.586		+	RbBr	0.686	+		CsI	0.774	+	

（三）酸味物质

适当的酸味能给人爽快的感觉，并促进食欲。常见的酸味物质有食醋、柠檬酸、苹果酸、酒石酸、乳酸、抗坏血酸、磷酸等。各类果品中的有机酸味见表4-7。

表4-7　果品中的有机酸

果品名称	有机酸的种类
苹果	苹果酸、奎宁酸、草酸、柠檬酸、丙酮酸、富马酸、乳酸和琥珀酸
杏	苹果酸、柠檬酸
香蕉	苹果酸、柠檬酸、酒石酸和微量的乙酸和甲酸
蓝莓	柠檬酸、苹果酸、乙醇酸、琥珀酸、葡萄糖醛酸、半乳糖醛酸、莽草酸、奎宁酸、谷氨酸和天冬氨酸
樱桃	苹果酸、柠檬酸、酒石酸、琥珀酸、奎宁酸、莽草酸和乙醇酸
无花果	柠檬酸、苹果酸和乙酸
柚子	柠檬酸、酒石酸、苹果酸和草酸
葡萄	苹果酸和酒石酸（3∶2），柠檬酸和草酸
猕猴桃	柠檬酸
金橘	柠檬酸
柠檬	柠檬酸、苹果酸、酒石酸和草酸（不含异柠檬酸）
酸橙	柠檬酸、苹果酸、酒石酸和草酸
油桃	苹果酸
橙子	柠檬酸、苹果酸和草酸
桃	苹果酸、柠檬酸
梨	苹果酸、柠檬酸、酒石酸和草酸
菠萝	柠檬酸、苹果酸
李	苹果酸、酒石酸和草酸
草莓	柠檬酸、苹果酸、莽草酸、琥珀酸、乙醇酸和天冬氨酸
杨梅	柠檬酸、苹果酸和异柠檬酸

食醋含有3%～5%的乙酸，还含有少量的有机酸、氨基酸、糖、醇、酯等。食醋的酸味温和，可以调味、防腐、去腥臭等。工业生产的乙酸为无色的刺激性液体，能和水任意比混合，用于调配合成醋，但没有食醋风味。

柠檬酸是有机酸，为无色结晶，溶于水及乙醇，它的酸味爽快可口，用于清凉饮料、水果罐头、糖果等。

苹果酸为无色结晶，易溶于水。酸味爽口，略带刺激性，稍有苦涩感。可以用于果冻。

酒石酸酸味强，多与其他酸合用，不适合配制饮料。

乳酸多是人工合成的，比柠檬酸的酸味强，可以用于清凉饮料、合成酒、合成醋等。用于制作泡菜能够调味，防止杂菌污染。

抗坏血酸为白色结晶，易溶于水，有爽快的酸味，可以防止氧化和褐变。

葡萄糖醛酸为无色液体，易溶于水。干燥时脱水生成γ-或δ-葡萄糖内酯，反应可逆。在制作豆腐时，可以加入葡萄糖内酯，遇热就生成葡萄糖醛酸，使大豆蛋白凝固。葡萄糖醛酸可以用于配制清凉饮料、食醋等。

磷酸的酸味爽快温和，用于清凉饮料，但用量不能太多，否则影响人体对钙的吸收。

（四）咸味及涩味物质

1. 咸味物质　咸味是中性盐的味感。氯化钠的稀水溶液有甜味，较浓时是纯咸味。食品中的咸味剂基本用氯化钠。葡萄糖酸钠及苹果酸钠等几种有机酸钠盐可以用作无机酱油和肾病患者的食品原料。

粗盐中含有微量杂质 KCl、$MgCl_2$ 等，带有苦味，精制去除后，苦味下降。

2. 涩味物质　涩味的表现是口腔组织引起粗糙褶皱的收敛感觉和干燥感觉。它的本质是涩味物质与黏膜上或唾液中的蛋白质生成了沉淀或聚合物而引起的。引起涩味的物质多是单宁等多酚类物质。单宁可以和蛋白质发生疏水结合，与蛋白质发生交联反应，形成涩感。此外，某些金属、明矾、醛类也会产生涩感。

未成熟的柿子具有明显的涩味。涩味主要成分是以原花色素为基本结构的糖苷，是多酚化合物。未成熟柿子的细胞膜破裂，单宁从细胞渗出，并溶于水，呈现涩味。在柿子成熟过程中，多酚化合物在酶的催化下，氧化并聚合成不溶性物质，涩味消失。

常用的柿子脱涩法有：水浸法、酒浸法、干燥法、二氧化碳法和乙烯法。水浸法是在40℃的温水中将柿子浸泡 10～15h；酒浸法是用 40% 乙醇喷洒柿子表面，然后密闭 5～10d；干燥法是柿子剥皮后在空气中自然干燥，制成柿饼；二氧化碳法是将柿子放入含有 50% 二氧化碳的容器内数天；乙烯法是在密封容器内通入乙烯，放置数天。这些处理导致可溶性的多酚类反应生成不溶性物质。

香蕉的涩味成分主要是原花色素，香蕉成熟或催熟后，涩味减弱。橄榄果实的涩味物质主要是橄榄苦苷，用稀酸或稀碱加热，会脱涩。

三、果品中的嗅感物质

果品的风味物质中能够引起嗅感的物质就是嗅感物质。果品自然产生的嗅感物质是天然嗅感物质。果品在酶促反应产生天然嗅感物质的过程中，由氨基酸、脂肪酸、羟基酸和单糖等作为合成嗅感物质的前体。果品经过加热处理也可以产生嗅感物质。

合成嗅感物质的基本途径大体上可以分为两类：在酶的催化下合成和非酶化学反应。在酶的催化下合成是水果在生长、成熟和贮存过程中产生的嗅感物质。例如，苹果、梨、香蕉等的香气成分。非酶化学反应是果品在加工过程中在各种物理、化学因素的作用下所生成的嗅感物质，如咖啡、花生、杏仁在烘炒、烘烤过程中产生的香气。

（一）天然嗅感物质

1. 常见果品的嗅感物质　不同果品的香气成分不同，下面介绍几种常见果品的嗅感物质（香气成分）。

1）苹果　目前发现的苹果香气成分有 250 种以上，其中以醇类、脂类、醛类为主要成分。例如，日本红玉苹果的香气以丁醇、3-甲基丁醇、己醇等醇类为主；有的苹果的香气以丁酸乙酯、乙酸丁酯、2-甲基丁酸乙酯、乙酸-3-甲基丁酯等酯类为主。不同苹果的香气成分有差别。这与引起嗅感的物质的种类和各组分的含量比例不同有关。

2）葡萄　　　目前发现的葡萄香气成分有 280 种以上，不同品种的香气差别很大。Concord 葡萄主要香气成分是邻苯基苯甲酸甲酯、2-甲基-3-丁烯-2 醇、巴豆酸乙酯（2-丁烯酸乙酯）。Muscat 品种的香气主要是樟醇和香叶醇等萜烯类衍生物。

3）草莓　　　已知草莓香气物质有 300 种以上，主要是酯类，如草莓醛、2-甲基丁酸乙酯、己酸乙酯等。此外，还含有醇类（3-顺-己烯醇、芳樟醇）和羰化物（如乙缩醛）等。草莓独特的甜味可能是由 2,5-二甲基-4-羟基-3-二氢呋喃酮所产生的（图 4-27）。

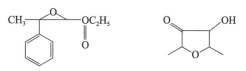

草莓醛　　　2, 5-二甲基-4-羟基-3-二氢呋喃酮

图 4-27　草莓香气成分的结构式

4）菠萝　　　菠萝的香气物质有 120 种以上，主要是酯类，特别是己酸甲酯和己酸乙酯。此外，香气还含有 3-（或 4-）辛烯酸甲酯、3-羟基己酸甲酯、5-乙酰基己酸甲酯等不饱和酯类，以及 3-甲硫基丙酸甲（或乙）酯和 2,5-二甲基-4-羟基-3-二氢呋喃酮。

5）香蕉　　　香蕉的香气成分有 230 种以上，多为酯类、醇类和羰化物。产生香蕉特有的果香的特征化合物主要是含 $C_4 \sim C_6$ 醇的低沸点酯类，如乙酸异戊酯、乙（或丙或丁）酸戊醇。此外，还有丁子香酚、丁子香酚甲醚、榄香素、黄樟素等成分（图 4-28）。

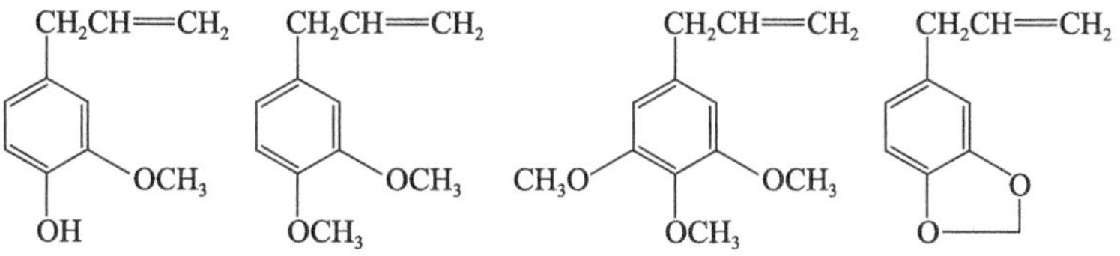

丁子香酚　　　丁子香酚甲醚　　　榄香素　　　黄樟素

图 4-28　香蕉香气成分的结构式

6）桃　　　桃的香气成分有 70 多种，特别是 γ-癸内酯含量很多（图 4-29）。δ-十一内酯又叫桃醛，有椰子香气。此外，还有 β-紫罗兰酮、乙酸己酯、乙酸-（2 反）-己烯酯、苯甲醛、己醇、苯甲醇等。

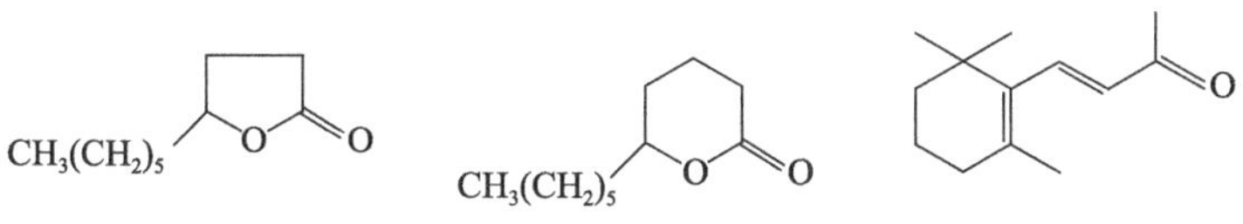

γ-癸内酯　　　δ-十一内酯　　　β-紫罗兰酮

图 4-29　桃香气成分的结构式

7）西瓜和甜瓜　　　西瓜的香气成分以 C6 的醇类和醛类为特征，特别是（3 顺，6 顺）-壬二烯醇、（3 顺）-壬烯醇使西瓜具有独特的清香气味。

甜瓜的香气成分有 80 种以上，主要组成有（3 顺）-壬烯醇、（6 顺）-壬烯醇、（3 顺，6 顺）-壬二烯醇、（6 顺）-壬烯醛等，此外，还有苯甲醛、β-紫罗兰酮、乙酸丁酯、乙酸-2-甲基丁酯、丁酸丁酯等。其中的（6 顺）-壬烯醛、（6 顺）-壬烯醇、（3 顺，6 顺）-壬二烯醇都是甜瓜的特征香气组分。

8）椰子　　椰子的特征香气成分是 γ-壬内酯、γ-辛内酯和 δ-十一内酯。

9）番茄　　番茄的香气成分有 80 种以上，包括羰化物、醇类、酯类等，以及硫化物、氮化物、萜类、酸类、酚类化合物等。番茄的特征香气成分是 3顺-己烯醇、2反-己烯醛和 3顺-己烯醛，辅助成分有 2,6-二甲基-2,6-十一碳二烯-10-酮、2,6,10-三甲基-2,6,10-十五碳三烯-14-酮、2-异丁基噻唑，以及己醛、2,4-癸二烯醛、2-嫁接-2-庚烯-6-酮、香叶醛等（图 4-30）。

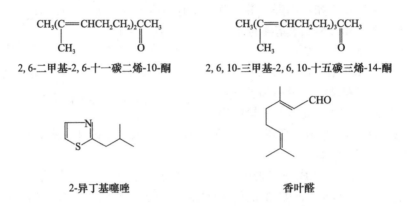

CH₃(C=CHCH₂CH₂)₂CCH₃
　　 CH₃　　　　　　 O
2, 6-二甲基-2, 6-十一碳二烯-10-酮

CH₃(C=CHCH₂CH₂)₃CCH₃
　　 CH₃　　　　　　 O
2, 6, 10-三甲基-2, 6, 10-十五碳三烯-14-酮

2-异丁基噻唑　　　　　　　　　　香叶醛

图 4-30　番茄一些香气成分的结构式

番茄在烹调后，会产生 2-甲硫基乙（丙）醇及丁子香酚等化合物。番茄在果实成熟过程中，甲硫氨酸的含量逐渐减少，说明这些氨基酸是番茄香气成分的前体物质。

10）杏仁　　在焙烧甜杏仁的挥发性成分中，大约有 85 种化合物。它的香气成分是烷基吡嗪类、环戊基吡嗪类、呋喃类、吡咯类、羰化物等，其中 2,5-二甲基-4-羟基-3-二氢呋喃酮有强烈的焙烧香气，5-甲基-4-羟基-2-甲氧基-3-二氢呋喃酮具有较弱的焦香（图 4-31）。

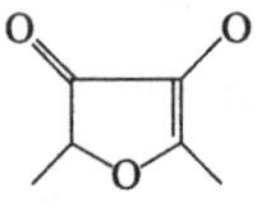

2, 5-二甲基-4-羟基-3-二氢呋喃酮 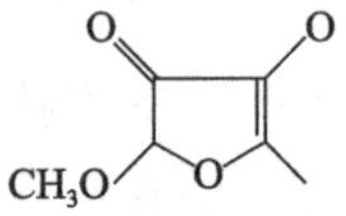　　　5-甲基-4-羟基-2-甲氧基-3-二氢呋喃酮

图 4-31　杏仁香气成分的结构式

2. 柑橘类水果的嗅感物质　　柑橘类水果的品种很多，有甜橙、夏柑、蜜橘、柚子、柠檬等。它们的果肉和果皮中的嗅感成分相差很大。

1）果肉中的嗅感物质　　柑橘果肉的汁囊由一个个内表皮的表皮细胞组成。这些表皮细胞的细胞质中含有蛋白质、脂肪、类胡萝卜素、类柠檬苦素、酶及其他物质。液泡中含有糖类、有机酸、各种氨基酸、盐类等物质。

成熟的柑橘果肉中，嗅感物质的含量占全果重的 0.001%～0.005%，与果皮相比，萜烯类含量较少，脂类、醇类、醛类含量较多，并随着果实的成熟度成比例增加。香气主要成分包括丁酸、异丁酸、己酸、2-甲基丁酸。脂类有乙酯和甲酯，醛类有乙醛和芳樟醇（图 4-32）。芳樟醇含量过多，香气感并不好。果肉汁中的嗅感成分也被叫作果汁油或果汁香精，通常可以通

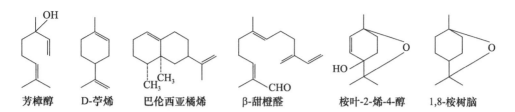

芳樟醇　　D-苧烯　　巴伦西亚橘烯　　β-甜橙醛　　桉叶-2-烯-4-醇　　1,8-桉树脑

图 4-32　引起嗅感的化合物结构式（一）

过连续式浓缩装置分离回收。

果汁在贮放过程中会产生像黄油样的不良嗅感，这种嗅感的主要成分是丁二酮和糖醛。丁二酮和糖醛的产生是因为果汁中的酶引起了变质反应，使果汁中的醛类和酮类增加的缘故。

2）果皮油中的嗅感物质　果皮油占全果重的 0.2%～0.5%。其中，90% 以上是萜烯类化合物。大部分是 D-苧烯（图 4-32），但它对香气的作用不大。形成香气的主要是醇、醛、酮、酯和有机酸等。下面介绍各类柑橘果皮油的风味成分。

（1）甜橙。其果皮油的特征香气成分主要有巴伦西亚橘烯、β-甜橙醛（图 4-32）、2,4-癸二烯醛、20-羟基丁醛的缩合物、桉叶-2-烯-4-醇（图 4-32）、乙酸酯、甲酸酯、丁酸酯等。构成香气主体的含氧化合物中，随着果实成熟芳樟醇减少而醛类和酯类增加。

全果榨汁获得的果汁中，嗅感成分也叫精油。精油的香气组成介于果皮油和果汁油之间，烃的含量少而含氧化合物较多。特征香气包括，(2E)-戊烯醛、乙醛、2-己（辛）烯醛等，C_2～C_6 单羧酸乙酯、3-羟基己酸乙酯或甲酯等脂类及乙基乙烯基甲酮等。其中令人产生好感的香气有乙醛、辛醛和丁酸乙酯，令人不快的是 (2E)-己烯醛。

（2）夏柑。其果皮油的特征香气成分主要有 1,8-桉树脑（图 4-32）、紫苏醛、香芹酮、乙酸癸酯、乙酸-1,8-仲薄荷二烯-3-醇酯、δ-杜松烯、α-芹子烯、香树烯等（图 4-33）。此外，果皮、果肉中还含有苯甲酸、甲酸、乙酸、丁酸、异丁酸等，其中丁酸在果汁浓缩过程中会产生异臭。

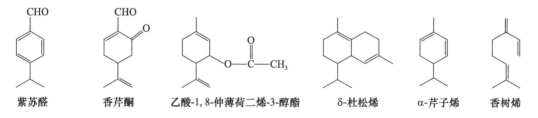

紫苏醛　　香芹酮　　乙酸-1,8-仲薄荷二烯-3-醇酯　　δ-杜松烯　　α-芹子烯　　香树烯

图 4-33　引起嗅感的化合物结构式（二）

（3）温州柑。其果皮油的特征香气成分主要有乙酸-1,8-仲薄荷二烯-9-醇酯和乙酸-1-仲薄荷烯-9-醇酯（图 4-34）。果皮中含有 α-生育酚和 γ-生育酚。果汁加热后产生的嗅感物质主要是氨基酸产生的二甲基硫醚及羰化物等。羰化物中含有乙醛、异丁醛和糠醛。

（4）红橘。其果皮油的特征香气成分主要有麝香草酚（图 4-34）、麝香草酚甲醚、苯甲醇、长叶烯（图 4-34）、芹子烯、薄荷二烯酮（图 4-34）及 N-甲基邻氨基苯甲酸甲酯等。

（5）柚子。其果皮油的特征香气成分主要有桔茗醇（图 4-35）、麝香草酚、甲酸香叶酯（图 4-35）、桔茗醛（图 4-34）、紫苏醛等。葡萄柚的特征香气成分是诺卡酮（图 4-35），它是

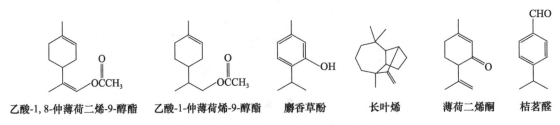

乙酸-1,8-仲薄荷二烯-9-醇酯   乙酸-1-仲薄荷烯-9-醇酯   麝香草酚   长叶烯   薄荷二烯酮   桔茗醛

图 4-34   引起嗅感的化合物结构式（三）

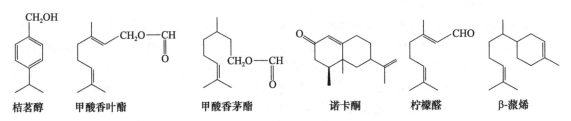

桔茗醇   甲酸香叶酯   甲酸香茅酯   诺卡酮   柠檬醛   β-蒎烯

图 4-35   引起嗅感的化合物结构式（四）

以巴伦西亚桔烯通过生化反应合成的。

（6）柠檬。其果皮油的特征香气成分主要有柠檬醛（图 4-35），并含有许多 β-蒎烯等萜烯类化合物（图 4-35）。β-甜没药烯、石竹烯、α-香柠檬烯（图 4-36）是柠檬的特征香气成分。此外，还有一些醇类、羰化物和酯类。醇类以橙花醇（图 4-36）含量较多，羰化物中壬醛含量最多。酯类含量较多的是乙酸芳樟酯和乙酸香叶酯（图 4-36）。柠檬汁变质时形成的恶臭，是因为柠檬醛变成了仲百里香烯（图 4-37）。

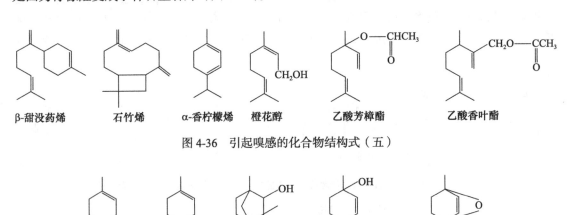

β-甜没药烯   石竹烯   α-香柠檬烯   橙花醇   乙酸芳樟酯   乙酸香叶酯

图 4-36   引起嗅感的化合物结构式（五）

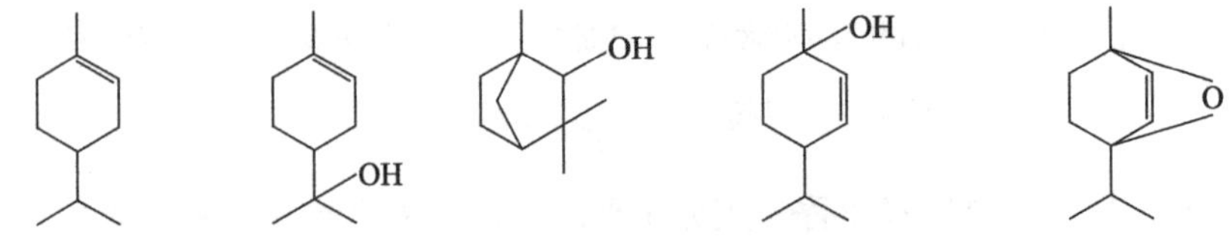

仲百里香烯   仲百里香烯-β-醇   莰醇   顺式-2-薄荷烯-1-醇   1,4-桉树脑

图 4-37   引起嗅感的化合物结构式（六）

（7）酸橙（白柠檬）。其果皮油的香气成分与柠檬的很类似，只是柠檬醛和酯类含量较少。它的特征香气成分有仲百里香烯-β-醇、莰醇（小茴香醇）、顺式-2-薄荷烯-1-醇、1,4-桉树脑（图 4-37）、1,8-桉树脑、三甲苄基甲基醚和麝香草酚。

3. 水果的成熟与香气　　水果的香气一般都是在成熟过程中逐渐形成的。例如，未成熟的葡萄（2反）-己烯醛、己醛较多，没有芳樟醇。随着葡萄的成熟，（2反）-己烯醛、己醛逐渐减少，芳樟醇含量逐步增加。

苹果、香蕉和梨在成熟过程中香气增加。香蕉在成熟过程中，果皮从绿色变成黄色，乙酸异戊酯和乙（丙、丁）酸戊酯的含量也逐步增加。有人对香蕉香气的化合物进行了研究，发现当果皮绿色时，C_9-醛类含量比较多，随着果皮变黄，C_6-醛类含量增加（图 4-38）。一般来说，自然成熟的水果比人工催熟的风味要好。例如，自然成熟的桃内酯类（δ-癸内酯）和苯甲醛的含量比人工催熟的高 3~5 倍。

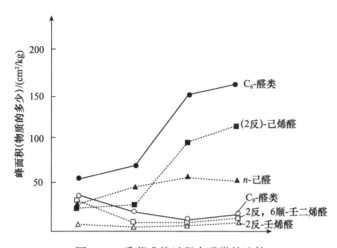

图 4-38　香蕉成熟过程中醛类的比较

水果在成熟或催熟过程中形成的香气物质，主要是通过酶促反应合成的。例如，水果香气中大多含有 C_6 和 C_9 的醛类和醇类（表 4-8）。这些化合物是以亚油酸和亚麻酸为前提合成的。

表 4-8　一些水果香气中的 C_6 和 C_9 醛类、醇类化合物

化合物	苹果	葡萄	草莓	菠萝	香蕉	桃	甜瓜	西瓜
己醛	+	+	+	+	+	+		+
（2反）-己烯醛	+	+	+		+	+		+
3顺-己烯醛	+	+	+		+	+		
己醇	+	+	+		+	+	+	
2反-己烯醇	+	+	+		+	+		
3顺-己烯醇	+	+	+		+	+	+	
2反-壬烯醛					+	+	+	+
3顺-壬烯醛								
3顺，6顺-壬二烯醛								
2反，6顺-壬二烯醛					+		+	+

续表

化合物	苹果	葡萄	草莓	菠萝	香蕉	桃	甜瓜	西瓜
2反-己烯醇					+		+	+
3顺-己烯醇							+	+
3顺，6顺-壬二烯醇							+	+
2反，6顺-壬二烯醇							+	+

注："+"表示有，空白表示无。

　　水果香气中的带支链的脂肪族酯类、醇类和酸类化合物，是以氨基酸为前体合成的。例如，香蕉中的异戊醇和异戊酸及两种形式的酯类，是从 L-亮氨酸生成的。2-甲基丁醇、2-甲基丁酸及两者形成的酯类，是从 L-异亮氨酸生成的；异丁醇、异丁酸及两者形成的酯类是从 L-缬氨酸生成的。香蕉中的榄香素及其前体 5-甲基丁子香酚，葡萄和草莓中存在的桂皮酸酯，均是以芳香族氨基酸为前体合成的。

　　水果经过贮藏后，香气会减弱或消失。后熟的苹果比其他水果耐贮藏，将苹果在 3℃、6℃、10℃、15℃下贮藏时，苹果香气生成量随着温度增高而大量增加，在 2 个月左右达到最大值，然后逐渐减少。在各个温度下贮藏 2 周后，于 15℃催熟，或在 3℃贮藏慢慢后熟的苹果，香气生成量最大。

4. 嗅感物质的合成途径　　果品中引起嗅感的成分种类繁多，它们形成的途径非常复杂。许多反应的途径及机制至今仍不清楚。下面从合成前体角度介绍果品中嗅感物质的合成途径。

　　1）以氨基酸为前体　　各类水果的嗅感成分中，有低碳数的醇、醛、酸、酯等化合物。合成它们的前体可以来自氨基酸。合成过程一般如图 4-39 所示。

　　（1）支链氨基酸。香蕉、苹果、猕猴桃等水果成熟后香气成分增加。例如，香蕉的香气成分有乙酸异戊酯等酯类，苹果的香气成分有异戊酸乙酯。它们是利用支链氨基酸中的 L-亮氨酸为前体合成的。合成途径见图 4-40。

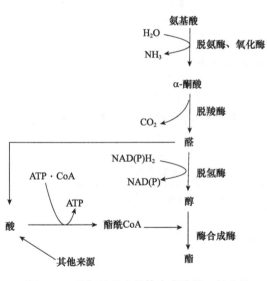

图 4-39　以氨基酸为前体合成酯的一般途径

　　（2）芳香族氨基酸。很多水果中嗅感成分有酚类、醚类化合物。例如，香蕉内的榄香素和 5-甲基丁香酚，葡萄和草莓中的桂皮酸酯等。它们的前体是芳香族氨基酸，如苯丙氨酸、酪氨酸，合成途径见图 4-41。因为芳香族氨基酸在植物体内由莽草酸生成，所以将这个生物合成过程称为莽草酸途径。莽草酸途径可以生成与精油有关的香气成分。

　　此外，蔬菜中的葱、蒜、韭菜的特征嗅感成分是硫化物。这些硫化物是利用半胱氨酸为前体合成的。

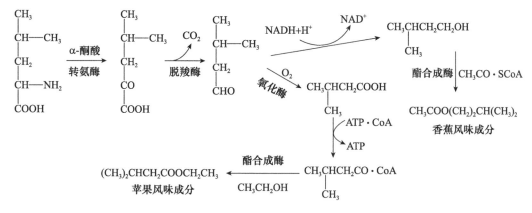

图 4-40 亮氨酸生产异戊酸酯和异戊醇酯的途径

2）以脂肪酸为前体　　水果和瓜类的嗅感成分有 C_6 和 C_9 的醇、醛类，以及由 C_6、C_9 的脂肪酸所形成的脂类。这些香气物质是利用脂肪酸为前体合成的。合成途径见图 4-42。

（1）由脂肪氧合酶催化产生的嗅感物质。由脂肪酸经酶促反应生成的嗅感物质具有独特的芳香。反应底物可以是亚油酸和亚麻酸。

己醛是苹果、葡萄、草莓、菠萝、香蕉和桃的嗅感成分。2 反-壬烯醛（醇）和 3 顺-壬烯醇是香瓜和甜瓜等的特征香味物质。亚油酸生成这些嗅感物质的一般途径如图 4-43 所示。脂肪酸分子断裂后还生成了羰基酸，但羰基酸并不影响嗅感。

番茄、黄瓜中含有的嗅感分子有 C_6 和 C_9 的饱和及不饱和醛、醇。它们除了利用亚油酸为前体来合成外，也可以利用亚麻酸来合成，具体途径见图 4-44。（3Z）-己烯醇和（2E）-己烯醛是番茄的特征香气物质，而（2E, 6Z）-壬二烯醛（醇）是黄瓜的特征香气成分。

（2）由 β 氧化产生的嗅感物质。梨、杏、桃等水果在成熟时有令人愉快的果香，它们的香气成分有长链脂肪酸经 β 氧化衍生的中碳链化合物（图 4-45）。例如，亚油酸经过 β 氧化生产的（2E，4Z）-癸二烯酸乙酯是梨的特征香气。这个途径生成的 $C_8 \sim C_{12}$ 的羟基酸能够在酶的催化下环化，生成 γ-内酯或 δ-内酯。$C_8 \sim C_{12}$ 的内酯是椰子和桃的特征香气成分。自然成熟的桃酯类和苯甲酸的含量比人工催熟的桃高 3～5 倍，这与相关酶的活性有关。

3）以羟基酸为前体　　柑橘类水果的香气成分有烯萜类化合物，如开链萜和环萜。它们的合成通过异戊二烯途径，前体是甲瓦龙酸（图 4-46）。这条途径的产物大多有天然芳香，如柠檬醛、橙花醛等。苧烯是酸橙的特征香气，β-甜橙醛是甜橙的特征香气，诺卡酮是柚子的嗅感物质等。

4）以单糖、糖苷为前体　　水果中含有很多单糖，它们构成了水果的味觉成分，而且它们还是嗅感成分，如醇、醛、酸、酯类的前体物质。单糖合成酯类的途径见图 4-47。单糖生产丙酮酸后，氧化脱羧生成乙酰辅酶 A，然后分成两条途径，分别生产乙酸某酯和某酸乙酯。

5）以色素为前体　　一些水果能够利用色素合成引起嗅感的物质。例如，番茄中的 6-甲基-5-庚烯-2-酮和法尼基丙酮，是番茄红素在酶的作用下裂解生成的（图 4-48）。

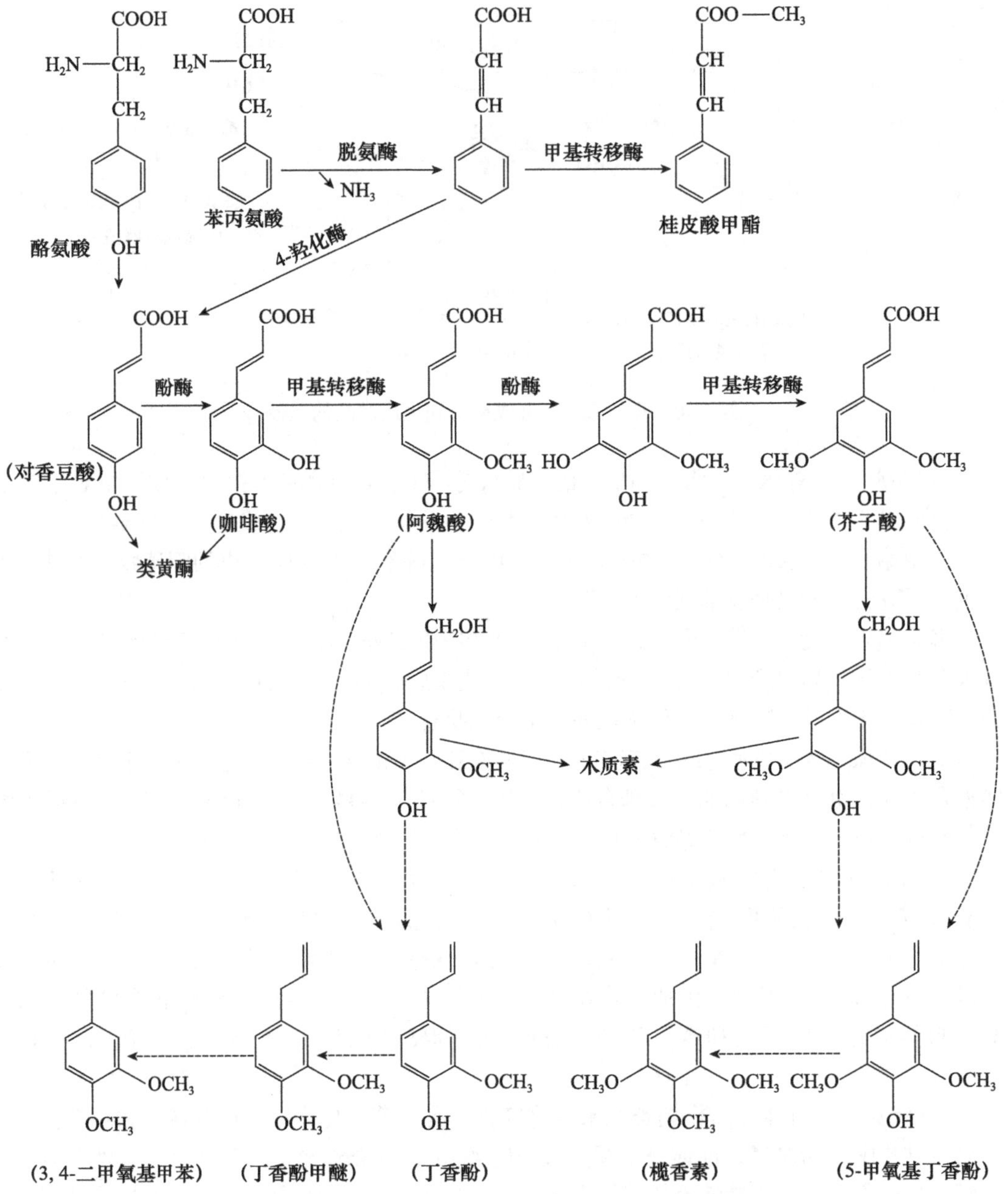

图 4-41　水果中酚醚类化合物的合成途径（莽草酸途径）

（二）热加工后的嗅感物质

果品在加热过程中，原有的香气由于挥发而减少，而且果品内的糖类、氨基酸、脂肪等经过非酶反应还会产生其他嗅感物质，使香气发生很大变化。例如，苹果汁加热时，丁酸丁酯、2-甲基丁酸乙酯、2-甲基丁酸己酯等酯类在 6h 内完全消失；而醇类化合物经长时间加热而增加。在加热初期 2-糠醛、5-甲基-2-糠醛、苯甲醛、2,4-癸二烯醛等含量极低，但是后期逐步增加变成主要香气成分。

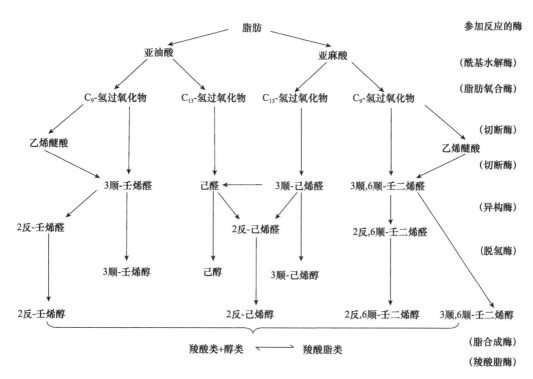

图 4-42　以脂肪酸为前体合成 C_6 和 C_9 醛、醇类及相应脂类的途径

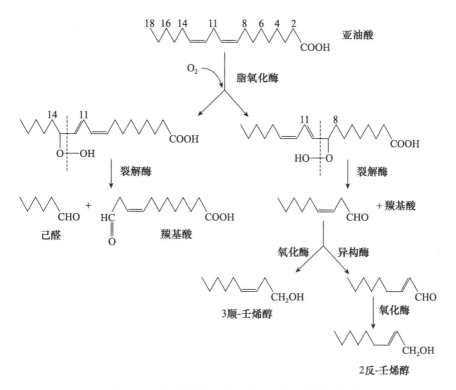

图 4-43　从亚油酸生成 C_6 和 C_9 醛、醇类的途径

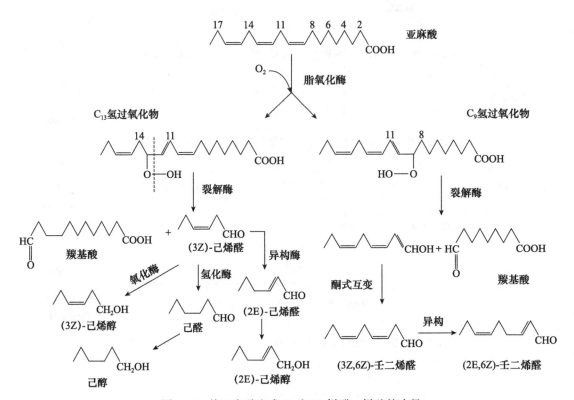

图 4-44　从亚麻酸生成 C_6 和 C_9 烯醛、烯醇的途径

图 4-45　从亚油酸生成 C_6 和 C_9 醛、醇类的途径

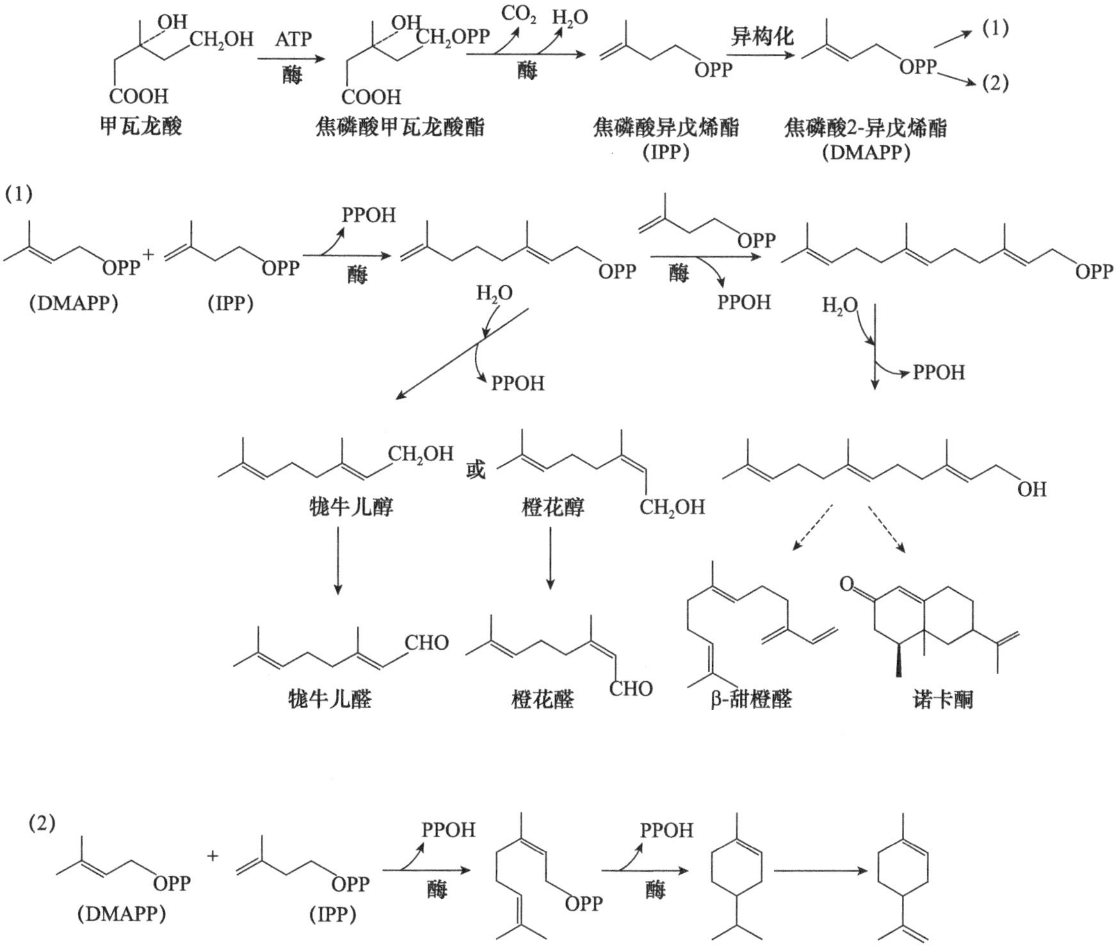

图 4-46 从异戊二烯途径生成萜类化合物

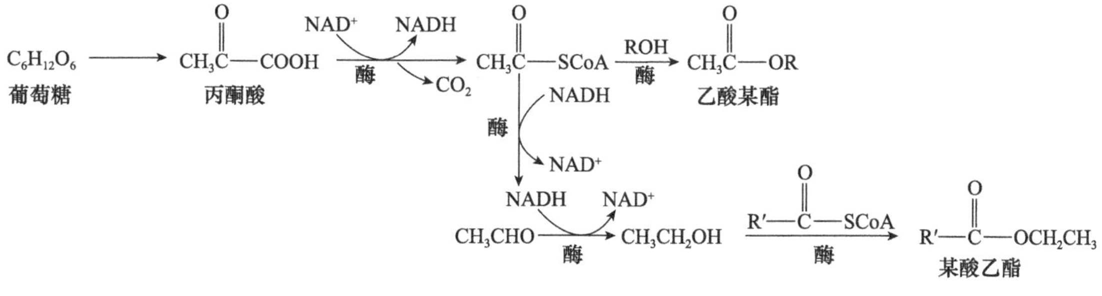

图 4-47 从单糖合成酯类的途径

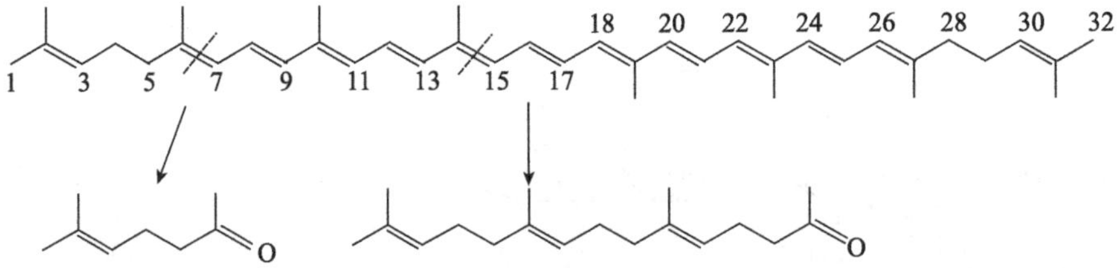

图 4-48　从色素合成酮类的途径

在果品的热加工过程中，嗅感成分的变化非常复杂，除了果品内原有嗅感成分因受热挥发而损失外，果品中的其他组分会在加热的过程中发生降解或相互作用，生成大量新的嗅感物质。新嗅感物质的形成既与果品的原料组分有关，也与热加工的方法、时间有关。

1. 热加工方式与气味　热加工常见的方式有烹煮、焙烤、油炸等。在热加工过程中经常有各种香气散出。

1）烹煮香气　果品在烹煮或加热灭菌时，一般温度较低，时间较短，果品的原有香气挥发散失，反应生成的新嗅感物质不多。烹煮过程中，发生的非酶反应，主要有羟氨反应、维生素和类胡萝卜素的分解、含硫化合物的降解等。对于易挥发的果品来说，不能长时间烹煮，否则风味损失很大。

2）焙烤香气　焙烤的温度较高，时间较长，有大量的嗅感物质产生。炒花生、炒瓜子等果品的浓郁芳香气味，多与吡嗪类化合物和含硫化合物有关。炒花生的香气中至少有8种吡嗪类化合物，此外，还有羰化物和吡咯等。果品在焙烤时发生的非酶反应主要有羟氨反应，维生素的降解，油脂、氨基酸和单糖的降解，以及β-胡萝卜素、儿茶酚等的热降解。

3）油炸香气　油炸食品的香气部分与焙烤时发生的反应一样，此外还有油脂的热降解。油脂食品的特征香气是 2,4-癸二烯醛。此外，油炸食品还具有吡嗪类和酯类化合物。

2. 果品组成成分的热降解　果品组成成分复杂多样，果品加热过程中各种组成成分之间也会发生相互作用。下面根据反应前体物，对基本组分的相互作用、基本组分的热降解、非基本组分的降解分别进行介绍。

1）基本组分的相互作用　基本组分是指果品中的糖类、蛋白质和脂肪三大营养物质。它们分别能够水解成单糖、氨基酸和脂肪酸，而且可以互相转化。

在热处理过程中，糖类与氨基酸之间会发生 Maillard 反应（羰氨反应），产生非常好闻的嗅感物质。

Maillard 反应的产物非常复杂，产物与氨基酸和单糖的种类有关，与受热的温度、时间长短、体系的 pH 及水分有关。加热时间短、温度低时，反应产物有 Strecker 醛类，还有酯类和呋喃类化合物。加热时间长、温度高时，反应产物增多，有吡嗪类、吡啶类化合物产生。Maillard 反应的初期，产物有 Strecker 醛，反应如图 4-49 所示。

Strecker 醛会进一步互相作用，生成内酯类、呋喃类和吡喃类化合物等嗅感物质，如图 4-50 和图 4-51 所示。

随着反应的进行，更多的嗅感物质，如吡咯类和吡啶类化合物、吡嗪类、噁唑类和噁啉类

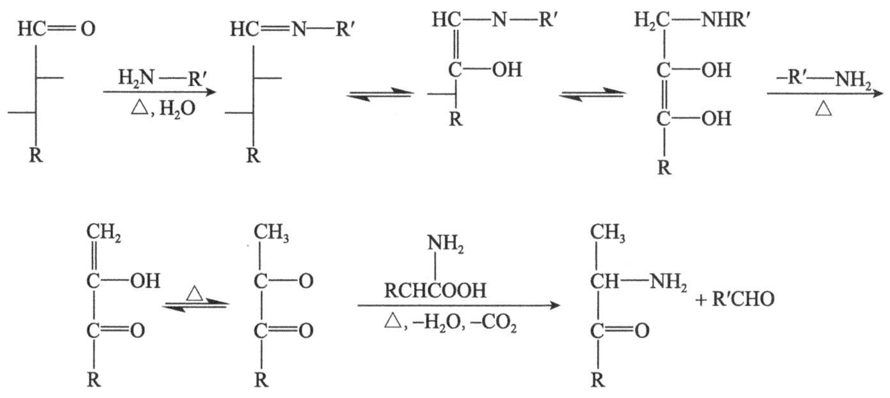

图 4-49 Strecker 醛的形成途径

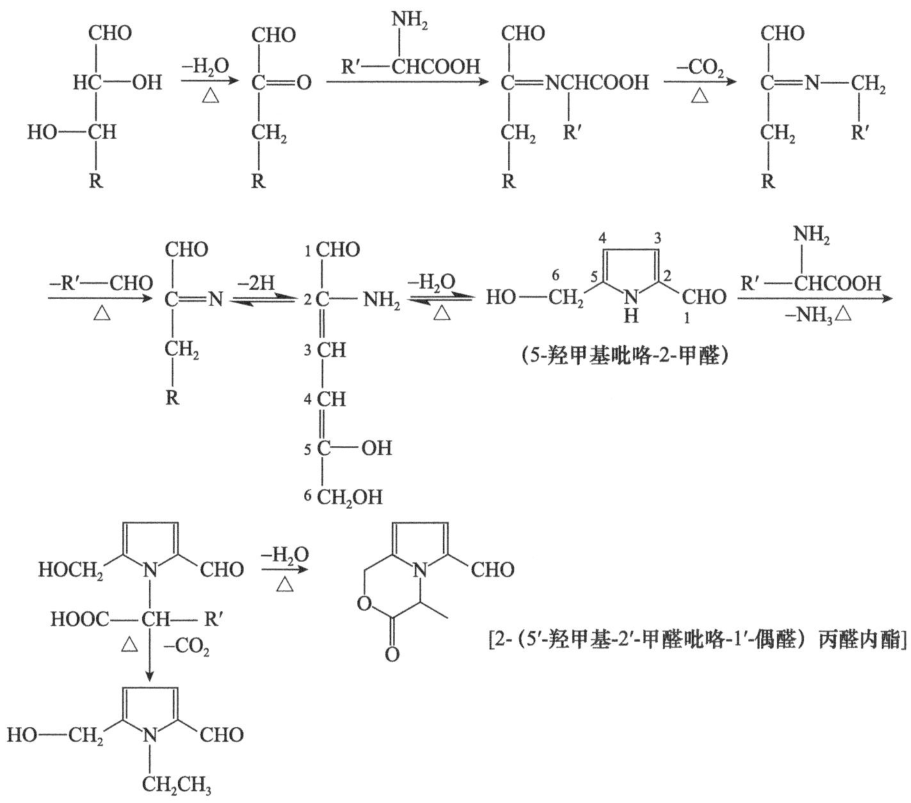

图 4-50 内酯类化合物的形成途径

化合物也相继生成，如图 4-52 和图 4-53 所示。

2）基本组分的热降解 糖类、蛋白质和脂肪等成分在热处理中会发生降解，产生各种物质。

（1）糖的热降解。糖受热时的降解与温度、时间有关。一般温度低、时间短时，会产生一种牛奶糖样的香气物质；如温度高，时间长，会产生苦而无甜香味的焦糖素，有一种焦煳的气味。

单糖和多糖要经过熔融状态才能够进行分解，此时，发生了异构化和分子内、分子间的脱

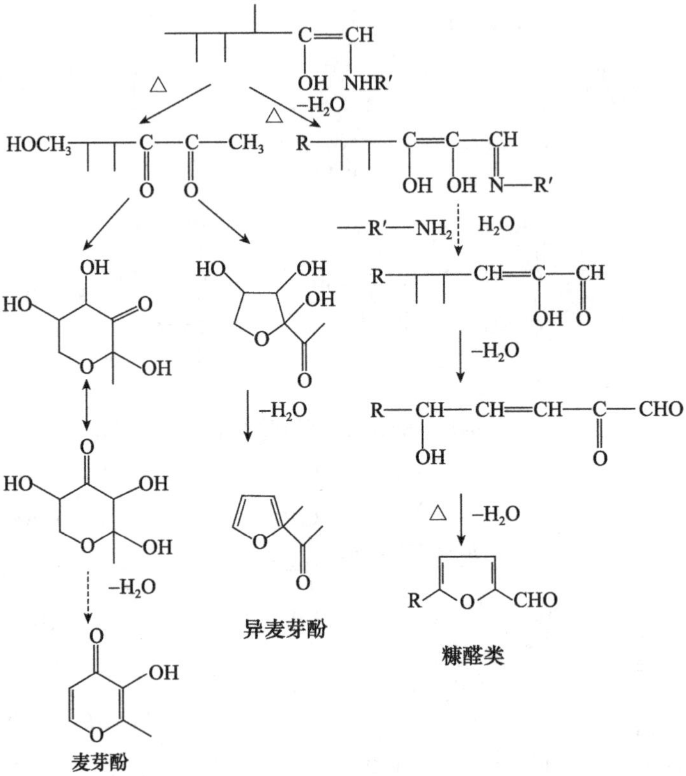

图 4-51　呋喃类和吡喃类化合物的形成途径

水反应，生成呋喃类化合物为主的嗅感成分，并有少量的内酯类、环二酮类等物质形成。如果继续受热，单糖的碳链会发生裂解，形成乙二醛等（图 4-54）。温度继续升高就产生焦糖素。

淀粉、纤维素等多糖，在高温下不经过熔融状态就开始分解。在 400℃以下主要产生呋喃类、糠醛类化合物，通常会产生麦芽酚、环苷素及有机酸等；如果温度升到 800℃以上，会继续生成多环芳烃和稠环芳烃类化合物，其中有不少物质具有致癌性。

（2）氨基酸热降解。一般的氨基酸受热到较高温度时，会发生脱羧反应或脱氨、脱羰反应（图 4-55）。此时产生的胺类物质具有不快的嗅感。继续加热，则会产生具有良好香气的嗅感物质。

含硫氨基酸在热处理过程中，有硫化氢、氨、乙醛、半胱胺产生，同时还产生噻唑类、噻吩类化合物。这些物质具有挥发性的强烈气味。半胱氨酸的降解途径见图 4-56。

杂环氨基酸有脯氨酸和羟脯氨酸。它们在受热时，会与丙酮醛反应，形成香气成分中的吡咯和吡啶类化合物，反应途径见图 4-57。

苏氨酸、丝氨酸的热分解产物有吡嗪类化合物，它们具有烘焙香气；赖氨酸热分解产物有吡啶类、吡咯类和内酰胺类化合物，也具有烘焙和熟肉香气。

（3）脂肪的热降解。脂肪在无氧条件下，加热到 220℃也不会降解；在有氧的条件下，容易被氧化。

a. 不饱和脂肪酸的热氧化降解。不饱和脂肪酸中的碳碳双键在热作用下，很容易解离出自由基，如油酸在热氧化时能够生成 4 种氧自由基（图 4-58）。

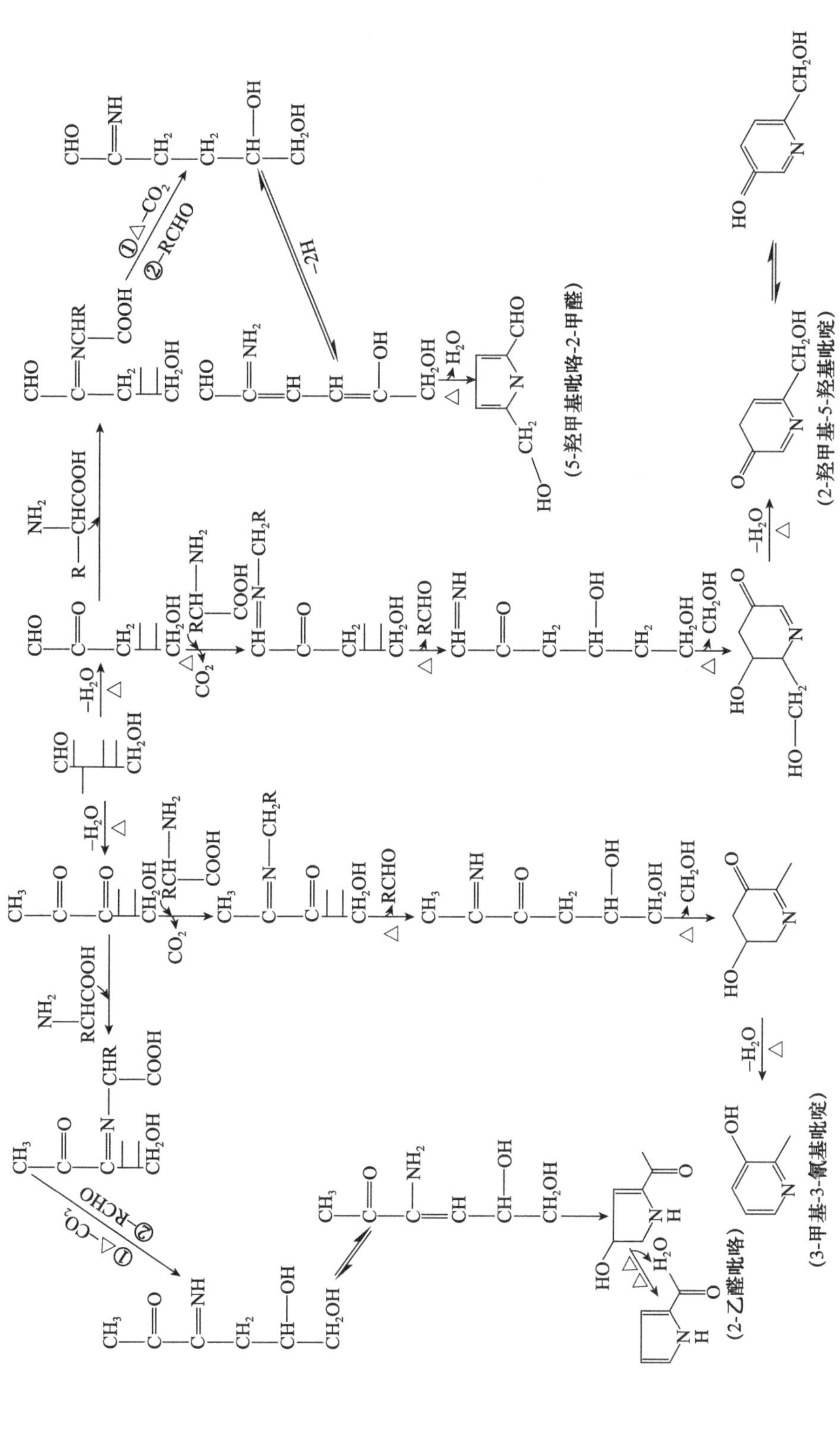

图 4-52　吡咯类、吡啶类化合物的形成途径

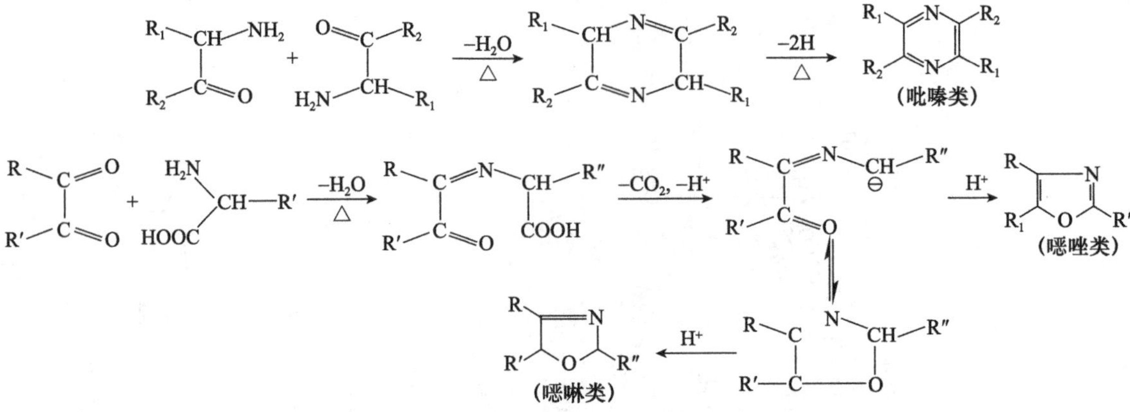

图 4-53　吡嗪类、噁唑类和噁啉类化合物的形成途径

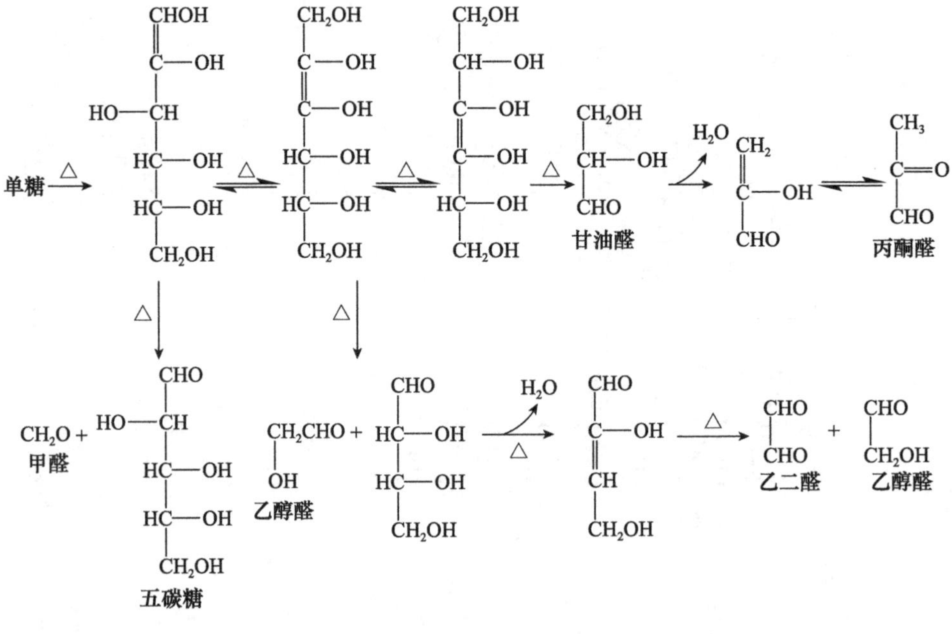

图 4-54　单糖热降解产生低分子醛类的途径

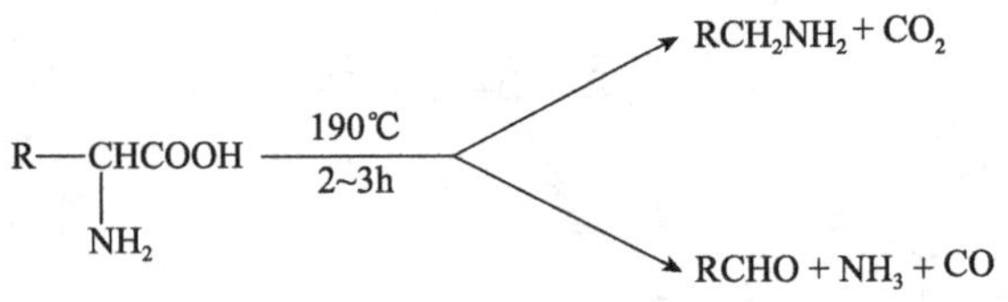

图 4-55　氨基酸热降解的反应式

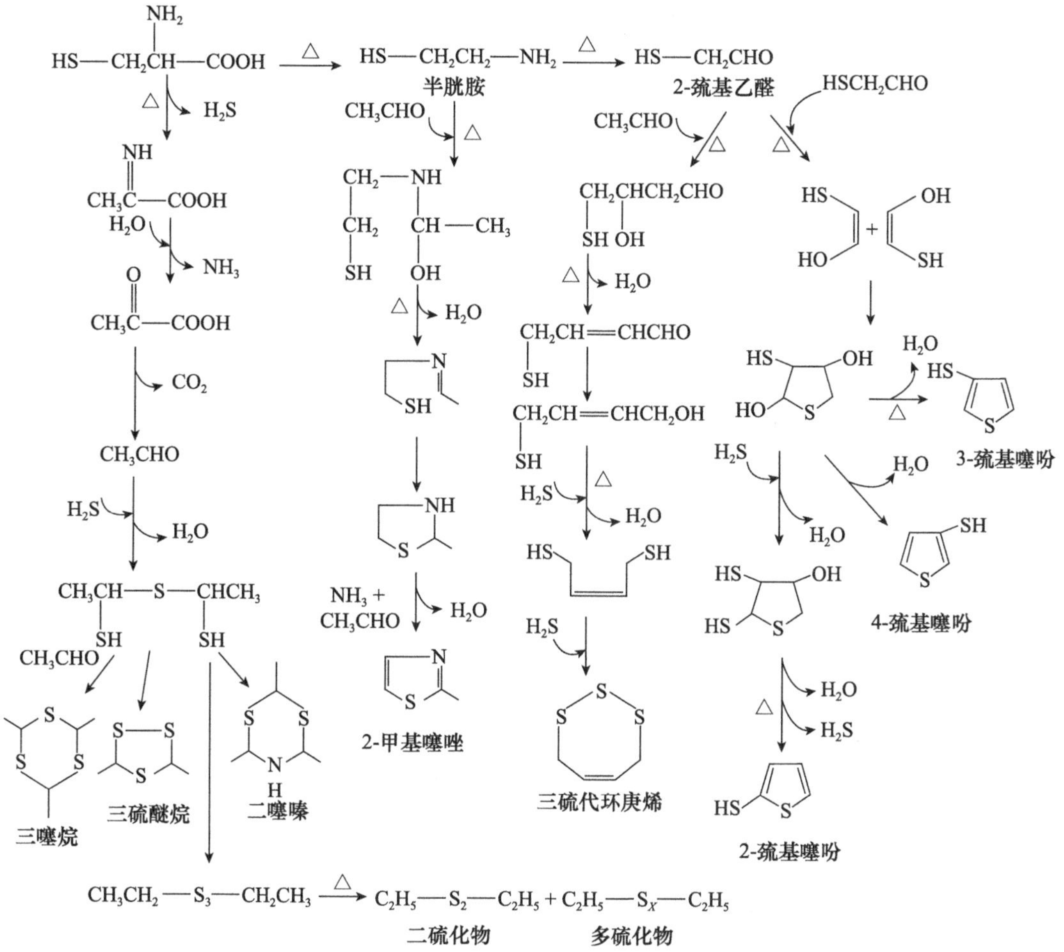

图 4-56 半胱氨酸热降解产生嗅感物质的示意图

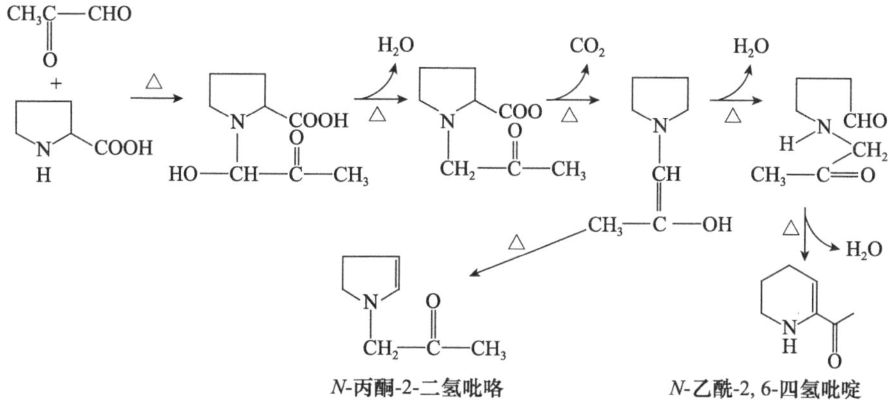

图 4-57 脯氨酸生产吡咯、吡啶类化合物的途径

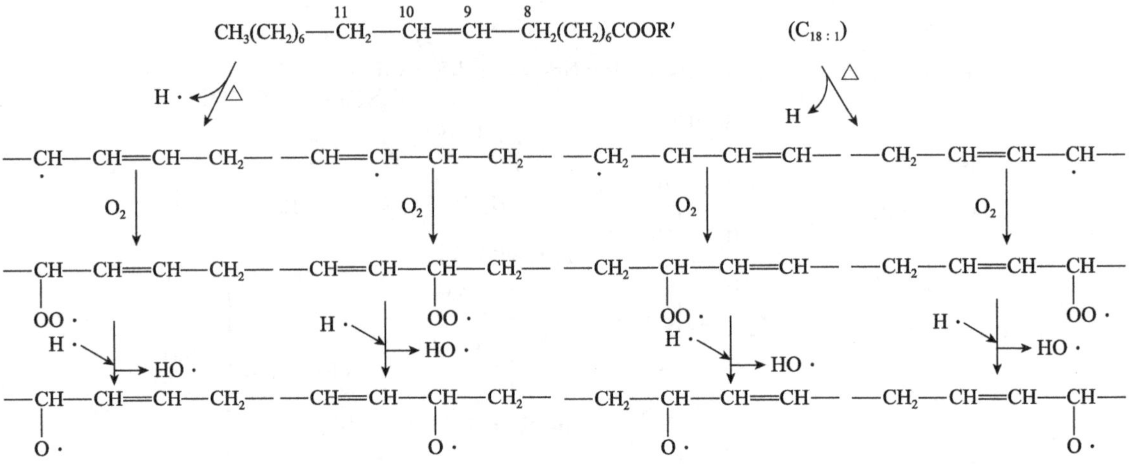

$$CH_3(CH_2)_6—CH_2—\overset{11}{CH}=\overset{10}{CH}—\overset{9}{CH_2}(CH_2)_6COOR' \qquad (C_{18:1})$$

图 4-58 油酸在热氧化过程中生成的 4 种氧自由基

由此可见，分子中含有不饱和键的亚油酸、亚麻酸、花生四烯酸等在热氧化时，产生的自由基数目会更多。这些自由基会进一步裂解，形成各种各样的产物。

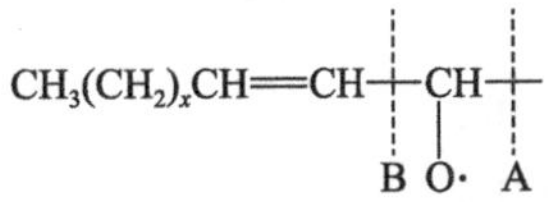

自由基的裂解有下列几种形式。

R 基为含乙烯基的脂肪，如图 4-59 所示，当自由基从 A 处发生断裂，产物为 C$_{(x+4)}$ 的 α-烯醛。当自由基从 B 处断裂，会产生如图 4-60 所示几类产物。

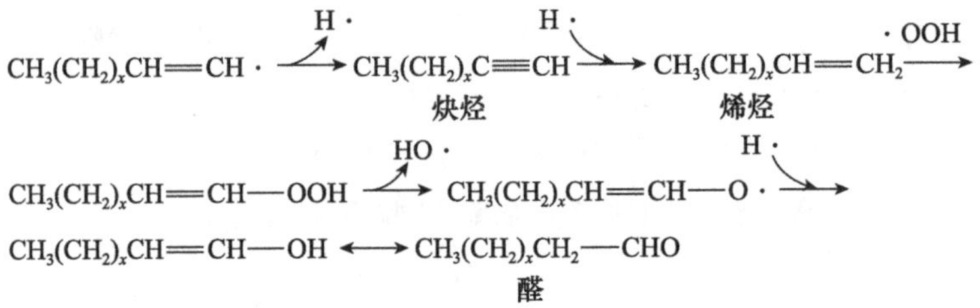

图 4-59 含乙烯基的脂肪

图 4-60 含乙烯基的脂肪的降解

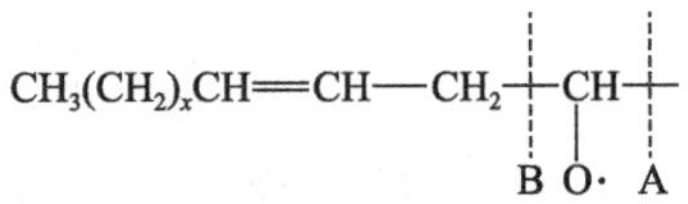

R 基为烯丙基时，如图 4-61 所示，当自由基从 A 处发生断裂，产物为 C$_{(x+5)}$ 的 β-烯醛。当自由基从 B 处断裂，会产生如图 4-62 所示几类产物。

R 基为二烯基时，如图 4-63 所示，当自由基从 A 处发生断裂，产物为 C$_{(x+6)}$ 的 α、γ-二烯醛。当自由基从 B 处断裂，会产生如图 4-64 所示几类产物。

图 4-61 含烯丙基的脂肪

b. 饱和脂肪的热氧化降解。饱和油脂在 192℃ 下的裂解产物主要有 C$_3$～C$_{17}$ 的甲基酮、C$_4$～C$_{14}$ 的内酯类、C$_2$～C$_{12}$ 的脂肪酸类及丙烯醛等化合物。这些嗅感物质的形成途径如下。

甲基酮等的形成如图 4-65 所示。

内酯的形成如图 4-66 所示。内酯在低浓度时有桃香和乳香，在高浓度时有油炸气味。

在加热过程中，短链脂肪酸的形成如图 4-67 所示。

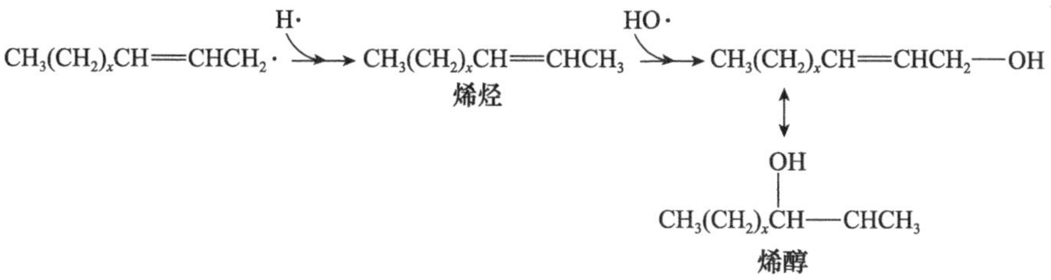

$$CH_3(CH_2)_xCH = CHCH_2 \cdot \xrightarrow{H \cdot} CH_3(CH_2)_xCH = CHCH_3 \xrightarrow{HO \cdot} CH_3(CH_2)_xCH = CHCH_2 - OH$$

烯烃

$$CH_3(CH_2)_xCH - CHCH_3$$

$$\overset{OH}{|}$$

烯醇

图 4-62 含烯丙基的脂肪的降解

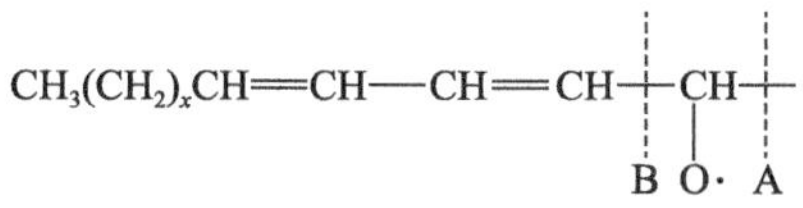

$$CH_3(CH_2)_xCH = CH - CH = CH | CH | CH$$

B O· A

图 4-63 含二烯基的脂肪

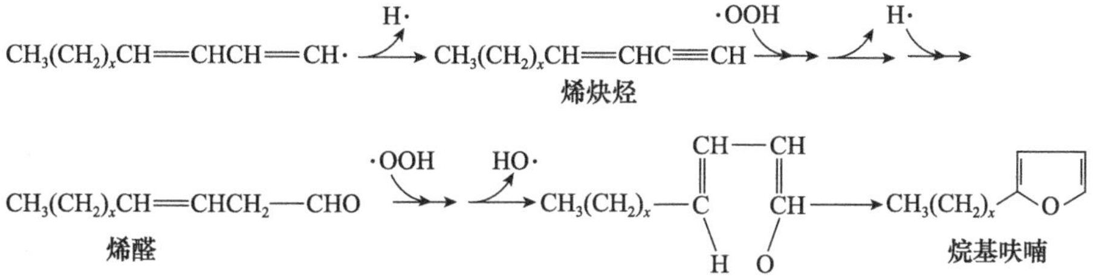

$$CH_3(CH_2)_xCH = CHCH = CH \cdot \xrightarrow{H\cdot} CH_3(CH_2)_xCH = CHC \equiv CH \xrightarrow{\cdot OOH} \xrightarrow{H\cdot}$$

烯炔烃

$$CH_3(CH_2)_xCH = CHCH_2 - CHO \xrightarrow{\cdot OOH} \xrightarrow{HO\cdot} CH_3(CH_2)_x - C \overset{CH-CH}{||}{\underset{H}{\overset{CH}{||}}} CH_3(CH_2)_x \overset{O}{\underset{}{}}$$

烯醛 烷基呋喃

图 4-64 含二烯基的脂肪的降解

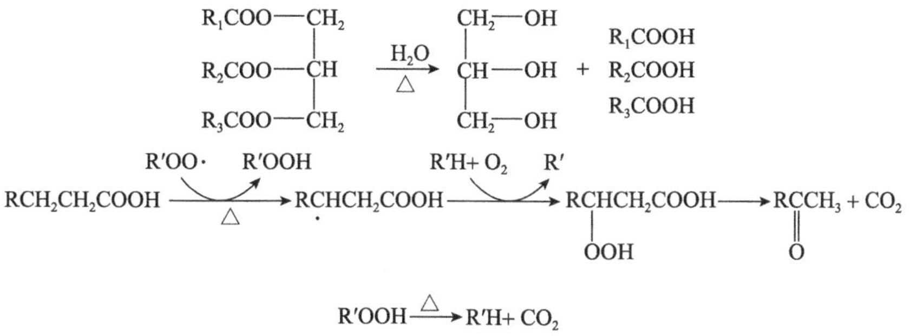

$$\begin{array}{ccc} R_1COO - CH_2 & CH_2 - OH & R_1COOH \\ R_2COO - CH & \xrightarrow[\triangle]{H_2O} & CH - OH & + & R_2COOH \\ R_3COO - CH_2 & CH_2 - OH & R_3COOH \end{array}$$

$$RCH_2CH_2COOH \xrightarrow[\triangle]{R'OO\cdot \quad R'OOH} RCHCH_2COOH \xrightarrow{R'H+O_2 \quad R'} RCHCH_2COOH \longrightarrow RCCH_3 + CO_2$$

$$\overset{\cdot}{} \qquad \overset{|}{OOH} \qquad \overset{||}{O}$$

$$R'OOH \xrightarrow{\triangle} R'H + CO_2$$

图 4-65 甲基酮的形成

$$RCH_2CH_2CH_2COOH \longrightarrow \xrightarrow{\triangle} RCHCH_2CH_2COOH \xrightarrow{R'H \quad R'OH} RCHCH_2CH_2COOH$$

$$\overset{|}{OOH} \qquad \qquad \overset{|}{OH}$$

$$RCHCH_2CH_2$$

$$\overset{|}{O} - \overset{|}{C} = O$$

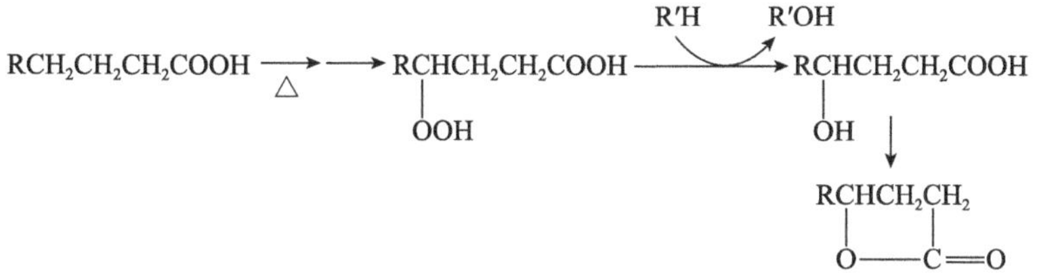

图 4-66 内酯的形成

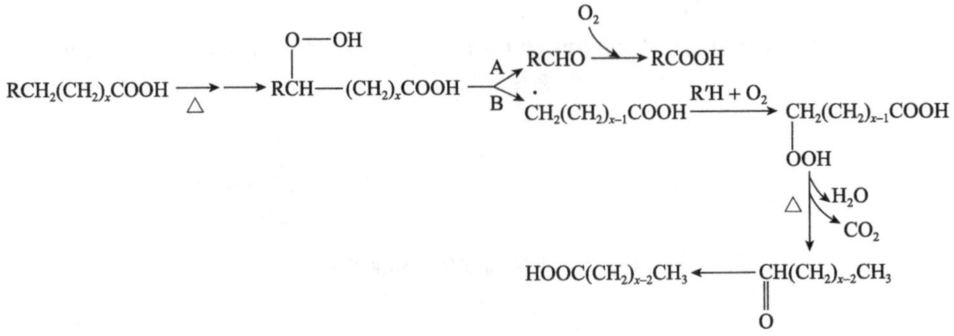

图 4-67　短链脂肪酸的形成

丙烯醛的形成还有如图 4-68 所示的三条途径。丙烯醛是高温下产生的油烟的成分之一，有不良嗅感，对人体有害。

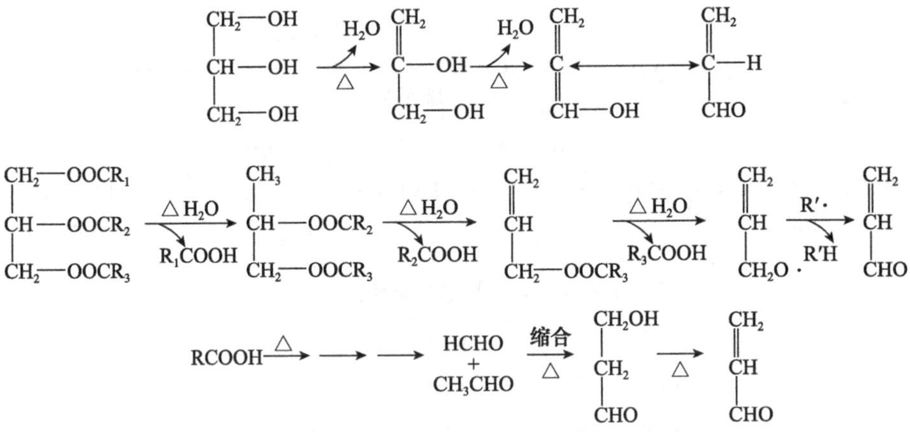

图 4-68　丙烯醛的形成

3）非基本组分的降解　　果品中除了三大类营养物质外还具有很多非基本组成物质。这些非基本组分在受热时分解反应多数不清楚。这里介绍少数研究清楚的成分的分解。

（1）硫胺素的热降解。硫胺素热降解产物主要有呋喃类、咪啶类、噻唑类和含硫化合物等。它们的产生途径见图 4-69。其中，5-羟基-3-巯基-2戊酮是一个中间产物，容易发生反应形成各种嗅感物质。

呋喃类化合物是 5-羟基-3-巯基-2戊酮继续分解产生的（图 4-70）。这些产物是肉类受热后形成的香气成分。

硫胺素降解产生噻吩类化合物的途径见图 4-71。这些含硫化合物具有熟肉的香气。例如，2-甲基噻吩是熟鸡、熟牛肉的风味成分。

（2）抗坏血酸的热降解。抗坏血酸极不稳定，在热、氧气或光照条件下，容易降解生成糠醛和低分子醛类化合物（图 4-72）。无氧热降解的途径见图 4-73。糠醛是食物烘烤后的茶叶、花生香气及熟牛肉香气的成分。

（3）类胡萝卜素的热降解。类胡萝卜素包括胡萝卜素和叶黄素等。类胡萝卜素中的 β-胡

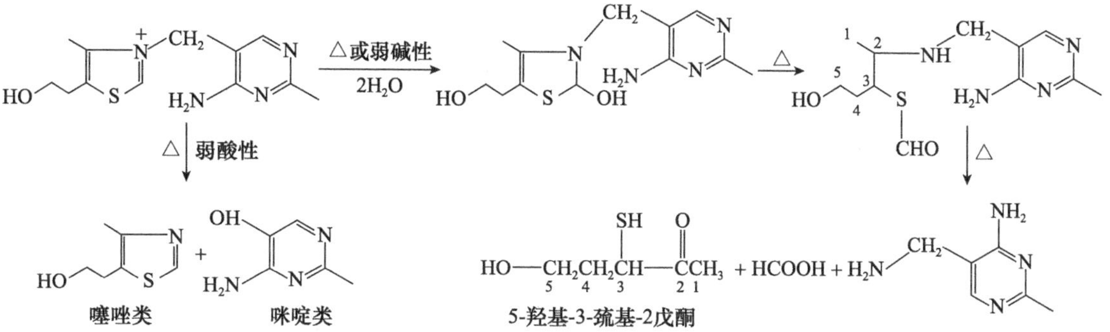

图 4-69 硫胺素降解生成巯基酮的途径

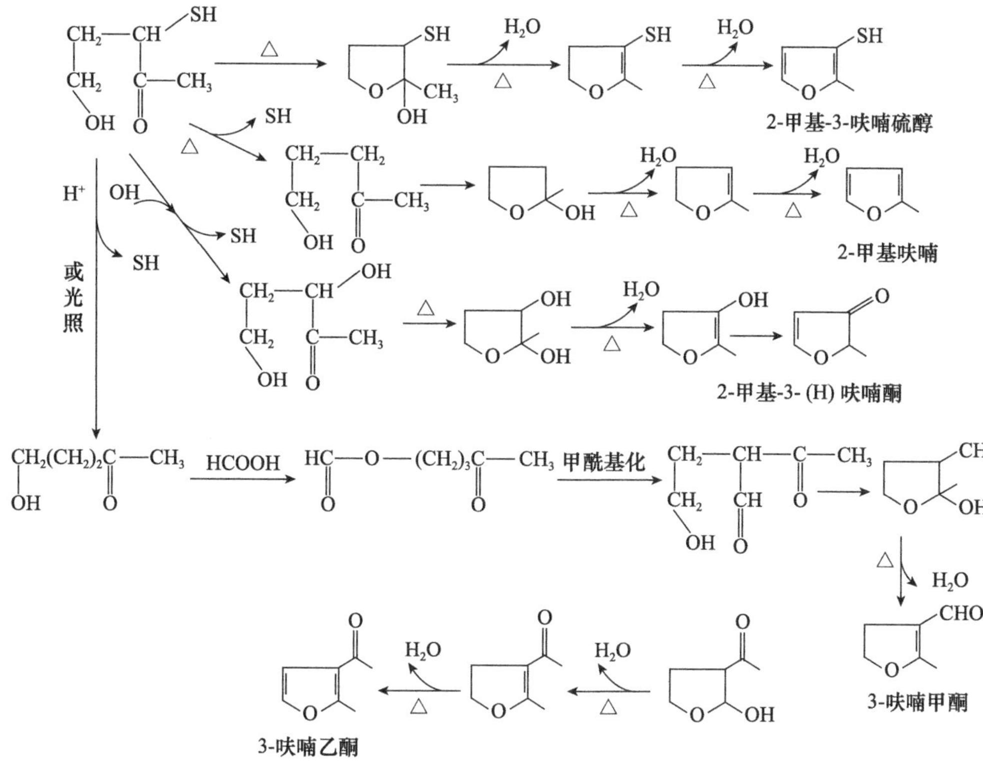

图 4-70 5-羟基-3-巯基-2戊酮降解生成呋喃类化合物的途径

萝卜素在加热过程中会被分解成 β-紫罗酮（图 4-74）。

在有氧气的情况下，β-胡萝卜素加热会产生烯醛和烯酮等成分（图 4-75）。在有水的情况下，β-胡萝卜素加热会被分解成 β-大马宁酮（图 4-76）。

（三）γ 射线和光照形成嗅感物质

一些果品经过 γ 射线照射后，也能发生非酶化学反应形成嗅感物质。

1. γ 射线的作用 果品经过由 ^{60}Co 产生的 γ 射线照射后，可以提高贮藏性能。当射线

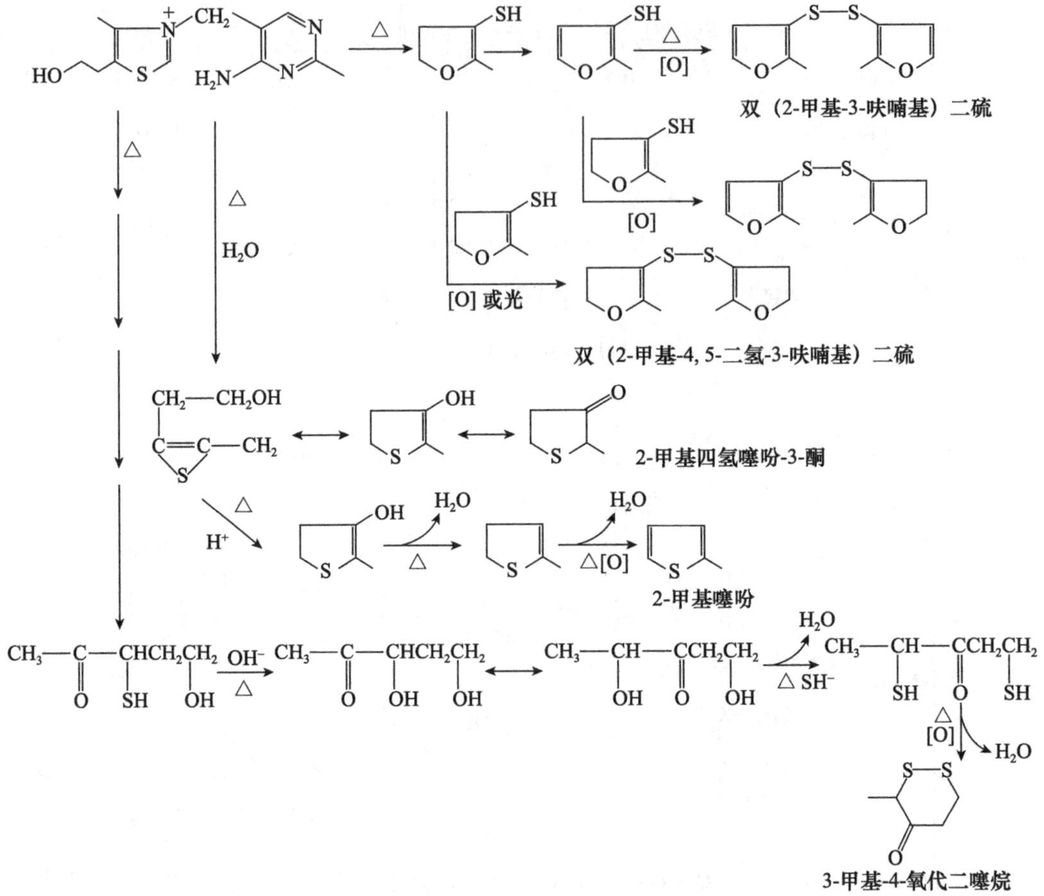

图 4-71 硫胺素降解生成含硫化合物的途径

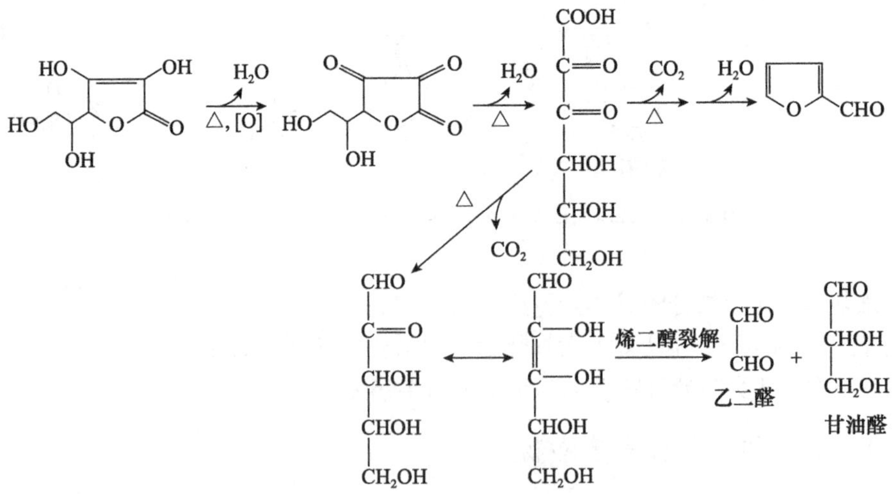

图 4-72 抗坏血酸的有氧热降解途径

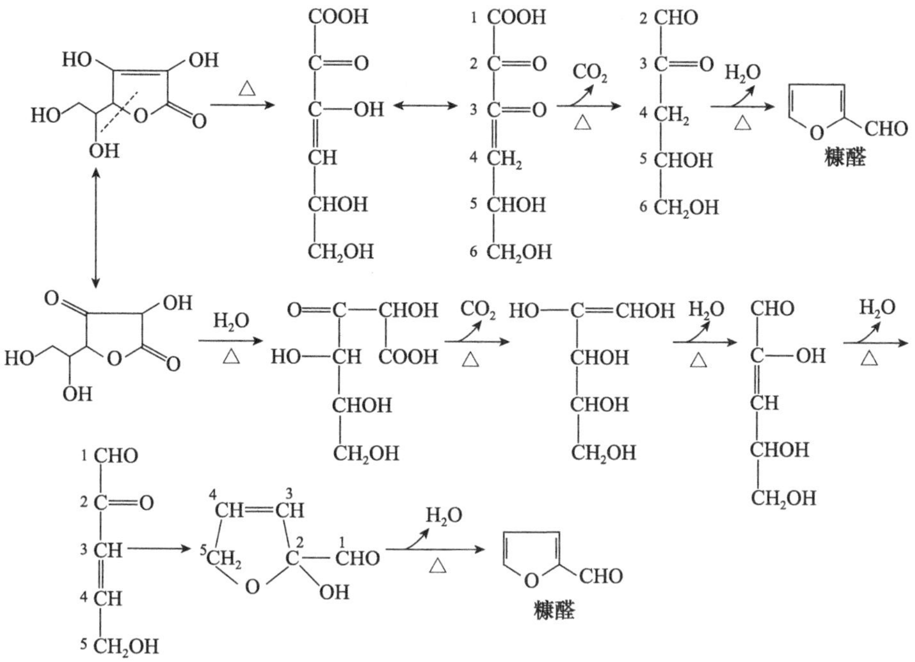

图 4-73　抗坏血酸的无氧热降解途径

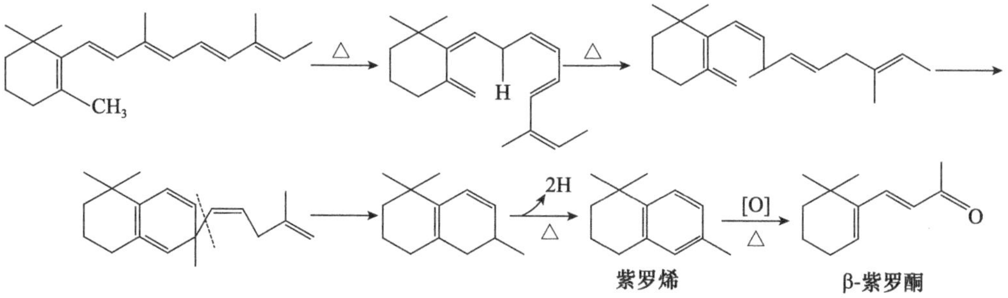

图 4-74　β-胡萝卜素热分解生产 β-紫罗酮的途径

剂量较高时，会产生"照射臭"的异味。照射臭的产生主要受剂量、温度、果品组成、含水量、pH、氧气等多种因素影响。

射线照射后，果品中的水分解，会产生自由基。含水量高时，如基质浓度在 1moL/L 以下，水分子在 γ 射线的作用下生成水合电子（e_{aq}^-）、氢自由基（H·）和羟基自由基（·OH）。这些自由基非常活泼，能够进一步与其他成分作用产生嗅感物质。

含水量低时，如基质浓度在 1moL/L 以上，除了发生上述的反应以外，还会继续生成各种离子（图 4-77）。这些离子是活性很强的物质，很容易与果品中的组分相互作用。

羟基自由基能够从糖类、蛋白质、氨基酸、脂肪、核酸等成分中引起电子移动，拉出氢而发生反应。例如，羟自由基和葡萄糖中的任意一个 C—H 键中的氢原子结合，生成 6 种葡萄糖自由基。这些自由基会继续引发各种反应，生成挥发性的低分子化合物（图 4-78）。

饱和油脂受到 γ 射线辐射后，会产生羟基自由基和过氧化物自由基，然后在 α-C 两旁的碳

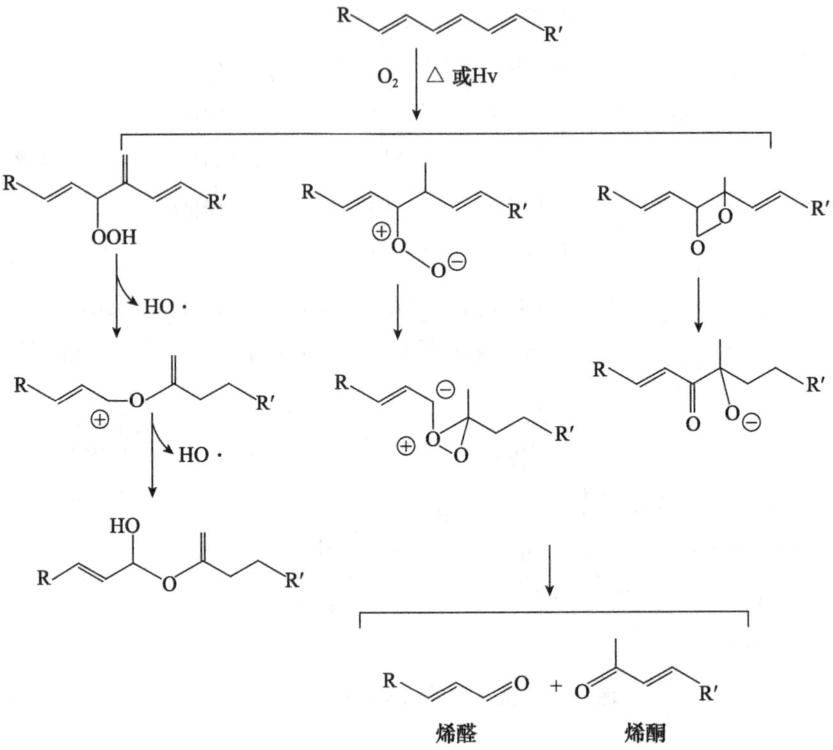

图 4-75　β-胡萝卜素热分解生成醛类和酮类化合物的途径

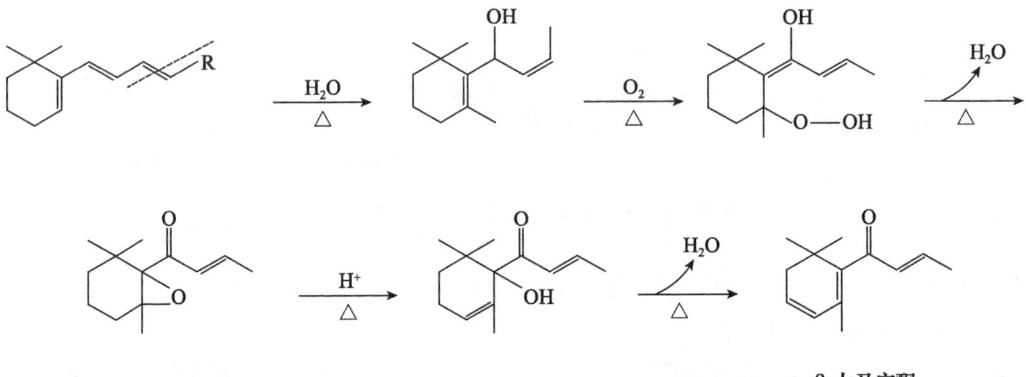

图 4-76　β-大马宁酮的形成途径

$$H\cdot + O_2 \longrightarrow O_2^- + H^+$$

$$O_2^- + H_2O_2 + H^+ \longrightarrow \cdot OH + H_2O + {}^1O_2$$

$$2O_2^- + 2H^+ \longrightarrow {}^1O_2 + H_2O_2$$

图 4-77　射线照射生成的各种离子

碳键处发生断裂，形成各种具有羰基的化合物（图 4-79）。

水合电子（e_{aq}^-）对糖类、脂肪分子中的烷基、氢氧基等没有活性，却与肽链具有亲和力，能与氨基酸、蛋白质相互作用，特别是与半胱氨酸、胱氨酸、甲硫氨酸等含硫化合物作用，生成硫化氢（图 4-80）。

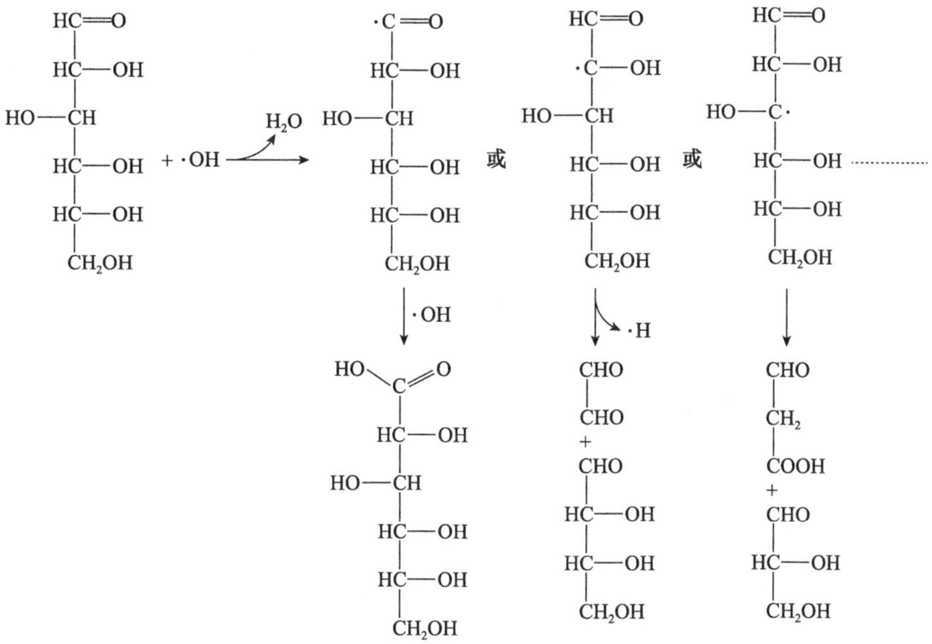

图 4-78　羟基自由基与葡萄糖的作用

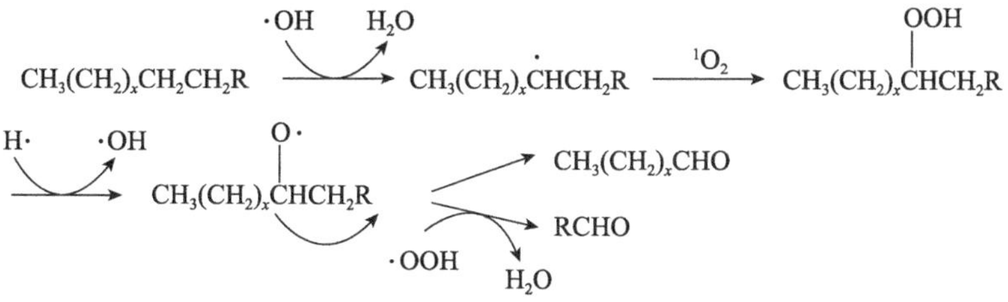

图 4-79　自由基与饱和油脂的作用

$$e_{aq}^{-} + R \cdot SH \xrightarrow{H^{+}} R\cdot + H_2S$$

$$e_{aq}^{-} + R—S—S—R' \longrightarrow R—\overset{\ominus}{S_2}—R' \xrightarrow{H^{+}} RS\cdot + R'—SH$$

图 4-80　硫化氢的生成

例如，洋葱在射线照射后，催泪性辣味减少，风味受到影响，这与硫化物发生上述反应有关。

2. 可见光的作用　可见光的能量比 γ 射线低，在一般情况下不足以引起食物的化学变化。但是，当同时有氧气时，具有光分解物质存在的果品（光敏色素）会发生光氧化反应。含有不饱和脂肪酸的油脂和含有萜烯类的化合物会发生光敏氧化，导致香气成分发生改变。

果品按照水分含量的多少可以分为鲜果和干、坚果。鲜果因为水分多，容易变质，不容易保存，干果由于水分少，经过炒制、加工，用适当的保存方法，保质期相对较长。按照产地不同，果品还分为南方果品和北方果品。

在植物学中，果实成熟时，果皮成干燥的状态的果实就是干果。根据果实是否开裂，干果可以分为裂果和闭果两类。干果果皮在成熟后能够开裂就是裂果，如核桃、开心果等。如果干果的果皮不开裂，就是闭果。闭果有坚果，如板栗、榛子等。

干果类果品除了包括果壳质地较坚硬且水分含量相对较少的果实，如果实中的荚果、坚果、颖果及瘦果等，还包括以新鲜水果为原料，经脱水，未经糖渍，添加或不添加食品添加剂而制成的荔枝干、桂圆干、葡萄干、柿饼、大枣、枸杞等。

按营养成分不同坚果可分为油脂类坚果和淀粉类坚果。油脂类坚果有花生、核桃、杏仁、松子、榛子和瓜子等；淀粉类坚果有白果、莲子、板栗等。本章主要介绍各类果品的营养物质和生物活性物质。

本章思维导图如下：

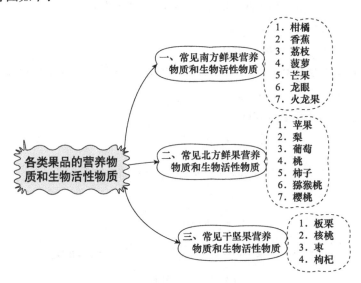

第一节　常见南方鲜果营养物质和生物活性物质

常见南方鲜果有芸香科的柑橘、芭蕉科的香蕉、无患子科的荔枝和龙眼、凤梨科的菠萝、漆树科的芒果等。我国主要栽培水果产量所占的比重见图 5-1。

一、柑橘

柑橘属（*Citrus*）为芸香科（Rutaceae）的一个重要属。柑橘属常见水果有柑橘（*Citrus reticulata* Blanco）、橙子［*Citrus sinensis*（Linn.）Osbeck］、柠檬［*Citrus limon*（L.）Burm. f.］、柚

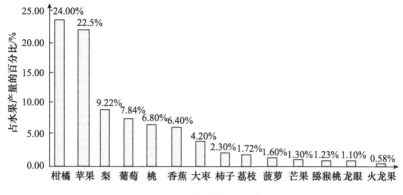

图 5-1　我国各类水果所占比重

子（*Citrus grandis*）等。通常说的柑橘是橘、柑、橙子、金柑、柚子、枳的总称。柑橘色泽鲜艳、酸甜可口，营养丰富。柑橘比较耐贮藏，素有"天然罐头"之称。柑橘的食用部位是内果皮上的肉质化的表皮毛（图 5-2）。

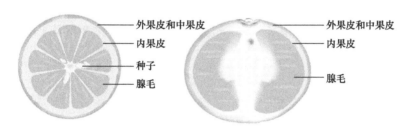

图 5-2　柑橘果实的横切与纵切

目前，柑橘已成为我国面积与产量最大的水果品类。2019 年我国柑橘种植面积 3841.37 万亩[①]，产量 4584.54 万吨，全国人均柑橘量达到 32.7kg（全球 20kg）。

（一）柑橘类水果的化学成分

1. 基本化学成分　柑橘类水果所含化学成分类型丰富，主要为糖、酸、果胶、粗纤维、维生素 C、矿质元素（Cu、Zn、Mn、Fe）、香豆素类、萜类、生物碱类、黄酮类及挥发油类成分，还含有少量甾体类成分。

2. 维生素 C　抗坏血酸（ascorbic acid，AsA）即维生素 C，是生物体内普遍存在的一类己糖内酯化合物，参与了整个生物体生长发育过程，同时也是保证人类健康所必需的营养物质。而人类自身不能合成维生素 C 而只能从食物中获得。柑橘果实富含维生素 C，是人们喜爱并经常食用的果品，已经成为人们获取维生素 C 的重要食物来源。

3. 香豆素类　柑橘中的香豆素类化合物，多具有异戊烯基，其中部分化合物还进一步生成呋喃香豆素和吡喃香豆素（图 5-3）。

4. 萜类　目前从柑橘中分离得到的萜类化合物主要为柠檬苦素类，这类化合物具有显

---

① 1 亩≈666.6m²

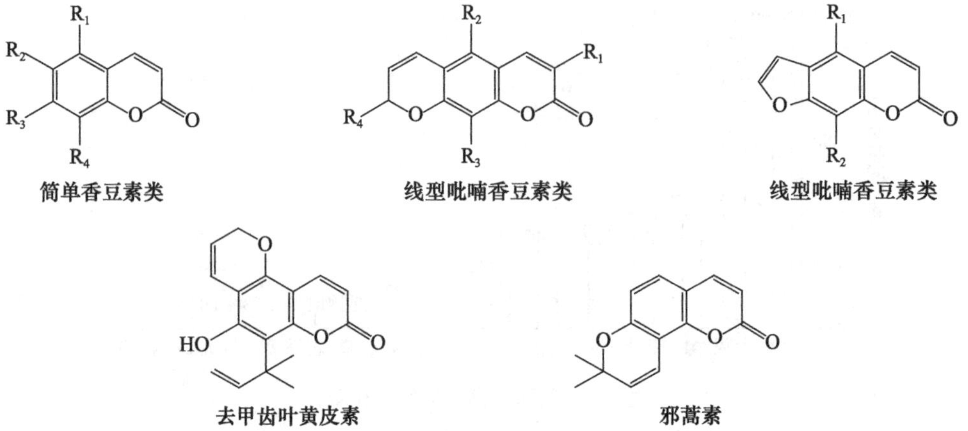

图 5-3　柑橘中的香豆素类化合物的结构式

著的抗肿瘤活性（Ren et al.，2014）。目前从柑橘属中分离得到的萜类有柠檬苦素（limonin）、诺米林（nomilin）和异柠檬尼酸（isolimonic acid）等。

5. 生物碱类　　生物碱类成分主要分布在柑橘属植物的根皮和茎皮中，以吖啶酮类生物碱为主，主要有柠檬碱、乙酰去甲辛弗林、辛弗林、N-甲基酪胺、2-氨基丁酸（图 5-4）和异扁桃体胺等。

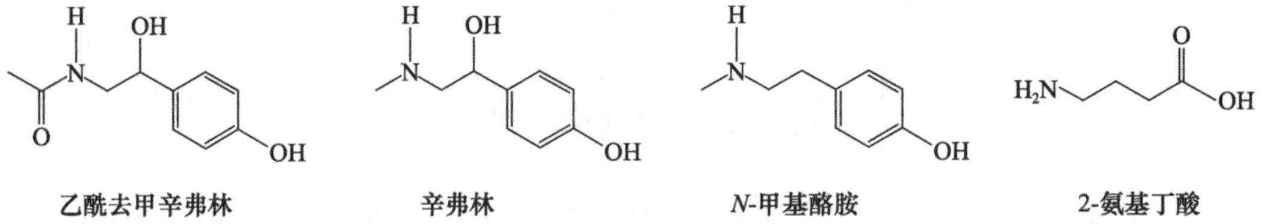

图 5-4　柑橘中的生物碱类化合物的结构式

6. 黄酮类　　目前，国内外学者从柑橘中分离得到的黄酮类化合物主要为黄酮、二氢黄酮、查尔酮、花色素，此外还有少量的异黄酮。柑橘所含黄酮类化合物多具有多甲氧基，如 3,5,6,7,8,3′,4′-七甲氧基黄酮、川陈皮素、柚皮黄素、橙黄酮、红橘素等。

多甲氧基黄酮（polymethoxylated flavone，PMF）是指在黄酮母核上含有 4 个及以上甲氧基的一类天然产物，是柑橘属果实含有的一类特殊的类黄酮，比普通的类黄酮具有更强的抗癌效果，常见的多甲氧基类黄酮，如川陈皮素、橙皮苷、柚皮苷等。

柑橘所含二氢黄酮类主要以苷的形式存在，是柑橘属植物药理活性物质之一，其代表成分为橙皮苷、柚皮苷等。2010 年版《中华人民共和国药典》中柑橘属植物含量测定的主要指标即为橙皮苷和柚皮苷。

柑橘中还分离得到查尔酮类和花色素类黄酮，如从橙子中得到柠檬苦苷、矢车菊素-3-葡萄糖苷等。

7. 挥发油　　柑橘中挥发油类成分很复杂，每个种均有挥发油的相关报道。柑橘属植物的挥发油成分所含的单萜、倍半萜类化合物达到百余种，其主要成分为柠檬烯和 β-蒎烯。柑橘皮精油是世界上产量和用量最多的天然植物精油，具有抗氧化、抗菌等生物活性，提取加工柑橘精油是柑橘资源综合利用的良好途径。

日本科学家对香橙皮精油进行了感官评价，结果表明，香橙皮精油的极性部分是香橙鲜果特征香气的来源，香橙皮精油有（E）-壬-6-烯醛、香橙酮、香橙醇等7种挥发物（图5-5）。其中，（E）-壬-6-烯醛和香橙酮是首

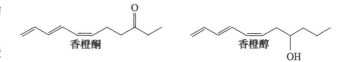

图 5-5 香橙酮和香橙醇的结构式

次在香橙皮精油中鉴定出的、其他柑橘类果实果皮精油中没有的芳香成分，香橙醇也是第一次从自然界中鉴定出来（Nakanishi et al., 2017）。

8. 其他类化合物 从柑橘中分离得到少量的甾体化合物，如β-谷甾醇、β-胡萝卜苷、△5,22-豆甾烯醇等；脂肪酸类化合物，如阿魏酸、琥珀酸、香草酸、对羟基苯丙烯酸、丁香醛、二十八酸等。此外，还分离得到了环肽类、氨基酸类、糖类化合物等。

（二）柑橘的生物活性

柑橘果实中含有多种生物活性成分：酚酸、类黄酮、类胡萝卜素和类柠檬苦素等。柑橘果实具有抗肿瘤、抗炎、抗菌、缓解肥胖等功效。

1. 抗肿瘤 从柑橘中分离得到的柠檬苦素类化合物，如柠檬苦素、诺米林等，具有明显的抗肿瘤活性。从酸橙乙酸乙酯部位分离得到的异柠檬尼酸和鱼腥草酸对人结肠癌细胞 HT-29 的增殖并诱导其发生凋亡过程有一定的抑制作用，而对正常细胞无影响（何雅静等，2020）。

柑橘特有的多聚甲氧基黄酮类化合物具有很强的抗肿瘤细胞增殖、抗突变、抗促进因子等作用。从柑橘皮中分离得到的多聚甲氧基黄酮对 4 种肿瘤细胞（A549、HL-60、MCF-7 和 HO8910）具有抑制增殖的作用，并且表明柑橘黄酮对卵巢癌、乳腺癌有良好的抑制作用。柚提取物的多聚甲氧基黄酮类化合物能抑制人颈部肿瘤细胞的增殖（何雅静等，2020）。

2. 抗炎 柑橘属植物酸橙中的黄酮类成分具有抗炎作用，其抗炎机制是通过抑制环氧合酶 COX-2，诱导型一氧化氮合酶 iNOS 的表达，以及阻断细胞因子介导的巨噬细胞内 NF-κB 和 MAPK 信号通路的转导。

3. 抗菌 柑橘属植物具有抗菌作用。对马蜂橙的挥发油进行抑菌性研究发现，马蜂橙叶的挥发油提取物对须毛癣菌有很强的抑制作用，最小抑菌浓度为 12.5g/mL。马蜂橙挥发油对蜡状芽孢杆菌、大肠杆菌、金黄色葡萄球菌均有一定的抑制作用（Boyanova，2014）。

4. 缓解肥胖 5-羟基-6,7,8,3′,4′-五甲氧基黄酮能减轻小鼠前脂肪细胞株 3T3-L1 内脂滴聚集程度，提示此黄酮对肥胖有显著的抑制效果（Kim et al.，2016）。

另有人研究香橼皮部位提取物体外抑制糖水解酶和促进胰岛素分泌作用，结果表明提取物能够抑制 α-淀粉酶和 α-葡萄糖苷酶的活性，并能刺激胰岛素外排，降低血浆葡萄糖、胆固醇和甘油三酯浓度（Kim et al.，2016）。

5. 其他作用 肠道屏障在维持肠道稳态中发挥着核心的作用。Wang 等（2020a）报道柑橘类黄酮对肠道屏障功能具有潜在的多种益处。其在肠道屏障中的健康促进作用包括：①调控肠道屏障通透性；②保护黏液层；③调节肠道免疫系统；④对抗氧化应激；⑤积极塑造微生物组和代谢组。此外，柑橘类黄酮的局部作用也可以产生系统性益处，如改善肠道微生物失调，从而有助于构建肠道稳态和缓解系统性代谢障碍。未来将柑橘类植物及其生物活性成分作

为膳食补充剂或功能成分应用于医用食品将有很好的应用前景。

柑橘化学成分类型多样，药理作用广泛。对柑橘属植物进行全面深入的研究有着重要的科学意义和应用价值。

二、香蕉

香蕉（*Musa paradisiaca*）为芭蕉科芭蕉属植物，又称甘蕉、弓蕉。热带地区广泛种植，芭蕉属有香蕉（*Musa* AAA）、大蕉（*Musa* ABB）、粉蕉（*Musa* ABB）、金香蕉（*Musa* AA）4个种。大蕉又名绿天、扇仙、天苴、板蕉；粉蕉又名糯米蕉、美蕉；金香蕉又名贡蕉、皇帝蕉。

香蕉的食用部位主要是内果皮和胎座（图5-6）。香蕉是世界粮食及农业组织推荐的五大健康水果之一，是仅次于柑橘的第二大宗水果，也是仅次于水稻、小麦和玉米的世界第四大粮食作物，在国际贸易中具有举足轻重的作用。

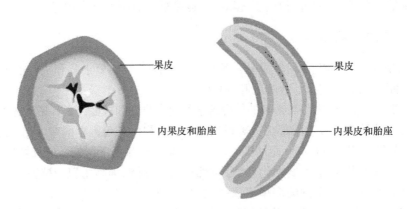

图 5-6 香蕉的横切与纵切示意图

香蕉果肉和果皮不仅含有各种丰富的营养成分，如糖类、蛋白质等，也含有如酚类化合物、类黄酮、类胡萝卜素、儿茶酚胺等活性成分物质。香蕉其分布之广、营养价值之高，均在其他水果之上，可称"百果之冠"。

（一）香蕉果肉的化学成分

香蕉果肉不仅气味芬芳，甘甜爽口，肉软滑腻，而且富含各种营养成分。有报道称香蕉果肉中含有糖19.5g，蛋白质1.2g，维生素C 6mg，钾472mg，镁45.2mg。但不同品种、不同地区，甚至不同阶段的香蕉，其营养成分含量也存在差异。有研究发现香蕉在后熟过程中，蛋白质、脂肪、灰分、钾含量基本保持不变，而其他营养成分会随着成熟度而改变。

1. 糖类　香蕉多糖主要是由阿拉伯糖、半乳糖、葡萄糖、木糖、甘露糖等单糖组成。研究发现，在香蕉品种中，'Silk'的淀粉含量最高（14%，%是指占总可利用的糖类含量的比值），'Gros Michel'的蔗糖含量最高（38%），'Pisang Awak'的葡萄糖含量最高（29%），'Mysore'的果糖含量最高（58%）。绿色香蕉中含有60%左右的抗性淀粉，随着成熟度增加，抗性淀粉逐渐减少。此外，香蕉的果胶含量也很高。Yang Jiali 等从香蕉果实中分离出的多糖，主要为 α-（1→6）-D-葡聚糖（洪佳敏等，2016）。

2. 酚类　　　水果和蔬菜中的多酚是众所周知有益健康的生物活性化合物，主要包括酚类化合物和黄酮类化合物。在所有香蕉样品中酚类化合物的平均含量为 24.23mg 没食子酸当量（GAE）[100g·DW（干重）]，总黄酮平均含量为 2.41mg 槲皮素当量（QE）/（100g·DW）。相比水提取，有机溶剂提取多酚时能获得更高的含量（Borges et al.，2016）。

3. 类胡萝卜素　　　香蕉果肉中富含类胡萝卜素，包括反式 α-胡萝卜素、反式 β-胡萝卜素，以及少量的顺式 β-胡萝卜素，另外还有较多的叶黄素，而漆黄素含量很少。β-胡萝卜素的浓度范围为 35～5945μg/100g（洪佳敏等，2016）。

4. 胺类　　　儿茶酚胺，如多巴胺、去甲肾上腺素和肾上腺素，是一组生物胺。虽然儿茶酚胺通常存在于哺乳动物中，在香蕉和大蕉的果实中也含有儿茶酚胺。香蕉果肉的丙酮酸化提取物的成分为儿茶酚胺（肾上腺素 28μg/g、去甲肾上腺素 1.9μg/g、多巴胺 7.9μg/g）（洪佳敏等，2016）。

（二）香蕉的生物活性

香蕉营养丰富，尤其是含有多种活性成分，具有抗溃疡、治疗腹泻、降血糖、抗肿瘤、抗抑郁、抗氧化等健康功效。

1. 抗溃疡、促进伤口愈合　　　香蕉具有抗溃疡、促进伤口愈合的功能。从未熟的大蕉 *M. sapientum* L. var. *paradisiaca* 果肉中分离提取成分，确定为无色花青素，具有显著的抗溃疡活性。香蕉（'Indian green plantain'、'Cavendish'、'Mondan'）的活性成分对大鼠中阿司匹林引起溃疡的作用方式不像常规抗溃疡药物那样，通过直接刺激细胞分泌黏液，而是促进黏液分泌刺激黏膜细胞的生长（Singh et al.，2016）。这表明，香蕉提取物有利伤口愈合，可以促进早期角化和愈合进程。

2. 治疗腹泻　　　腹泻是居第三世界国家首位的疾病，造成儿童病死率很高。在孟加拉国本地将野蕉 *M. seminifera* 用于治疗腹泻、痢疾等。在巴丹岛和菲律宾，每天摄入 3 次野蕉 *M. paradisiaca* L. tsina 片，可用于治疗腹泻。虽然对照组和治疗组都达到了类似的营养支持水平，但相对医疗治疗组，香蕉片治疗组在临床上腹泻减轻。香蕉的止泻效果是通过改善小肠通透性来调节的。说明食用香蕉片可以作为一个安全、成本低的治疗腹泻的方法（Abe and Ohtani，2013）。

3. 降血压、血脂、预防心血管病　　　钾是一种重要的矿物质，可以缓冲压力。香蕉果实中钾的含量较高，K^+对人体中的 Na^+ 有抑制作用，能有效预防高血压和心血管疾病。食用香蕉后，在健康人体冷应激过程中，其收缩压、舒张压和平均动脉压均显著降低，而心跳率和峰值呼气流量均无显著变化。尹学哲等（2002）发现，新鲜大蕉 *M. sapientum* L. var. *cavendishii* 在体内可明显降低人血浆极低密度脂蛋白（VLDL）、低密度脂蛋白（LDL）和高密度脂蛋白（HDL）中过氧化脂质的水平。综上所述，香蕉果肉和果皮能够起到预防心血管疾病的积极作用。

4. 抗氧化　　　自由基被称为万病之源，具有强氧化性，可损害机体的组织和细胞，进而引起慢性疾病及衰老效应。通过均衡的饮食补充天然抗氧化剂，可以有效地保护身体免受各种氧化应力。香蕉中具有类黄酮，可以作为一种有效的抗氧化剂。

5. 提高免疫力，预防癌症、抗肿瘤　　　香蕉可提高机体的免疫力，具有预防癌症、抗肿瘤的作用。泰国 Lohsoonthorn 和 Danvivat 对 279 例癌症病例进行对照研究，发现香蕉和番木瓜可以有效预防结直肠癌。总之，香蕉对癌症、肿瘤具有一定的抑制作用（Annema et al.，2011）。

对香蕉的 α-(1→6)-D-葡聚糖在体内免疫调节活性进行测定，发现 α-(1→6)-D-葡聚糖可以提高 T 细胞增殖、巨噬细胞的吞噬功能，从而改善细胞的免疫状态水平。α-(1→6)-D-葡聚糖的免疫刺激活性与临床免疫刺激药物 β-(1→3)-D-葡聚糖相似。表明，α-(1→6)-D-葡聚糖是一种重要的生物活性物质（Singh et al.，2016）。因此，香蕉可作为营养补充剂的候选品。

6. 抗菌　由于香蕉果肉和果皮都富含多酚，因此香蕉具有抗菌作用。香蕉果皮多酚对治疗皮肤癣菌感染的有效率高达 100%，与硝酸咪康唑近似，表明香蕉果皮中多酚具有良好的抗皮肤真菌活性（刘莎等，2009）。香蕉对大肠杆菌和金黄色葡萄球菌表现出抗菌活性。香蕉果皮多酚物质与双乙酸钠复配剂比例为 1：3，在夏季平均室温 27℃的条件下，可将猪肉的保存期有效延长至 2d。说明香蕉具有一定的抗菌作用（Pereira and Maraschin，2015）。

7. 预防及治疗抑郁症　香蕉能促使人体大脑产生 5-羟色胺，从而使人心情愉悦。根据伊朗传统医药的资源可知，香蕉被规定为抑郁症患者的指定水果。在印度传统中，香蕉果实用来帮助克服或防止抑郁症、贫血和高血压等疾病。总之，香蕉对抑郁症具有一定的积极作用（Tavakkoli-Kakhki et al.，2015）。

8. 预防和治疗神经性疾病　帕金森病（Parkinson disease，PD）是由于脑生成多巴胺的功能退化所致的一种严重的神经系统疾病。从 1960 开始左旋多巴一直是用于治疗帕金森病中最广泛使用和有效的药物。Kanazawa 和 Sakakibara 发现，与香蕉果肉相比，果皮中多巴胺的浓度更高。一根约 100g 重香蕉果肉在 4~6 成熟阶段多巴胺的水平（9.1±3.1）mg/100g，而香蕉果皮在 1~3 的成熟阶段的多巴胺为（1290±420）mg/100g，这比果肉含量高 142 倍，说明香蕉果皮中的多巴胺对 PD 药物制剂发展至关重要。香蕉的多巴胺可能对预防或治疗神经性疾病（帕金森病）有一定作用（Kanazawa and Sakakibara，2000）。

此外，香蕉的糖结合蛋白（香蕉凝集素 BanLec）经修饰后，可保持其广谱抗病毒能力，同时消除其原有的分裂素活性（Pereira et al.，2015）。

可见，利用香蕉进行新药品及健康与功能食品的研制和开发具有很大的潜力。由于香蕉含有较高的多酚氧化酶、果胶、糖类及黄酮类化合物等，严重限制了香蕉深加工的发展。因此，随着香蕉深加工技术研究逐步走向成熟，克服以上弱点，从香蕉中提取的活性成分将在现代医药、健康食品乃至更广阔的领域得到开发利用。

三、荔枝

无患子科植物中的荔枝（*Litchi chinensis* Sonn.）、龙眼（*Dimocarpus longan* Lour.）和红毛丹（*Nephelium lappaceum* L.）是非常常见的南方水果。它们食用的部分是假种皮。

荔枝是原产我国的亚热带特产水果，具有很高的经济价值，也是我国在国际市场上最具竞争力的水果之一。我国荔枝种植面积和产量均居世界第一位，2018 年，我国荔枝种植面积约为 827.6 万亩，占世界 68.3%，产量高达 302.8 万吨，占世界 65.7%，我国荔枝综合产值约 292.3 亿元（齐文娥等，2019）。荔枝的食用部位是假种皮（图 5-7）。

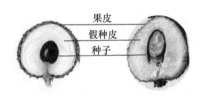

图 5-7　荔枝果实结构图

彩图

（一）荔枝的化学成分

荔枝果肉含有糖类、酚类、挥发性物质、脂类、有机酸等物质。

1. 糖类　荔枝的甜味主要是由糖类引起的。'糯米糍'荔枝蔗糖含量均占总糖的 50% 以上，是构成'糯米糍'荔枝甜味的主要因素（张名位等，2019）。

此外，荔枝中多糖也被不断提取出来。用超声法提取的荔枝多糖（LCP）为卤素取代的 α-吡喃型多糖，由木糖（Xyl）、鼠李糖（Rha）、核糖（Rib）、甘露糖（Mna）、葡萄糖（Glu）、半乳糖（Gal）和阿拉伯糖（Ara）等单糖组成（摩尔比为 1∶4.39∶6.05∶16.07∶65.20∶23.62∶15.25），分子质量为 79.2kDa；热水浸提法提取的 LCP 为 O-糖苷键结合的蛋白多糖，分子质量为 60.1kDa，单糖组成相同，但含量差异很大（张名位等，2019）。

广东省主栽的 21 个品种荔枝果肉多糖含量最高的品种为'黑叶'15.72g/kg（以干果肉计），最低的品种为'丁香'0.63g/kg；除'黑叶'外，含量较高的还有'妃子笑'12.97g/kg，'糯米糍'10.95g/kg，其余品种的多糖含量分布在 2.0～6.0g/kg（张名位等，2019）。

2. 酚类　荔枝果肉中含有的主要酚类物质有：表儿茶素［（-）-epicatechin］、原花青素 B_2（procyanidin B_2）及其同分异构体、原花青素三聚体（procyanidin trimer）。可能含有芦丁的同分异构体、芦丁鼠李糖配体、香蜂云苷-鼠李糖（didymin-rhamnose）、香蜂云苷（didymin）、异鼠李素-3-O-芸香糖苷（isorhamnetin-3-rutinoside）等黄酮类化合物。

从荔枝果肉中还鉴定出槲皮素-3-O-芸香糖-(1→2)-O-鼠李糖苷、山奈酚-3-O-芸香糖-(1→2)-O-鼠李糖苷、异鼠李素-3-O-芸香糖-(1→2)-O-鼠李糖苷、山奈酚-3-O-芸香糖苷、异鼠李素-3-O-芸香糖苷、芦丁 6 个黄酮糖苷类化合物，表儿茶素、原花青素 B_2 及其同分异构体、原花青素 C_1 及其同分异构体、原花青素 A_2 及其同分异构体、A型原花青素三聚体等聚合度为 2～6 的原花青素类化合物等。

我国荔枝主产区 32 个品种荔枝果肉的酚类物质含量也有差异。其中褐毛荔的总酚和总原花青素含量远高于'妃子笑''糯米糍'等其他品种；从褐毛荔果肉中鉴定出 32 种原花青素，其中表儿茶素、原花青素 B_2、原花青素 C_1 和A型原花青素三聚体含量占总原花青素含量的 84.93%（马艳芳等，2016）。

华南地区 13 个不同品种荔枝果肉的游离态和结合态酚类物质和抗氧化活性也不同，荔枝品种酚类物质总含量变幅为 101.51～259.18mg GAE/100g（以鲜果肉计），主要以游离态存在，占酚类物质总含量的 63.1%～91.4%；且荔枝品种的 DPPH 和 FRAP 抗氧化能力与其所含总酚含量呈正相关，'妃子笑'为酚类物质含量和抗氧化活性最高的品种，其次是'糯米糍'和'鸡嘴'（Zhang et al.，2013）。

这些研究表明，荔枝果肉中酚类物质主要为原花青素和黄酮类物质，与荔枝果皮和果核中主要酚类物质的种类相同。

3. 挥发性物质　烯类、醇类、酯类和烃类是荔枝香气成分的重要组成成分，而且各品种之间香气成分的组成及相对含量则有所区别。

从'岭丰糯'、'糯米糍'、'怀枝'中分别鉴定出 20 种、11 种、11 种特有香气成分；其中，3 种荔枝共有的香气成分有 13 种，分别是 β-香叶烯、伞花烯、D-柠檬烯、β-罗勒烯、2-蒈烯、β-香茅醇甲醚、橙花醇甲醚、1-甲氧基-3,7-二甲基-2,6-辛二烯、古巴烯、β-榄香烯、石竹烯、α-石竹烯、δ-杜松烯，但其相对含量有所差异（陈玉旭等，2009）。

在妃子笑荔枝果皮、果肉和果核中均含有苧烯、乙酸香茅酯、橙花醇、右旋大根香叶烯、α-香柠檬烷、α-姜黄烯、α-姜烯和α-金合欢烯8种化合物，但相对含量有差异。α-姜烯在果皮中相对含量为20.22%，果肉为5.31%，果核为1.31%（张名位等，2019）。

4. 脂类　荔枝果肉中含有16种脂肪酸，含量最高的是顺式-9-十八碳烯酸（油酸），含量为44.41%，其次是十六烷酸（棕榈酸），含量为25.14%，再者是9,12-十八碳二烯酸（亚油酸），含量为18.91%。其中直链饱和脂肪酸（SFA）为十四烷酸（豆蔻酸）、十五烷酸、棕榈酸、十七烷酸、十八烷酸（硬脂酸）、二十烷酸（花生酸）、二十二烷酸（山嵛酸）7种，占总脂肪酸含量的28.44%，单不饱和脂肪酸（MUFA）为7-十六碳烯酸、顺式-9-十六碳烯酸、反式-9-十六碳烯酸、油酸、反式-9-十八碳烯酸、10-十八碳烯酸、11-二十碳烯酸7种，占总脂肪酸含量的52.46%，多不饱和脂肪酸（PUFA）为亚油酸、11,14-二十碳二烯酸，占总脂肪酸含量的19.11%（钟慧臻，2010）。

5. 有机酸　荔枝为苹果酸优势型水果，苹果酸与酒石酸之比在2.6～5.7。除了优势酸外，荔枝中还有其他少量的有机酸，包括草酸、酒石酸、苹果酸、抗坏血酸、柠檬酸和乳酸等。不同的有机酸组成和含量构成了荔枝的独特风味。

不同栽培地区的同一品种荔枝营养品质也存在差异，主要是由于不同的农业气候和土壤条件所致，且不同区域的自然条件差异越大，对同一品种荔枝的品质差异影响也越大。因此，不同区域不同或相同品种荔枝活性成分的分布特征研究具有重要意义，可为指导荔枝的消费、商业栽培、科学研究等提供依据。

（二）荔枝的生物活性

研究已证实多糖和酚类物质是荔枝果肉的主要活性成分。荔枝果肉酚类物质种类繁多，具有抗氧化、护肝和降血脂的功效；多糖含量丰富，具有抗氧化、抗肿瘤及增强免疫力等作用。

1. 酚类物质的生物活性　荔枝酚类物质的生物活性已被广泛研究，其抗氧化、抗肿瘤、护肝、降血脂活性方面的研究进展如下。

1）抗氧化　体内外实验研究证实，荔枝果肉酚类物质具有良好的抗氧化活性。荔枝果肉含量最高的单体酚槲皮素-3-O-芸香糖-7-O-α-1-鼠李糖苷的抗氧化能力（ORAC）和细胞抗氧化活性（CAA）值较儿茶素、表儿茶素、表没食子儿茶素（EGC）等黄酮类化合物高。此外，荔枝果肉酚类物质提取物可以显著增加应激性肝损伤小鼠肝细胞内超氧化物歧化酶、谷胱甘肽过氧化物酶和过氧化氢酶等自由基清除酶的活性，减少线粒体中活性氧（ROS）的产生，发挥体内抗氧化应激损伤活性（张名位等，2019）。

大量研究表明，荔枝果肉酚类提取物抗氧化能力与总酚含量呈正相关，且与其所含酚类物质种类和组成也有重要关系。有研究指出，原花青素类是荔枝果肉抗氧化活性的最主要酚类物质，包括原花青素 B_2、原花青素 C_1、A型原花青素三聚体等，这可能与其分子中高程度羟基化结构特征有关（Lv et al., 2015）。

2）护肝　氧化应激与肝病发生发展的密切关系。研究者采用不同的肝损伤模型对其护肝活性开展了多项研究。剂量为100mg/（kg·DW）和500mg/（kg·DW）富含酚类物质的荔枝果肉提取物能显著降低 CCl_4 诱导的肝损伤大鼠血清中碱性磷酸酶、谷丙转氨酶和谷草转氨酶水平，同时减少肝细胞凋亡，从而发挥护肝活性（刘冬等，2018）。

荔枝果肉酚类物质提取物（LPPE）能明显降低拘束应激引起的小鼠血清和肝脏的氧化应

激水平，增加肝脏线粒体呼吸链复合酶和ATP酶活性，改善线粒体正常功能，对应激性肝损伤具有保护作用（Su et al.，2016）。

LPPE可以降低酒精引起的小鼠体内氧化应激水平，减少肝脏线粒体氧化损伤引起的细胞色素c向细胞质泄漏，从而抑制肝细胞凋亡；改善酒精摄入导致的小鼠肠道微生态失调，增加肠道抗菌蛋白和黏液保护蛋白表达，保护肠黏膜屏障结构，从而减少肠源性内毒素异位引起的肝脏炎症反应。最新研究发现，表儿茶素、原花青素A_2等荔枝富含的单体酚亦表现出一定的肝脏保护活性（Xiao et al.，2017）。

3）改善脂质代谢　　高脂膳食是代谢综合征（MS）发生的重要因素，其中脂代谢紊乱是MS的一个重要表现。采用高脂膳食诱导的脂质代谢紊乱C57BL/6J小鼠模型，连续10周灌胃给予500mg/（kg·DW）LPPE，发现其能明显减轻高脂膳食诱导的小鼠肝脏脂肪变性，降低血清总胆固醇（TG）和甘油三酯（TC）含量，同时升高高密度脂蛋白（HDL）水平。需要注意的是，相同剂量会产生不同的实验效果，这可能是与采用的动物模型不同有关（Su et al.，2017）。

荔枝酚类物质除以上生物活性外，还具有一些其他功效。例如，富含酚类物质的荔枝果肉提取物对0.5kGy辐射剂量下的血浆DNA和细菌细胞具有保护作用。荔枝果肉酚类物质能促进肝细胞葡萄糖消耗，降低糖尿病小鼠的空腹血糖，具有潜在的降血糖功效（张名位等，2019）。

2. 多糖的生物活性　　荔枝多糖作为荔枝果肉富含的大分子活性物质，资源丰富且毒副作用小。目前关于荔枝多糖的活性已有许多报道，主要涉及抗氧化、免疫调节活性及降血糖、抗疲劳、抗肿瘤等。

1）抗氧化　　体外抗氧化实验表明，荔枝多糖具有良好的清除超氧阴离子自由基、羟基自由基、DPPH自由基能力和铁离子还原能力，且呈现一定的量效关系。荔枝多糖的抗氧化活性与其结构亦密切相关。比较不同浓度乙醇沉淀得到的荔枝多糖级分的抗氧化活性，发现60%乙醇沉淀的多糖级分具有最高的氧自由基消除能力；其结构含有更多的糖醛酸和结合蛋白。荔枝粗多糖（LFP）分离得到的3个级分中，LFP3的抗氧化活性最强，紫外光谱分析其为多糖-蛋白质复合物结构，提示结合蛋白可能会提高多糖的抗氧化活性（张名位等，2019）。

体内动物实验研究表明，荔枝多糖可提高肝损伤小鼠肝脏和血清的谷胱甘肽过氧化物酶和过氧化物歧化酶活力及总抗氧化能力，减少脂质过氧化产物丙二醛的生成，从而降低肝损伤小鼠的氧化应激水平，对肝损伤有一定的保护作用（孔凡利，2010）。

2）免疫调节　　免疫稳态对维持机体健康非常重要，免疫调节失调或异常可能会导致各种疾病的发生。免疫系统中主要是巨噬细胞、T/B淋巴细胞及细胞免疫因子起调节作用，它们共同对抗原刺激产生反应，形成免疫应答。

体外细胞实验发现，荔枝多糖能促进脾淋巴细胞和肠系膜淋巴结细胞增殖、NK细胞杀伤活性、巨噬细胞吞噬作用，以及IFN-γ和IL-6等细胞因子的分泌释放，具有良好的免疫调节活性，且不同结构的荔枝多糖的活性差异较大。表现出较强免疫调节活性的荔枝多糖的结构，其一级结构的单糖组成中含有更多的半乳糖、甘露糖或糖醛酸；高级结构呈高度分支且有序的球形构象，或含活性结合蛋白等特征（Huang et al.，2016）。

体内动物实验表明，荔枝多糖具有免疫调节作用，能改善环磷酰胺导致的胸腺和脾脏指数下降，促进肠系膜淋巴结细胞和脾淋巴细胞增殖，提高血液中IgA、IgG和IgM及IL-6、

TNF-α 等细胞因子的水平，推测可能是通过触发肠黏膜免疫来发挥整体免疫调节作用（马艳芳等，2016）。

3）其他生物活性　　荔枝多糖除了抗氧化、增强免疫力的生物功效外，还具有降血糖、抗疲劳、抗肿瘤等作用。荔枝多糖能抑制 α-葡萄糖苷酶的活性，调节糖尿病小鼠糖代谢功能，具有降血糖作用。荔枝多糖能够增加糖原储备，减少运动后尿素氮和乳酸的蓄积，发挥抗疲劳作用。荔枝多糖还可抑制人肝癌细胞 HepG2、人宫颈癌细胞 HeLa 和人肺癌细胞 A549 等肿瘤细胞的增殖，具有潜在的抗癌活性（吕强，2015）。

以荔枝为原料，对新鲜和半干的荔枝的抗氧化能力（2,2-二苯基-1-苦味酸，2,2-叠氮-双-3-乙基苯并噻唑啉-6-磺酸）用分光光度法和定量描述分析法测定，发现生物活性含量和特性没有显著变化（Rashid et al.，2019）。

四、菠萝

菠萝［*Ananas comosus*（L.）Merr.］凤梨科凤梨属植物，又称凤梨、黄梨、番菠萝、草菠萝等，是热带或亚热带地区特产水果。

菠萝气味芳香、酸甜可口。菠萝一年四季随时都有果实成熟。主要成熟为夏季和冬季。夏季成熟的风味好、品质佳。菠萝食用部分是花序轴（图 5-8）。

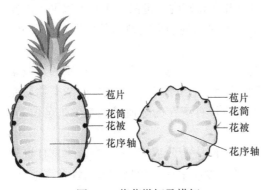

图 5-8　菠萝纵切及横切

苞片
花筒
花被
花序轴

苞片
花筒
花被
花序轴

（一）菠萝的营养成分

菠萝乃维生素 A 和维生素 B 的重要来源水果之一，富含维生素 C、钙、磷、铁及一种菠萝蛋白酶。菠萝果实含水分 85.0%、糖 13%、蛋白质 0.6%、矿物质 0.05%、纤维 0.3%、钙 0.02%、磷 0.01%、铁 0.9%、酸类物质 0.6%、维生素 A（胡萝卜素 /100g）60 个国际单位、维生素 B_2 120mg/100g 及维生素 C 63mg/100g。

1. 基本化学成分　　菠萝含有糖、蛋白质、维生素等基本化学成分。

Lu 等（2014）发现菠萝含有蔗糖、柠檬酸。主要矿物质成分为钾、钙、镁。抗坏血酸（AsA）含量为 5.08～33.57mg/100g FW，总酚（TP）含量为 31.48～77.55mg GAE/100g FW。菠萝的抗氧化能力与酚类物质、黄酮类化合物和 AsA 的含量有关。

2. 膳食纤维　　菠萝果实含有丰富的膳食纤维，总膳食纤维（TDF）含量为 46.30%～69.64%（DW），不溶性膳食纤维（IDF）的含量分别为 37.23%～61.19%（DW），可溶性膳食纤维（SDF）的含量分别为 9.22%～19.07%（DW），可作为一种重要的膳食纤维补给源。

3. 香气成分　　菠萝的香气有酯类和烯类等。Steingass 等（2017）发现菠萝汁产生的挥发物包括苯丙烯、羰基、2-甲基噻吩、甲苯和糠醛、萜烯和呋喃酮、对香豆酰、阿魏酰基和咖啡酰化酶，以及 3 种 4-羟基-2,5-二甲基-3（2H）-呋喃酮苷等。新鲜果汁中含有独特的菠萝代谢物，如 S-p-香豆素、S-松柏酰谷胱甘肽等相关衍生物。

（二）菠萝的生物活性

目前的研究表明，菠萝具有抗氧化、抗肿瘤等作用，具有较高的药物开发应用价值。

1. 抗氧化作用　　辐射能诱导植物胁迫，促进生物活性物质的合成。菠萝副产品（果心和果皮）经紫外线照射前后，所有处理和未经处理的菠萝副产品都含有 β-胡萝卜素作为主要类胡萝卜素（如果皮中含有 2537～3225μg/100g DW；果心中含有 960～994μg/100g DW）。菠萝皮也含有叶黄素（288～297μg/100g DW）和 α-胡萝卜素（89～126μg/100g DW）。这些菠萝副产物具有抗氧化活性，可用于医药、化妆品和食品工业。紫外线 C（UVC）处理可以增加菠萝副产品的营养价值（Freitas et al.，2015）。

2. 抗肿瘤作用　　菠萝中的多糖 pap1 和 pap2 对乳腺癌细胞株具有显著的抗肿瘤增殖活性和较强的抗氧化活性。结果表明，pap1～pap3 对人体的健康有很大的贡献，可作为保健食品添加剂应用于功能性食品中（Wang et al.，2015）。

3. 抗真菌作用　　Barral 等（2017）发现菠萝果实中的酚类化合物和抗坏血酸对镰刀菌（*Fusarium ananatum*）的菌丝生长具有抑制作用。对香豆酸在 1000μg/L 浓度下对菌丝生长有完全的抑制作用。阿魏酸在 1000μg/L 浓度下抑制了 64% 的菌丝生长。咖啡酰奎宁酸、芥子酸和抗坏血酸也显示出显著的抗真菌活性，但程度较低。羟基肉桂酸与病原菌共培养抑制了镰刀菌在果实中的发育。

五、芒果

芒果（*Mangifera indica* Linn.）为漆树科杧果属植物。芒果又名杧果、檬果、望果，产于热带地区。常见品种有'台农''象牙芒''鸡蛋芒''红金龙'等。果实大、味美，同时还有凤梨、柿子和水蜜桃等多种水果的混合风味，芒果味道清香适口，能够让人食欲大开。芒果以奇美的风格与漂亮的外形及极佳的品质获得了"热带果王"的美誉。

（一）芒果的化学成分

芒果果肉中主要含糖类、有机酸类、类胡萝卜素、挥发性成分等。糖类成分有果糖、葡萄糖和蔗糖；有机酸类成分有草酸、酒石酸、奎尼酸、苹果酸、抗坏血酸、乳酸、酮戊二酸、柠檬酸、富马酸、琥珀酸和没食子酸；类胡萝卜素成分有堇菜黄素、胡萝卜素、叶黄素和番茄红素。

1. 基本化学成分　　芒果品质极佳，营养价值很高，每百克鲜果中含有维生素 C 14～56mg，含糖量为 11～19g，胡萝卜素含量为 897～2080μg；此外，还含有丰富的维生素 A、维生素 B_1、维生素 B_2、蛋白质、胡萝卜素、淀粉、叶酸等。芒果含水量约为 82%，每 100g 含有 66kcal 热量，未成熟的芒果果肉含糖 14%～16%，可溶性固形物 15%～24%，还含有蛋白质、粗纤维、人体需要的矿物质、氨基酸和维生素等。

芒果中胡萝卜素、维生素 C 的含量很高。果实还含有肌醇、异戊醇、α-蒎烯、月桂烯、β-派烯、柠檬烯、小茴香酮、芒果酮酸、异芒果醇酸、阿波酮酸、阿波醇酸、没食子酸、槲皮素、异槲皮苷、芒果苷、并没食子酸、β-胡萝卜素、核黄素和叶酸等。

2. 酚类化合物　　芒果含有酚类化合物。目前已经从芒果皮中分离得到 5-（11′-正庚烯基）间苯二酚和 5-（8′,11′-正庚烯基）间苯二酚两种酚类成分，以及没食子酸丙酯、安息香酸丙酯和四氢氧杂蒽酮-C_2-D-葡萄糖苷等酚类成分。

3. 挥发性成分　　芒果果肉中还有挥发性成分。采用顶空固相微萃取方法对'达谢哈里''吕宋芒'和'凯特'3 个品种的芒果果实中的挥发性成分进行提取，对挥发性成分进行

GC-MS 分析鉴定。在'达谢哈里'芒果中检出 22 种成分，主要有 α-萜品油烯、δ-3-蒈烯、α-蛇麻烯；在'吕宋芒'中检出 19 种成分，主要有 α-萜品油烯、α-蛇床烯、δ-3-蒈烯；而在'凯特'芒果中检测出 12 种成分，主要有 δ-3-蒈烯、反-丁子香烯、1R-α-松萜。这些挥发性成分许多是天然香料和药材的重要成分（陈仪新等，2015）。

4. 其他成分　　此外，芒果还含有黄酮、类固醇、脂肪酸、植物甾醇、萜类、苷类和酚类等多种化合物和微量元素。

（二）芒果的生物活性

芒果所含的活性成分极为丰富，如芒果苷、杨梅素、芦丁、槲皮素等，其中，芒果苷含量较高，尤其是芒果叶和芒果树皮中富含芒果苷。现代药理学研究表明，芒果具有抗菌抗炎消炎、抑菌、防癌、抗癌、抗氧化、增强免疫调节等药理作用，具有较高的药物开发应用价值（Ediriweera et al.，2017）。

1. 抗微生物　　对芒果核仁粗提物进行抑菌作用研究发现，芒果核仁粗提物对香蕉黑星病菌、番木瓜疫霉病菌、番木瓜炭疽病菌、芒果炭疽病菌、香蕉枯萎病菌的生长具有一定的抑制作用，可作为一种有研究价值的植物源农药。研究芒果苷对痔疮主要致病菌的抑菌作用，结果发现，芒果苷对痔疮的主要致病菌丙酸杆菌、金黄色葡萄球菌具有一定的抑菌作用（陈仪新等，2015）。

使用组织培养技术研究了芒果苷和异构芒果苷在单纯疱疹中的抗病毒效应，实验结果得出芒果苷和异构芒果苷的噬斑清除率分别为 56.8% 和 69.5%，其抗病毒效应归因于它们抑制细胞内病毒的复制能力。芒果苷对鸭乙型肝炎病毒具有一定的抑制作用（陈仪新等，2015）。

芒果籽中酚类物质还具备抑菌特性。芒果籽酚类物质主要是通过影响微生物体内的酶活性、氧化磷酸化反应、DNA 和蛋白质的合成、细胞质内含物及细胞膜结构，进而发挥其抑菌作用。研究表明，芒果籽甲醇提取物对革兰氏阳性菌的抑菌能力强于革兰氏阴性菌，能够对包含金黄色葡萄球菌（*Staphylococcus aureus*）、大肠杆菌（*Escherichia coli*）、单增李斯特菌（*Listeria monocytogenes*）等食源性致病菌在内的共 18 种微生物起到抑制效果，并且在高温（121℃，15min）、冷冻（-20℃，16h）、pH 3～9 的条件下，仍均具备抑菌能力，体现出良好的食品加工适应性。同时，芒果籽酚类物质与芒果籽油的协同效应，能较单一组分的使用，表现出更优的抗氧化和抑菌能力。

此外，芒果籽中的单宁、没食子酸、槲皮素、鞣花酸、1,2,3,4,6-五-*O*-没食子酰基-β-D-葡萄糖（PGG）等物质还具备控制血糖、增强免疫力、抗病毒、抗炎、护肝、抑制癌细胞增殖等生理功效。因而芒果籽也可作为相关功能成分的廉价提取原料，用于生产天然抗氧化剂、健康食品或药品。

2. 抗炎　　通过卵白蛋白诱导 BALB/c 小鼠哮喘模型，观察了芒果苷抑制哮喘小鼠气道炎症的作用机制，结果表明芒果苷可通过减少嗜酸性粒细胞数目（EOS）抑制哮喘小鼠的气道炎症，从而发挥其抗炎作用。此外，芒果苷还可以通过调控白细胞 MAPK 通路中的 *ERK*、*JNK* 基因表达，以及 ERK 蛋白磷酸化，降低血清趋化细胞因子水平，从而发挥其抗脂多糖诱导的慢性炎症作用。

3. 抗氧化　　芒果果肉具有抗氧化的作用。研究表明芒果皮提取物中的多酚对由 H_2O_2 引起的小鼠红细胞的氧化危害具有保护作用，对其引起的红细胞氧化溶血和膜蛋白质降级具有抑制作用，可保护由过氧化氢引起的红细胞膜的改变。研究人员对巴西各种芒果中的多酚成分进行了研究，发现它们大多具有抗氧化能力（Ediriweera et al.，2017）。

黄酮类化合物是许多中草药的有效成分，具有抗氧化、抗炎、抑菌、抗心律失常、降血脂等作用，有较为广泛的生理活性，其作用机制可能与其抗自由基或抗氧化相关。芒果含有黄酮和多酚类成分，所以芒果的提取物对·OH、DPPH·自由基有一定的清除作用，芒果叶醇提物、乙酸乙酯提取物对羟自由基、超氧阴离子自由基，以及脂氧化酶具有一定的清除作用，可以抑制由自由基引起的脂质过氧化、减少红细胞溶血。

4. 抗肿瘤　　芒果苷具有抗肿瘤作用。研究发现 0.1% 的芒果苷可显著降低由偶氮甲烷（AOM）导致的肠肿瘤的发生率。用噻唑蓝比色法（MTT）观察芒果苷对细胞的毒性作用、对人肝癌细胞株增殖的抑制作用、对细胞周期和对细胞凋亡的诱导作用的干预，表明芒果苷对肝癌细胞株有明显的毒性作用，能诱导肝癌细胞凋亡和阻滞细胞周期于 G_2/M 期；芒果苷对由苯并芘导致的肺癌具有预防功效（Mirza et al.，2020）。

80μmol/L 的芒果苷能显著抑制白血病 HL-60 细胞的生长，阻滞细胞周期于 G_2/M 期，显著上调细胞周期素 B1 和细胞周期分裂基因 2 的 RNA 的表达水平。人们研究还发现芒果苷能显著抑制白血病 HL-60 细胞增殖，并能诱导细胞凋亡，机制可能与下调 *Blc-2* 及 *Survivin* 基因的表达有关，芒果苷对肺癌 A549 细胞具有抑制增殖及促进凋亡的作用，并能抑制人淋巴瘤 Raji 细胞的增殖和侵袭（Hu et al.，2018）。

5. 免疫、镇痛　　通过芒果苷作用于老化红细胞，表明芒果苷具有免疫抑制作用而不影响细胞活力。通过研究芒果树提取液和芒果苷对鼠巨噬细胞功能的调节作用，表明芒果树提取液和芒果苷在鼠巨噬细胞内的噬菌作用，以及 ROS 制造活性上有抑制效应，对表现为巨噬细胞过度激活的免疫病原性疾病有治疗的价值（Garcia et al.，2002）。

6. 止咳祛痰　　芒果苷对于卵白蛋白诱导的 BALB/c 小鼠哮喘模型，可降低血清中 OVA-sIgE 水平，说明芒果苷可调节哮喘小鼠体内免疫类型，其原因可能与芒果苷纠正 Th1/Th2 细胞因子失衡从而发挥免疫调节作用有关。科学家对芒果皮提取物的止咳、化痰作用进行研究，结果表明芒果皮提取物具有止咳、化痰和促进气管分泌的作用（黄敏琪等，2007）。

7. 保肝利胆　　使用氧化应激反应诱导的肝损伤模型，对芒果苷的护肝效应进行了研究。结果表明芒果苷具有清除 DPPH 分子，能有效降低 TBA-RS 形成的能力，以及抵抗 CCl_4 诱导的鼠血浆 GOT、GPT 的升高，说明芒果苷具有护肝的功效（Yoshikawa et al.，2002）。

8. 对中枢神经系统的作用　　芒果提取物对由化学方法导致的甲状腺机能减退具有保护作用，水提取物具有抗败血病的作用。研究芒果苷对实验性行为绝望小鼠的抗抑郁作用，结果表明，芒果苷在小鼠行为绝望模型实验中具有一定的抗抑郁作用（郑子敏等，2009）。

9. 降血糖　　芒果提取物具有潜在的降血糖活性。其对糖尿病小鼠具有一定的降糖作用和抗肥胖的效应，对小鼠醋酸所致腹腔毛细血管通透性增高有明显的抑制作用，可以保护人体外围血液淋巴细胞由于 γ 射线导致的 DNA 链的断裂（Ediriweera et al.，2017）。

10. 其他作用　　芒果苷能改变柔红霉素所致心肌细胞损伤模型中 SIRT1、FOXO3a、BIM 的表达水平，提示 SIRT1 可能是芒果苷保护柔红霉素致心肌损伤模型的重要作用因子，并通过进一步调控其下游 FOXO3a 和 BIM 两个因子的表达来发挥保护损伤心肌的作用（殷万斐等，2013）。

除上述药理作用外，芒果苷还具有一些令人关注的药理效应。例如，改善东莨菪碱引起的学习障碍，拮抗氯化镉引起的细胞毒性效应，促进体外大鼠骨髓间充质干细胞和成骨细胞的增殖。就目前的研究发现而言，芒果苷药理作用广泛，可进一步开发利用。

六、龙眼

龙眼（*Dimocarpus longan*）又名桂圆，益智，是产于我国亚热带地区的水果。其果实风味独特，口感良好，且具有较高的营养价值和健康功效，因而深受广大消费者喜爱。

（一）龙眼肉的化学成分

龙眼的营养和活性物质主要在龙眼肉和龙眼核中。

1. 基本营养组分　龙眼为药食两用植物，其化学成分类型多样，含有水分、灰分、蛋白质、脂肪、氨基酸、纤维、维生素C，以及无机盐、三萜类、酚类、甾体类及脂类等。据报道，每100g鲜龙眼中就含有297kJ能量、1.2g蛋白质、0.1g脂肪、16.6g糖类、0.4g膳食纤维、0.7g灰分、3mg维生素A、20mg胡萝卜素、0.03mg硫胺素、0.14mg核黄素、1.3mg烟酸、43mg维生素C、6mg钙、30mg磷、248mg钾、3.9mg钠、10mg镁、0.2mg铁、0.4mg锌、45mg亮氨酸、37mg赖氨酸、22mg苯丙氨酸、28mg络氨酸、98mg苏氨酸、11mg色氨酸、34mg甘氨酸、178mg谷氨酸、156mg天冬氨酸等。

龙眼肉（干）中含水0.85%、可溶性部分占79.77%、不溶性物质19.39%、灰分3.36%。在可溶性部分中葡萄糖占24.91%、蔗糖0.22%、酸类（以酒石酸计）12.6%、含氮物（其中腺嘌呤和胆碱）6.309%、蛋白质5.6%、脂肪0.5%等。还有钾、钠、镁、钙、磷、铁等微量元素，核黄酸、尼可酸和抗血酸，以及维生素B_1、维生素B_2、维生素D、维生素C等。

2. 挥发性组分　范妍等（2014）采用SPM/GC-MS法对4个龙眼品种果实香气成分进行了分析鉴定，结果从4个龙眼品种共检测出44种芳香物质，其中烷类11种、烯类18种、酯类10种、醇类3种、酮类1种、炔类1种。'储良''东良''东丰''石硖'中分别含有25种、24种、26种、21种香气成分。4种龙眼共有的香气成分有7种：分别是十七烷、罗勒烯（顺式）、罗勒烯（反式）、别罗勒烯、1,3,8-对-薄荷三烯、α-石竹烯、（E）-β-金合欢烯，但其相对含量都有所差异。各品种具有自己独特的香气成分，如储良特有的香气成分有9种：包括十六烷、2-甲基-4-亚甲基-5-(2,2-二甲基环丙基)-1-戊烯、5-环丙基戊酸乙酯、二十酸乙酯、棕榈酸乙酯、9-十六碳烯酸乙酯、香叶基芳樟醇、芳樟醇、2,7-二甲基-3-辛烯-5-炔；东丰特有的3种：包括1-碘十一烷、反式，反式-法尼基酸甲酯、2-羟基十二烷酸甲酯；石硖特有的4种：包括十一烷、（−）-异丁香烯、1,3,3-三甲基-2-乙基环己烯、喇叭茶醇；东良没有特有的香气成分。

3. 脂类　细胞的细胞膜含有很多脂类。龙眼肉（干）磷脂组分中，溶血磷脂酰胆碱（LPC）13.8%、磷脂酰胆碱（PC，亦卵磷脂）49.5%、磷脂酰肌醇（PI，亦肌醇磷脂）2.4%、磷脂酰丝氨酸（PS）3.8%、磷脂酰乙醇胺（PE，亦脑磷脂）8.0%、磷脂酸（PA）2.8%、磷脂酰甘油（PG）19.7%，总磷脂约占龙眼肉（干）的0.4%。

在龙眼肉中发现7种脑苷脂，它们分别是大豆脑苷（soyacerebroside）Ⅰ、大豆脑苷Ⅱ、龙眼脑苷Ⅰ、龙眼脑苷Ⅱ、苦瓜脑苷（momor cerebroside）、8（E）-*N*-（2′-D-羟基-二十四烷酰基）-1-*O*-β-D-吡喃葡萄糖基-8-烯-十八鞘氨醇［8（E）-*N*-（2′-hydroxy-tetra-cosoyl）-1-*O*-β-

D-glucopyranosyl-8-en-octadecas-phin-genine]、商陆脑苷（phytolacca cerebroside）。通过化学方法和波谱学研究表明它们都是拥有 2-羟基脂肪酸的鞘氨醇或植物鞘氨醇葡糖脑苷脂的（8E 和 8Z）几何异构体。脑苷脂是单糖或低聚糖与神经酰胺末端羟基结合所形成的苷，具有抗肿瘤、免疫调节、抗病毒等多种生理活性（Ebede et al.，2019），为细胞膜结构成分之一。

4. 萜类 从龙眼壳（干）中分离出的萜类有龙眼三萜 A 和龙眼三萜 B。其中龙眼三萜 A 为木栓醇（friedelinol，分子式 $C_{30}H_{52}O$），龙眼三萜 B 为木栓酮（friedelin，分子式 $C_{30}H_{50}O$），龙眼三萜 B 的结构已确证（图 5-9）。

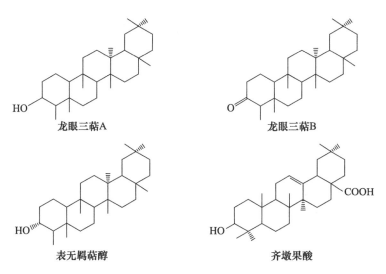

图 5-9 龙眼中分离得到的三萜类结构式

木栓酮及其衍生物是一类均具有不同程度的抗炎和抑制真菌生长作用的化合物，对其构效关系研究表明若有 3β 位引入亲水性基团（如羟基等），其抗炎活性将会增强。分析原因可能由于亲水性基团的引入，降低了木栓酮的脂水分配系数，增加了其抗炎活性（张黎明等，2013）。

5. 有机酸 龙眼含有的有机酸包括烟酸、对羟基苯甲酸、呋喃丙烯酸、二十四碳酸、丁二酸等（图 5-10）。除此之外，龙眼中还含有丰富的脂肪酸。

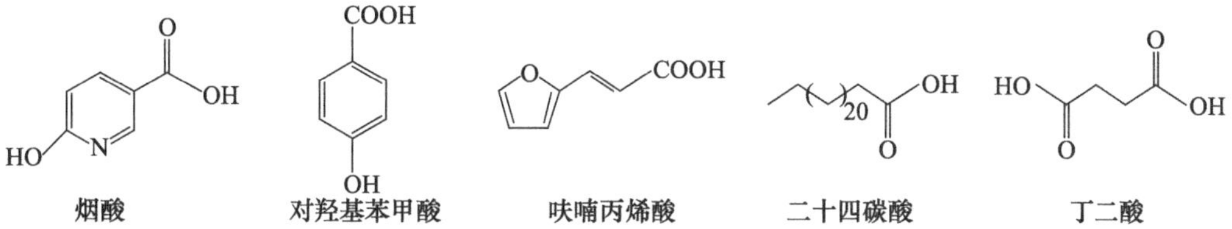

图 5-10 龙眼中分离到的有机酸

6. 其他成分 从龙眼果肉中鉴定出两种多酚类物质，分别为 4-O-甲基没食子酸和表儿茶素。龙眼果肉的多酚含量为（1.07±0.05）mg，总黄酮的含量为（1.22±0.05）mg，没食子酸的含量为（0.25±0.07）g。质谱分析显示龙眼中有 12 种不同的多酚化合物。

（二）龙眼的生物活性

龙眼在抗氧化、抗炎、抗菌等方面具有一定药理活性。

1. 抗氧化　　研究发现，不同品种龙眼的抗氧化能力有差异。'福旺8号'、'东梁'和'FD97'品种对 DPPH 的清除活性最强（IC50 为 1.03g/mL）。'东梁'对 2,2-联氮-二（3-乙基-苯并噻唑-6-磺酸）二铵盐（ABTS）（＋）的清除活性最高（Wang et al.，2020b）。以龙眼为原料，对新鲜和半干的龙眼进行的抗氧化能力进行研究，结果发现 2,2-二苯基-1-苦味酸、2,2-叠氮-双-3-乙基苯并噻唑啉-6-磺酸的生物活性含量和特性没有显著变化（Rashid et al.，2019）。

2. 抗炎　　没食子酸乙酯是龙眼中富含的酚类化合物。对培养细胞和动物的研究结果表明，没食子酸乙酯能激活前列腺素 E（2）的产生。龙眼的促炎和有益健康的作用可能部分归因于没食子酸乙酯激活环氧化酶（cyclooxygenase，COX）-1 和 COX-2（Wang et al.，2018）。

对龙眼提取物及其多糖的体外抗炎作用进行研究，结果发现，与种子和果肉提取物相比，其花的提取物中含有总酚类、总黄酮类化合物的量最高。龙眼的提取物能够抑制脂多糖诱导的巨噬细胞中的一氧化氮（NO）产生。这种抗 NO 生产的机制与它们的 NO 清除效果和减少可滴性一氧化氮合成酶（iNOS）的表达和催化活性有关。结果表明，龙眼提取物具有抗炎特性。因此，龙根可以作为潜在的膳食补充剂，用于治疗与炎症相关的疾病（Kunworarath et al.，2016）。

3. 抗菌　　龙眼具有抗菌活性。采用纸片扩散法研究了龙眼种子提取物的最低抑菌浓度。结果发现，龙眼种子提取物对金黄色葡萄球菌（*Staphylococcus aureus*）和耐甲氧西林金黄色葡萄球菌的最低抑菌浓度为 64μg/mL，抗菌作用与酚类化合物有关。高效液相色谱分析表明，主要酚类化合物为没食子酸、柯里拉京（Corilagin）、没食子酸乙酯和鞣花酸（Tseng et al.，2014）。

七、火龙果

火龙果（*Hylocereus undatus* Britt.）为仙人掌科量天尺属植物，原产于中美洲热带沙漠地区，属典型的热带植物，又名红龙果、仙蜜果、龙珠果、玉龙果、情人果。食用的部分是内果皮。

按照果肉的颜色不同，火龙果分为红果皮、白果肉（*H. undatus*），黄果皮、白果肉（*H. megalanthus*），红果皮、红果肉（*H. costaricensis*），红果皮、紫红果肉（*H. polyrhizus*）等。

（一）火龙果肉的营养成分

火龙果营养丰富，除含有糖类、有机酸、蛋白质、氨基酸和多种矿质元素及膳食纤维外（表 5-1），还有丰富的天然色素和各种功能性物质，如甜菜红色素、低聚糖、茶多酚和黄酮苷等。具有很高的营养价值，集水果、花蕾、蔬菜、医药用途等优点于一身，深受消费者的青睐。

1. 蛋白质及氨基酸　　火龙果果实中蛋白质含量丰富。

表 5-1　火龙果的营养成分测定比较

营养成分	含量 /（g/100g）
水分	82.5～88
蛋白质	0.15～0.4
脂类	0.21～0.61
脂肪酸	0.7～0.9
可滴定酸值 /（g/L）	2.4～3.4
pH	4.3～4.7
葡萄糖含量 /（g/L）	30～55
果糖 /（g/L）	4～71
可溶性固形物 /°Brix	7.1～10.7

据测定，果肉中蛋白质含量 11.20g/100g，其中红肉火龙果高达 13.00g/100g，在热带、亚热带水果中含量较高，分别为荔枝、杨梅、枇杷和橄榄的 1.5 倍，芒果、人参果和菠萝的 2～3 倍，番木瓜和余甘子的 3.2～4.3 倍。

火龙果中含有丰富的白蛋白，其中其茎、花、果中的白蛋白十分丰富，稳定性极高。而火龙果的果实中的白蛋白含量达到了 11.2g/kg，其中红肉火龙果的果实中白蛋白含量最高，达到了 13g/kg，而日常人们所吃的大宗水果苹果中的白蛋白含量为 2g/kg，而甜橙中的白蛋白含量也只有 8g/kg（王壮等，2014）。

火龙果中含有 17 种氨基酸，其中含有亮氨酸、异亮氨酸、苯丙氨酸、苏氨酸、赖氨酸、色氨酸、甲硫氨酸、缬氨酸 8 种人体必需氨基酸；谷氨酸含量为 10.10g/100g，占氨基酸总量的 13.56%，其在人体中具有促进红细胞生成、改善脑细胞营养及活跃思维等作用；缬氨酸、亮氨酸和异亮氨酸 3 种必需氨基酸含量分别为 3.5g/100g、6.6g/100g 和 3.2g/100g，占氨基酸总量的 17.34%，这 3 种必需氨基酸能够调节组织蛋白质合成，同时在肝、肾功能的衰竭方面具有一定的预防作用。

火龙果籽中氨基酸的含量也极为丰富。其中，谷氨酸含量最高，达 4.38g/100g；精氨酸次之，为 2.42g/100g；赖氨酸含量最低，仅为 0.36g/100g；人体必需氨基酸含量为 24.38%。

除此之外，火龙果中还含植物少有的植物性白蛋白，它在人体中能够将细胞代谢产生的酸性物质从体内清除，能与重金属离子结合，通过排泄系统排出体外，起解毒作用，同时白蛋白对胃壁也有一定的保护作用。白肉火龙果种子中的氨基酸含量的测定结果表明，在测定到的17 种氨基酸中，8 种必需氨基酸的含量占了 24.38%，说明具备较好的蛋白质品质。

2. 色素　火龙果含有丰富的植物色素，特别是红肉火龙果，从果皮到果肉呈玫瑰红色至紫红色，色素含量较高。火龙果果实中含有 4 种甜菜苷类化合物，分别为甜菜碱（betaine）、2-脱羧基-甜菜碱（2-descarboxy-betaine）、丙二酰甜菜碱（phyllocactin）和 2-脱羧基-丙二酰甜菜碱（2-deacarboxy-phyllocactin）。

火龙果的红色素主要来自甜菜色素，这种水溶性的色素包括紫红色的甜菜红素与黄色的甜菜黄素，二者是由甜菜醛氨酸分别与环多巴和氨基酸/胺分别结合形成亚胺共轭物的产物。与其他含有甜菜色素的红甜菜和仙人掌水果不同，红果肉火龙果中仅含有甜菜红素，而不存在甜菜黄素，因此果肉才会呈现纯粹的紫红色（王壮等，2014）。

火龙果的果皮中含有花青素，花青素在许多方面能给人体的健康带来好处，其抗氧化能力较胡萝卜素高 10 倍以上，且其在人体血液中能够保持活性状态的时间长达 75h。火龙果中尤其以红肉火龙果的果皮中花青素含量最高，所以在吃火龙果时，最好不要剥掉火龙果皮内层的粉红色果皮，以提高花青素的摄入；又因花青素对温度敏感，所以宜生吃。

3. 膳食纤维　火龙果果实中含有丰富的膳食纤维，含量为 2.33%，远高于苹果（1.2%）、甜橙（0.6%）和桃（1.3%）。火龙果的膳食纤维的含量是苹果、甜橙和桃等水果的2～3 倍，其中水溶性膳食纤维含量 1.62%。水溶性膳食纤维可在人体中直接吸收，具有减肥、降低血糖、润肠和预防大肠癌的作用。火龙果新鲜果实中的膳食纤维含量高达 20～28g/kg，其中水溶性膳食纤维含量达到了 16.2g/kg。而平常人们所食的苹果中的膳食纤维含量平均为12g/kg，桃中的膳食纤维含量平均为 13g/kg，柑橘中的橙中的膳食纤维含量为 6g/kg。可见，火龙果中的膳食纤维含量丰富，远高于苹果、桃、橙等水果（王壮等，2014）。

4. 低聚糖和多糖　火龙果中含有葡萄糖、果糖、低聚糖、寡糖等多种糖类物质，白肉火龙果的低聚糖含量（86.2±0.93）g/kg，而红肉火龙果中的含量略高于白肉火龙果，含量为（89.6±0.76）g/kg。火龙果果实中的糖酸比达到 16：0～26：1。因火龙果中富含易于人体吸收的可溶性糖，尤其适合运动后食用，以补充能量（王壮等，2014）。

植物多糖是由许多相同或不同的单糖以 α-或 β-糖苷键所组成的化合物，其分子质量一般为数万甚至数百万。植物多糖具有降血糖、清除自由基、抗衰老、抗氧化、抗疲劳、抗炎等多方面的功能。火龙果中含有丰富的植物多糖。火龙果果实中的多糖成分主要是由葡萄糖、蔗糖、果糖、阿拉伯糖组成的杂多糖（王壮等，2014）。

5．矿质元素　　火龙果含有丰富的矿质元素，大多皆是人体所需的磷、钾、钙、镁、锌、铁、硒等矿质元素，其中以磷、钾、钙、镁的含量较为丰富，而磷的平均含量达到了0.224g/kg，远高于苹果、桃等水果的磷含量；而钾元素的含量高达 1.74g/kg，亦远高于苹果、橙子、桃等水果。火龙果中的硒元素含量也比苹果、橙子、桃等水果的高（王壮等，2014）。

6．维生素　　火龙果含有丰富的维生素类化合物，包括维生素 A、维生素 B 族（维生素B_1、维生素 B_2、维生素 B_3、维生素 B_6）、维生素 C、维生素 E 等。火龙果果实中维生素 C 的含量改为 52.2mg/kg。火龙果果实中维生素 B_2 的含量高达 60mg/100g，是苹果、甜橙和桃的20～30 倍。

7．氨基酸　　火龙果中含有丰富的氨基酸，氨基酸的平均总含量为 7.08g/kg，明显高于苹果、甜橙等水果。火龙果富含人体所必需的 8 种氨基酸，人体必需氨基酸占氨基酸总含量的34.9%。

8．果胶　　火龙果中果胶为甲氧基含量小于 7% 的低脂果胶，测定发现果胶单糖组成主要为半乳糖醛酸，其次是甘露糖、鼠李糖、半乳糖、葡萄糖和少量的木糖和阿拉伯糖。

9．脂肪酸　　火龙果中的脂肪酸主要集中在火龙果籽中。火龙果品种所含的主要脂肪酸是亚油酸、油酸和棕榈酸。火龙果的种子中的脂肪酸，一半为不饱和脂肪酸，占脂肪酸总量的80%，而其中超过一半的不饱和脂肪酸为人体必需脂肪酸——亚油酸，其次为油酸。前者具有转化为花生四烯酸（前列腺素的前体）的潜力，二者都有益于降低胆固醇含量，降低心脑血管疾病的功效，因此是比较理想的食用植物油的来源。火龙果种子的含油量较高，其所含的不饱和脂肪酸占脂肪总量的 0.83%，其中油酸和亚油酸分别为 23.4% 和 54.43%（王壮等，2014）。

10．黄酮类　　黄酮类化合物，又名生物类黄酮化合物，是一类广泛分布于植物中的次生代谢产物，主要是由两个具有酚羟基的苯环（A 环和 B 环）通过中央三碳原子相互连接形成的以 C6-C3-C6 为基本碳架的一系列多酚类化合物。目前已知的黄酮类化合物单体已有 8000余种。研究发现，黄酮类化合物具有抗氧化、抗病毒、预防心血管疾病、防癌、抗癌、调节免疫及中枢神经系统抑制剂等多方面的生物学功能，越来越受到人们的关注。黄酮类化合物广泛存在于仙人掌科植物中，多数与糖结合成为黄酮苷类或以游离态的形式存在。在火龙果中黄酮类化合物主要存在于火龙果茎和果实中，茎中含量为 4.94mg/g，果皮和果肉中含量分别为8.33mg/100g 和 7.21mg/100g（王壮等，2014）。

11．植物甾醇类　　植物甾醇是植物中的一种活性成分，广泛存在于植物的根、茎、叶、果实和种子中，不同植物种类其含量不同。

在生物活性方面，植物甾醇可通过降低胆固醇减少患心血管病的风险。现代临床医学研究表明，植物甾醇对防治冠状动脉粥样硬化类的心脏病，治疗溃疡、皮肤鳞癌、宫颈癌等方面有明显的疗效。此外，植物甾醇还是重要的甾体药物和维生素 D_3 的生产原料。在火龙果中植物甾醇主要存在于火龙果茎和籽中。火龙果籽油中含有菜油甾醇、豆甾醇、β-谷甾醇等植物甾醇，其中以β-谷甾醇的含量最高。

12. 其他营养成分 在火龙果肉茎中，总黄酮含量为143mg/kg，黄酮醇类物质槲皮素和山奈素的含量分别为5.2mg/kg和22.4mg/kg。

（二）火龙果的生物活性

火龙果果实含有丰富的糖、白蛋白、不饱和脂肪酸、膳食纤维、维生素及多种微量元素，在抗氧化、降血脂、美容养颜等方面具有较好的活性。

1. 预防血管硬化 火龙果果实中含量丰富的花青素是一种超强的抗氧化剂，能有效防止血管硬化，从而可防止心脏病发作，防止血凝块形成引起的脑中风。花青素还能提高预防脑细胞变性，从而抑制阿尔茨海默病发生。

火龙果的肉茎中所含的矿质元素硒，在进入机体与蛋白质结合形成硒蛋白后，具有抗氧化、调节甲状腺激素代谢水平等作用。火龙果种子中所含的不饱和脂肪酸对细胞膜功能、基因表达、预防心血管疾病及生长发育等都起着重要作用。

火龙果的果茎和果籽中含有植物甾醇，如菜籽甾醇、β-谷甾醇、麦角甾醇、豆甾醇、α-香树脂醇和蒲公英甾醇等，可以降低胆固醇含量，减少心血管疾病的风险，对冠状粥样硬化、溃疡、宫颈癌等具有一定疗效。

2. 排毒护胃 火龙果中富含一般蔬果中较少含有的植物性白蛋白，这种白蛋白是具黏性、胶质性的物质，会自动与人体内的重金属离子结合，通过排泄系统排出体外，从而起到解毒作用。此外，白蛋白对胃壁还有保护作用（Sangkuanun et al., 2020）。

3. 美肤养颜、减肥 火龙果所含的花青素能有效对抗自由基，能防止血管硬化、对抗自由基，具有美容养颜及减肥功效；其富含的维生素C能美白皮肤，起到美肤养颜的功效；其富含的水溶性膳食纤维具有减肥、降低血糖、润肠等健康功效（Asyifah et al., 2014）。

4. 抗氧化 火龙果所含的黄酮类物质具有很强的抗氧化和消除自由基作用，类黄酮类物质具有抗炎、抗过敏、预防心脑血管疾病、抑制病毒等作用。

黄酮醇类，如槲皮素具有较好的祛痰、止咳作用，并有一定的平喘作用，此外还有降低血压、增强毛细血管抵抗力、减少毛细血管脆性、降血脂、扩张冠状动脉、增加冠脉血流量等作用。维生素B_1、维生素B_2和维生素B_6对机体新陈代谢、激素水平调节，以及神经调节功能等方面具有不可或缺的作用（Madane et al., 2020）。

5. 其他作用 火龙果中的含铁量比一般水果要高，众所周知，铁是制造血红蛋白不可缺少的元素，摄入适量的铁质可以预防贫血。

火龙果所含的花青素能够抑制炎症和过敏；能改善关节的柔韧性，预防关节炎；还可以促进视网膜细胞中的视紫质再生，起到改善视力的作用等。

火龙果中含有丰富的营养成分及功能性物质，在预防心脑血管疾病、降低血浆胆固醇、润肠通便、预防贫血、明目、清热降火、润肺止咳、预防高血压、解毒排毒、增加卵巢功能、提高生育能力等方面具有特殊的生理功能，其开发利用前景广阔（Wahdaningsih et al., 2020）。

红肉火龙果具有更优于白肉火龙果的营养价值及更高含量的色素物质（周兵，2015），后续需要进行更多的有效成分的提取，以及物理特性的研究，使其在今后提供更优质的营养资源和健康资源。

第二节 常见北方鲜果营养物质和生物活性物质

北方常见果品有蔷薇科（Rosaceae）的苹果、梨和葡萄科的葡萄等。蔷薇科植物中的苹果、梨等是非常常见的北方鲜果。它们食用的部分是肉质化的花托。

一、苹果

苹果（*Malus domestica*）属于蔷薇科苹果属植物，落叶乔木。苹果原产于欧洲和中亚细亚，哈萨克斯坦的阿拉木图与中国新疆的阿力麻里。鲜食苹果品种有红星系列、'红富士''国光''乔纳森'等。苹果与柑橘、葡萄和香蕉共同成为世界四大果品。其中苹果曾经多年位居我国第一大果品。

苹果果实呈球形，苹果中富含维生素C、类黄酮、多酚、膳食纤维、有机酸、可溶性糖、果胶、矿物质和微量元素等。苹果食用部分是花托发育而来的假果皮（图5-11）。苹果中的营养成分主要有糖、有机酸、维生素、膳食纤维、果胶、类黄酮、矿物质、苹果多酚、三萜和植物甾醇、蛋白质和微量元素等。苹果是举世公认的营养价值最高的健康水果之一，故有谚语："一天一苹果，医生远离我"。

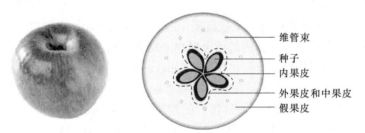

图5-11 苹果果实及其横切

（一）苹果的营养成分

关于苹果营养成分的研究目前主要集中在苹果的果肉、果皮中。主要含有糖类和多酚等物质。

1. 糖类 人类摄入食物的总能量中大约80%由糖类提供。根据《中国果树志·苹果卷》，80.7%的苹果品种可溶性糖含量在8%～13%。苹果中的可溶性糖以葡萄糖、果糖和蔗糖为主。梁俊等（2011）对11个苹果品种的研究表明，在苹果的糖含量中，果糖占43.7%～55.7%，葡萄糖占19.0%～43.5%，蔗糖占6.2%～26.8%。糖是苹果的甜味物质，葡萄糖、蔗糖和果糖的比甜度分别为0.7、1.0和1.5。

苹果可溶性固形物含量与含糖量成正比。由于可溶性固形物含量测定远比可溶性糖含量测定简单，人们常用可溶性固形物含量代替可溶性糖含量。根据《中国果树志·苹果卷》，88.2%的苹果品种可溶性固形物含量为11%～15%。

2. 苹果多酚 苹果多酚（apple polyphenols，AP）是苹果次生代谢产物，是苹果中所含多种酚类物质的总称，包括酚酸和类黄酮类成分。苹果中的多酚含量为361.1～1 008.0mg/kg（Wojdylo and Oszmianski，2020）。

各种水果中均富含酚酸类成分。到目前为止，从苹果中分离出的酚酸类化合物约有 10 种，主要包括水杨酸、对香豆酰基奎尼酸、奎尼酸、绿原酸、咖啡酸、阿魏酸、丙二酸、马来酸、对-香豆酸、肉桂酸等（Wojdylo and Oszmianski，2020）。

苹果中的类黄酮类化合物主要包括黄酮类、黄酮醇类、黄烷醇类、花色苷类、查耳酮类及其衍生物等，如黄烷-3-醇、儿茶素、表儿茶素、原花青素 B_1、原花青素 B_2、原花青素 B_5、原花青素 C_1、原花青素四聚体、原花青素五聚体、原花青素六聚体、原花青素七聚体、原花青素八聚体、二氢查耳酮、根皮苷、根皮素、黄酮醇、槲皮素、3,5,7,3′,4′-五羟黄酮醇-3-O-木糖苷、3,5,7,3′,4′-五羟黄酮醇-3-O-鼠李糖苷、3,5,7,3′,4′-五羟黄酮醇-3-O-半乳糖苷、3,5,7,3′,4′-五羟黄酮醇-3-O-葡萄糖苷、3,5,7,3′,4′-五羟黄酮醇-3-O-阿拉伯糖苷、3,5,7,3′,4′-五羟黄酮醇-3-O-芸香糖苷、花色苷类、花色素、矢平菊素-3-半乳糖苷等（Zhang et al.，2020）。

Tsao 等（2003）对 8 个苹果品种进行测定，发现果皮总黄酮含量在 834.2～2300.3mg/kg，果肉中含 15～605.6mg/kg。苹果果皮中的黄酮类化合物的含量大于果肉中的含量。

不同品种的苹果的营养成分有差异。对 5 个红肉苹果品种 / 品系和对照白肉 '嘎啦' 的营养组分及活性物质进行分析，发现红肉苹果的幼叶和花中，总黄酮和总酚含量与 '嘎啦' 中的相差不大；成熟期红肉苹果果肉中总酚含量和总黄酮含量显著高于白肉苹果；红肉苹果各个品种花青苷的含量在果树的不同器官及果实发育的不同时期均显著高于白肉苹果，尤其是 '红勋5 号'，其果肉花青苷含量可达 1.427mg/g FW（Zhang et al.，2020）。

3. 三萜类成分 近年来，国外学者从苹果皮中分离得到了大量的三萜类化合物，主要为五环三萜，包括乌苏烷型和齐墩果烷型两种。

4. 植物甾醇 苹果中还含有甾醇类成分，目前从中分离鉴定了谷甾醇、豆甾-5-烯-3β-醇、胡萝卜苷三种植物甾醇类成分。

5. 有机酸 有机酸是苹果中的酸味物质。苹果中含有苹果酸、琥珀酸、柠檬酸、草酸和酒石酸等有机酸。苹果中的有机酸以苹果酸为主，柠檬酸、酒石酸等其他有机酸含量均较少，3 种有机酸的酸味强度依次为 125、110 和 130。苹果酸含量在有机酸总含量中的比例，一般在 88.5%～94.7%，平均为 92.8%。

苹果酸可参与人体新陈代谢，并且具有抗疲劳、护肝和护肾等作用；柠檬酸可用作调色剂、缓冲剂、增溶剂、酸味剂和胶凝剂等；酒石酸可以用作饮料添加剂、抗氧化增效剂和缓凝剂等。

6. 维生素 苹果维生素 C 含量为 1～105mg/kg，平均为 28mg/kg。与猕猴桃、枣、山楂、橘子等富含维生素 C 的果品相比，苹果维生素 C 的含量相对较低。维生素 C 在空气中很容易被氧化而损失。苹果中除了含有维生素 C 以外，还有叶酸、硫胺素、吡啶醇、烟酸和核黄素等，含量都很低，几乎在 0.1mg/100g 以下（聂继云，2013）。

7. 膳食纤维 果胶是膳食纤维的一种，主要成分为半乳糖醛酸、乳糖、阿拉伯糖、葡萄糖醛酸等，但基本结构是半乳糖醛酸以 α-1,4 苷键聚合形成的聚半乳糖醛酸。其具有预防肥胖、降血脂、抗结肠癌和前列腺癌等功效（Ledere et al.，2019）。

果胶分为原果胶和可溶性果胶两类。未成熟果实内的原果胶在细胞壁内，与纤维素连在一起。果实成熟时，原果胶转变为可溶性果胶。苹果果胶含量为 0.27%～1.57%，平均为0.79%（闫震等，2012）。

8. 矿物质 苹果含有多种矿质元素，包括大量元素氮、钾、磷、钙、镁及微量元素硼、锌、锰、铁、铝；大量元素中钾含量最高，氮次之，二者之和占87%；微量元素中铁含量最高，占70%。从外表皮到果心，苹果中钾、钙、镁和磷的含量递增几倍。

钾是果品中最丰富的矿质元素，鲜果中钾的含量通常为600～6000mg/kg。李宝江等对22个苹果品种进行了研究，发现果实中钾的含量为1200～4900mg/kg，平均为2286mg/kg；钙的含量也比较高，为380～3970mg/kg，平均为1345mg/kg。

苹果中钾、钙、镁和磷的含量从外表皮到果心成倍数递增。李宝江等报道了22种苹果中钾的含量为1200～4900mg/kg，平均含量为2286mg/kg；钙的含量为380～3970mg/kg，平均含量为1345mg/kg。除以上营养成分外，苹果中还含有少量的蛋白质、脂肪和氨基酸。

苹果中营养成分在组织中的分布。苹果中所含有的营养成分因品种、成熟度、部位的不同而在苹果中的分布也不同。

（二）苹果的生物活性

大量功效研究显示苹果的营养成分具有很好的抗氧化、抗衰老、抗肿瘤、预防心脑血管疾病、保肝和增强记忆等作用。

1. 抗氧化、抗衰老　苹果中的抗氧化成分主要为苹果多酚。就苹果的抗氧化性来说，苹果皮较果肉具有更强的抗氧化性，苹果皮的抗氧化作用较其他水果、蔬菜都高。可能是因为果皮中含有更多的原花青素、表儿茶素，以及果肉中不含的槲皮素糖苷的原因。儿茶素类等多酚类物质的酚羟基能提供活泼的氢而终止自由基的连锁反应，可抑制自由基的生成，也可消除体内过多的自由基，防止自由基的氧化（Li et al.，2020a，b）。

大量研究表明，自由基产生过多和清除能力下降是引发许多疾病的生化机制，也是导致机体衰老或老化的主因。苹果多酚对超氧自由基（$\cdot O_2^-$）、羟自由基（$\cdot OH$）、有机自由基（$R\cdot$）有良好的清除作用（Wojdyl and Oszmianski，2020）。因此苹果具有抗氧化、抗衰老的作用，从而保持食物的新鲜（Kim et al.，2020）。

2. 抗肿瘤　研究表明，整个苹果的提取物具有很强的抗癌活性，可以抑制二甲基苯蒽引起的SD大鼠乳腺肿瘤的乳腺癌变和细胞增殖活性及诱导细胞凋亡。从苹果皮分离的大多数三萜类化合物对HepG2人肝癌细胞、MCF-7人乳腺癌细胞及CaCo-2人结肠癌细胞具有很强的抑制增殖的作用（果思伽和刘家仁，2020）。

苹果皮中的三萜类化合物有很强的抗增殖活性，这可能是苹果的抗癌活性的部分原因。苹果果皮与苹果果肉相比，具有更强大的抗氧化活性和抗增殖活性，这表明果皮提供的主要部分是苹果的生物活性物质，主要原因可能是苹果皮中含有大量的槲皮素糖苷，而果肉中没有该黄酮类物质（Thompson et al.，2009）

3. 防治心血管疾病　日本学者在研究苹果多酚对血管紧张肽转化酶（ACE）抑制活性的实验中发现：苹果多酚中的缩合鞣质类约占总多酚的一半，且其ACE抑制活性比茶多酚的主要成分儿茶素和表儿茶素要高，可以作为有效的高血压、高血脂及心脑血管疾病的抑制药剂（Yikmis，2019）。

4. 抗辐射　苹果提取物对7Gy剂量一次性照射具有拮抗作用。其主要成分可能为原花青素低聚体，儿茶素等酚类物质，其作用机制可能与苹果提取物是一种有效的羟自由基清除剂密切相关，能有效清除多种自由基，使辐照对机体的损伤大为减少（艾志录等，2007）。

5. 抗过敏　苹果可应用于特异性皮炎和过敏性皮炎的治疗。苹果多酚可抑制35%的组胺游离，所以苹果多酚可应用于特异性皮炎等病症的预防和治疗。苹果单宁具有抑制细胞内钙离子浓度上升的作用，有利于细胞的稳定，因此把苹果单宁添加于食品中，可直接稳定喉黏膜肥胖细胞，加在化妆品中可稳定皮肤细胞，作外用药可用于过敏性皮炎的治疗（王皎等，2011）。

6. 防龋齿　苹果多酚具有很强的抑制龋齿菌转葡萄糖基酶（GTase）的作用，从而防止牙垢的形成。因此，苹果多酚对预防龋齿非常有效，而且苹果多酚对 GTase 的抑制能力比绿茶中的儿茶素（EGCG）高 100 倍，其主要抗龋齿成分是苹果缩合单宁（ACT），所以可以将其作为添加剂用于牙膏中，既有防龋齿作用又有洁齿作用（Boyer et al., 2004）。

7. 促进排铅、排除毒素　采用小鼠腹腔注射乙酸铅溶液 10d，连续 15d 灌胃给予苹果多酚，发现苹果中多酚能够促进尿铅排出，拮抗金属铅所致的血铅吸收，降低血铅水平，减少金属铅在股骨、肝脏的蓄积。另外，苹果中的果胶纤维素具有很强的吸附作用，能够吸附和除掉胃肠内的细菌、细菌毒素和其他有毒物质，如铅、汞等（邓红，2003）。

8. 消除异味　鱼腥的腥臭味成分主要由胺类物质（三甲胺）引起。水产加工中，在水洗鱼段时，加入 250μg/mL 的苹果多酚，可以减少 70% 的挥发性三甲胺。在数十种盐浸水产品（如盐浸大麻哈鱼）中加入苹果多酚，可以抑制所有产品的鱼腥味。

产生口臭气的主要原因为含硫氨基酸产生的甲硫醇。苹果多酚可抑制甲硫醇产生，所以苹果多酚具良好的抑制口臭的作用，可探讨在口香糖类产品中使用。

9. 减肥　苹果多酚具有增强肌力和减少内脏脂肪的作用。科学家发现苹果多酚中的原花青素的低聚物可抑制小鼠和人体内胰脂肪酶的活性，从而抑制甘油三酯的吸收。苹果多酚还可抑制葡萄糖的运输，明显地降低血糖浓度和增加饱足感，有效控制体重，有助于减肥（Gorjanovic et al., 2020）。

10. 增强记忆　苹果中含有锌元素，锌是构成与记忆力息息相关的核酸和蛋白质不可少的元素，缺锌会导致儿童大脑皮层缘部海马区发育不良（王月静等，2018）。

11. 其他作用　苹果除了以上的作用，还有提高铁的生物利用度，改善睡眠和美容护肤，美白，防止皮肤老化，减少日光中紫外线辐射对皮肤损伤的作用。此外，苹果多酚还有抑制油脂氧化和抑菌的特性。

果胶一直是人类食品的天然成分，可以从苹果中提取果胶在食品中用作胶凝剂、增稠剂、组织成型剂、乳化剂和稳定剂等，应用于食品上的果酱、果冻和果脯果汁饮料等产品的制造；医药上可作为药物制剂的辅料；其他工业上可制成被生物降解并易于回收利用的薄膜等。从苹果皮中提取的色素色调鲜艳，可广泛用于酸性食品的着色，是一种值得开发应用的天然色素。

二、梨

梨（*Pyrus bretschneideri* spp.）属于蔷薇科梨属植物，多年生落叶乔木。梨有东方梨和西洋梨两大类。国内主要有'白梨''秋子梨''沙梨'等。梨的食用部分主要是花托发育而来的假果皮（图 5-12）。梨味道鲜美，多汁，又被称为"天然矿泉水"。梨富含酚类、糖类、蛋白质、水分、维生素、矿物元素等。

（一）梨的化学成分

据营养学专家检测，每 100g 梨含蛋白质 0.7g、脂肪 0.4g、糖类 9.6g、膳食纤维 2.1g、生

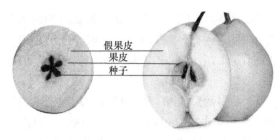

彩图　　　　　　　　　　　　图 5-12　梨果实结构图

物素 57μg、胡萝卜素 0.06mg、叶酸 5μg、泛酸 0.09mg、烟酸 0.2mg、钙 3mg、铁 0.7mg、磷 11mg、钾 115mg、钠 0.7mg、铜 0.08mg、镁 10mg、锌 0.1mg、硒 0.98μg、维生素 A 100μg、维生素 B_1 0.03mg、维生素 C 4mg、维生素 E 1.46mg。目前研究较多的成分有酚类物质、糖类物质等。

1. 酚类物质　　现代科学发现，梨含有多种酚类植物营养素，如绿原酸、龙胆酸、丁香酸、香草酸、香豆酸、阿魏酸和 5-咖啡奎宁酸、儿茶素、表儿茶素、异鼠李糖素、槲皮素、山奈醇、花青素（红色梨品种）、熊果苷等多种酚酸和类黄酮物质。部分梨品种的绿原酸、熊果苷含量高于 0.5mg/g，表儿茶素的含量高于 0.1mg/g。类黄酮类物质具有抗菌、抗病毒、消炎、抗过敏、扩张血管，以及抑制脂类过氧化、血小板聚合、毛细管透性、环加氧酶和脂肪氧化酶活性等功能（Kolniak-Ostek et al.，2020）。

梨果实中酚类物质广泛分布于果皮、果肉、果心中，主要包括羟基苯甲酸（绿原酸、龙胆酸、丁香酸和香草酸）、羟基肉桂酸（香豆酸、阿魏酸和 5-咖啡酰奎宁酸）、羟基醌（熊果苷等）、黄烷醇（儿茶素和表儿茶素）、黄酮醇（槲皮素、异鼠李素等）、花青素。

Kolniak-Ostek 通过液相色谱质谱仪检测，从 10 种西洋梨果皮中共鉴定出 44 种酚类化合物，其中包括 18 种羟基肉桂酸、13 种黄烷醇、10 种黄酮醇、1 种黄酮、1 种对苯二酚和 1 种花青素。无论是西洋梨还是亚洲梨品种，研究发现大多数梨果中熊果苷与绿原酸为主要的酚类物质（Kolniak-Ostek，2016；Kolniak-Ostek et al.，2020）。

目前，从梨的果皮中共鉴定出 53 种酚类化合物，其中包括 34 种黄酮和 19 种羟基肉桂酸酯。酚类物质含有 27 种，主要是绿原酸，其次为熊果苷、没食子酸、咖啡酸、咖啡奎宁酸、表儿茶素、儿茶素、柚（皮）苷、芦丁、槲皮素-葡萄糖苷、槲皮素-半乳糖苷、槲皮素-鼠李糖苷、香豆酸-葡萄糖苷、槲皮素-戊糖苷、鼠李糖素-葡萄糖苷、槲皮素等。李静等（2016）在砀山酥梨果皮中检测到 5 大类共 42 种酚类物质，秋白梨果皮中检测到 4 大类共 30 种酚类物质，砀山酥梨比秋白梨多 7 种黄酮类物质和 3 种槲皮素糖苷类物质。

以我国北方 11 个主栽梨品种黄冠、绿宝石、雪梨、鸭梨、丰水、南水、圆黄、黄金、华山、五九香和早酥的果实为试材，通过高效液相色谱（HPLC）分析得出，梨果心和果皮中均检测出熊果苷、没食子酸、儿茶素、绿原酸、咖啡酸、表儿茶素、香豆酸和芦丁 8 种酚类物质，而在果肉中检测出熊果苷、没食子酸、绿原酸、表儿茶素和芦丁 5 种酚类物质。所以，熊果苷、绿原酸和表儿茶素均为果肉和果皮的主要酚类物质（李丽梅等，2014）。赵旭等（2013）发现梨皮中总酚含量为（201.26±6.90）×10^{-2}mg/g FW，梨肉中总酚含量为（23.73±2.28）×10^{-2}mg/g FW（关晔晴等，2019）。

不同种类梨果实中酚类物质的组分含量差异很大，其中绿原酸平均含量最高，香草醛、芦丁、表儿茶素、儿茶素含量较高，这些都为主要的酚类物质，而咖啡酸平均含量最低（关晔晴等，2019）。

2. 糖类物质　梨是低热量水果，可食部分每100g含有44kcal热量，仅是小麦的1/7。梨果实糖类含量一般为10%～18%，可溶性糖含量一般为7%～13%，糖分主要由果糖、葡萄糖、蔗糖和山梨醇组成，果糖含量占总糖的比率为42%～57%。

梨果实样品平均单果重为242.17g，固形物含量为12.30%，可溶性糖含量为8.84%，维生素C含量为10.80mg/kg，石细胞含量为0.52%，可滴定酸含量为0.26%。

梨果实单果重与固形物、可溶性糖、可滴定酸呈极显著负相关；固形物与可溶性糖、石细胞呈极显著正相关；可溶性糖和可滴定酸呈极显著正相关。

3. 有机酸　梨果中的酸以苹果酸和柠檬酸为主，不同品种有机酸含量差异大，从0.05%到1.2%都有，可满足不同口味消费者的需求。有机酸是梨果中的酸味物质，酸具有消除疲劳、增进食欲、促进消化、软化血管、降低血液胆固醇等作用。苹果酸和柠檬酸还能提高人体对钙和铁的吸收。

柠檬酸苹果酸钙是一种新型的钙营养强化剂。柠檬酸苹果酸钙又称为果酸钙，是钙、柠檬酸和苹果酸按一定比例合成的有机螯合物，其溶解性较柠檬酸钙和苹果酸钙显著增强，使得果酸钙具有较高的钙元素生物学吸收利用性。同时，柠檬酸苹果酸钙是一种优秀的钙源，具有高溶解性、高生物学吸收利用性，同时能降低对铁吸收的阻碍，并提高人体对铁的吸收率（Kolniak-Ostek，2016）。

4. 蛋白质和氨基酸　梨蛋白质含量范围为0.11%～0.22%，总酸范围为0.14%～0.34%。梨含有16～17种氨基酸，其中有6～7种必需氨基酸。

5. 矿物质　梨果中富含钾、钙、磷、镁等大量元素及铁、铜、锌、硒、硼等微量矿物元素。梨属于高钾低钠食品，钾元素含量为1200mg/kg左右。钾是保证心脏、肾脏和其他器官正常工作的重要矿物质，低钠可降低患高血压和中风的风险。

梨鲜果中N、P、K、Ca、Mg、S的平均含量分别为902.71mg/kg、135.64mg/kg、1465.50mg/kg、68.58mg/kg、100.75mg/kg和56.91mg/kg。Fe、Mn、Cu、Zn和B的平均含量为9.98mg/kg、1.09mg/kg、1.34mg/kg、0.89mg/kg和3.01mg/kg。单果重与果实中N、Ca、Mg、Mn的含量呈极显著负相关；固形物含量与N、K的含量呈极显著正相关，与Cu的含量呈极显著负相关；梨果中可溶性糖含量与Cu的含量呈极显著负相关；维生素C的含量与Zn的含量呈极显著正相关；可滴定酸含量与N、K、Ca、Mn的含量呈极显著正相关（Kolniak-Ostek，2016）。

梨中常量元素含量较高的是K（'丰水'）239.1mg/100g，Mg（'翠冠'）21.88mg/100g；微量元素含量较高的是Fe（'清香'）2.75mg/100g，Zn（'翠冠'）11.5mg/100g。刘彩云等的研究发现酸巴梨中矿质元素K、Ca、P、Fe、Na、Zn和Mg的含量分别为1690mg/kg、74.6mg/kg、162mg/kg、3.3mg/kg、5.9mg/kg、1.5mg/kg和96.7mg/kg。

6. 维生素　梨是多种维生素的良好来源。维生素C是一种强大的抗氧化剂，可以对抗自由基损伤，降低氧化应激，有利于保护DNA，阻止细胞突变，维持健康的新陈代谢和修复组织。人类饮食中90%以上的维生素C来自果蔬。梨果实中的维生素主要是维生素C，其含量为50mg/kg左右。一个新鲜的中等大小的梨含有10%～12%的维生素C推荐摄入量。从梨等高抗氧化食物中摄取维生素C有助于增强肌体的免疫力，具有抗衰老作用；同时有助于维持结缔组织，愈合伤口和瘀伤，并预防一些与年龄有关的传染性疾病。除维生素 C 外，梨果实还含有 B 族维生素，维生素 A、维生素 E、维生素 K，以及视黄醇、硫胺素、核黄素、烟酸、叶黄素、玉米黄质等维生素（Kolniak-Ostek，2016）。

7. 香气物质　梨中挥发性成分共分离出 38 种物质，其中主要成分为乙酸己酯、醋酸丁酯、乙酸乙酯、己酸乙酯和丁酸乙酯，其相对含量分别为 30.34%、16.67%、14%、13.3% 和7.35%。乌英（2015）从库尔勒香梨分离得到化合物 6 种，其中乙酸乙酯洗脱部位分离得到化合物Ⅰ齐墩果酸、化合物Ⅱ熊果苷、化合物Ⅲ β-谷甾醇、化合物Ⅳ槲皮素，饱和正丁醇层分离得到化合物Ⅴ齐墩果酸甲酯、化合物Ⅵ熊果酸（Kolniak-Ostek，2016）。

田长平等（2009）的研究发现 3 个白梨品种香气总量、醛类物质质量分数及其在香气总量中的比例均明显高于 3 个沙梨品种；己醛为 6 个参试梨品种共有的质量分数均为最高的香气成分；己醛、1-己醇及乙酸己酯是 6 个梨品种共有的特征香气成分，参试的 6 个梨品种特征香气成分及其香气值均存在一定差异，其中 3 个白梨品种己醛和乙酸己酯的香气值均明显高于3 个沙梨品种。

8. 水　梨果水分含量一般为 83%～88%，沙梨和白梨含水量较高，素有"天然矿泉水"之称，西洋梨和秋子梨干物质含量相对较高。

9. 膳食纤维和果胶　梨是膳食纤维的良好来源。鲜梨中膳食纤维平均含量为 3% 左右，果皮中纤维素含量远高于果肉，是后者的 2～3 倍，所以梨果要带皮吃。膳食纤维包含水溶性纤维和不溶性纤维。水溶性纤维果胶有助于降低胆固醇，促进消化健康，还具有降压和消炎作用；不溶性纤维能刺激肠道蠕动，有利于粪便排出，可预防便秘、直肠癌、痔疮及下肢静脉曲张，改善肠道菌群，预防肠癌、阑尾炎等。食用富含膳食纤维的梨果，可以产生饱腹感，有利于减少或保持体重（Kolniak-Ostek，2016）。

（二）梨的生物活性

梨具有抗氧化、控制体重、提高免疫力和预防疾病等功效。

1. 抗氧化　酚类物质具有清除机体内自由基、抗脂质氧化、延缓机体衰老、预防心血管疾病、防癌及抗辐射等生物活性功能，在食品和医药等方面有着广泛的应用。

库尔勒香梨粗多糖对 DPPH 自由基（DPPH·）、羟自由基（·OH）、超氧自由基（·O_2^-）、ABTS＋有着良好的清除能力，还能有效地还原铁离子，说明库尔勒香梨粗多糖具有良好的抗氧化活性（乌英，2019）。

乌英发现香梨粗多糖可以延长咳嗽潜伏期，减少咳嗽次数，并可以增加排痰量；香梨粗多糖高、中、低给药量组具有增加小鼠血清 IL-2、IFN-γ 含量，增加免疫器官的脾和胸腺的重量，提高巨噬细胞吞噬能力等免疫调节作用。

2. 控制体重　营养丰富的食物是指提供重要营养（如维生素和矿物质），但热量相对较低的食物，营养丰富的食物通常也含有较高的纤维和水分，这些成分会让我们有饱腹感，梨正是这样一种健康的食物。根据上述梨果热量和膳食纤维含量的介绍，充分表明食用梨果摄入能量少，又可增加饱腹感，可以减少其他高热量食物的摄入，有助于控制体重，但不适于体弱胃寒者。

3. 提高免疫力　梨不仅是纤维素的极佳来源，而且是维生素 C、视黄醇等的良好来源，且 166g 梨果实可提供 190mg 的钾，这些都被认为是日常摄入不足的营养元素，而且目前钾与纤维素还被认为是公共卫生关注的主要营养素。研究表明，足量的钾元素可以对心脏起到保护作用，同时能预防中风。维生素 C 是细胞生长和修复所必需的，它是正常的新陈代谢和组织修复、正常的免疫功能和预防传染病所必需的营养元素，并且维生素 C 可以促进伤口的愈合，在饮食中加入大量维生素 C 对身体健康至关重要。除了维生素 C，梨果含有丰富的类黄酮类物质，有些绿原酸高的梨果，吃 1 个梨可以与 5～6g 金银花茶饮媲美，这些物质均具有抗氧化、抑菌、抗病毒、抗炎、抗肿瘤、保肝、抗内毒素等作用，对于提高免疫力有重要作用（关晔晴等，2019）。

出于营养方面的原因，建议消费者带皮食用梨、苹果等水果。研究证明，梨皮所含的酚类等植物营养素含量（以单位重计）至少是果肉的 3～4 倍，这些植物营养素包括抗氧化剂、抗炎类黄酮和潜在的抗癌植物营养素，如肉桂酸。梨皮也被证明含有梨一半的膳食纤维。

4. 预防和抵抗疾病　根据美国膳食指南，美国人应该每餐吃一半的水果或蔬菜，有助于减少患慢性疾病，如心脏病、2 型糖尿病、高血压、骨质疏松症和某些癌症的概率，同时可减少肠憩室炎的发生。梨的含水量高，营养丰富，有助于保持大便柔软，排出消化系统的毒素。

梨的药用价值自古就为人们所认识。现代科学研究不断表明梨富含的膳食纤维、维生素、矿物质及天然抗氧化剂等，对于提高免疫力、抗衰老、体重控制、调节血脂、降低心脏病风险、预防癌症等有良好作用。

现代医学认为梨中含有丰富的 B 族维生素，能保护心脏，减轻疲劳，增强心肌活力，降低血压。梨籽含有木质素，能在肠道中与胆固醇结合而排除。梨中的硼可以预防妇女骨质疏松症。食管癌（特别是食管癌鳞状细胞癌，简称 ESCC）是第 3 种癌症类型，食用梨有助于降低患食道癌的风险（Kolniak-Ostek et al.，2020）。

三、葡萄

葡萄（*Vitis vinifera* L.）是葡萄科葡萄属落叶藤本植物。主要分为酿酒葡萄和食用葡萄两大类。葡萄堪称"水果之王"，在全世界种植面积很广。葡萄可以鲜食，也可以制成葡萄干食用。葡萄食用的部分是种皮。葡萄因其具有丰富的营养和健康成分而备受人们的喜爱。

葡萄作为世界上最古老的树种之一，原产于西亚，分布在世界各地，约 95% 集中在北半球。我国的葡萄种植面积和年产量一直雄踞世界第一，主要集中在新疆、山东、河北、河南和辽宁、宁夏等地区。

果皮有黑色、红色、粉红色及绿色等。成熟葡萄的葡萄糖含量高达 20% 左右。葡萄中含有较多的果酸，能促进胃肠消化，有健胃健脾之功效。葡萄还含有丰富的矿物质，如钙、铁、钾、磷等，以及多种维生素，如维生素 B_1、维生素 B_2、维生素 B_6、维生素 C 和维生素 P 及多种氨基酸等。

（一）葡萄的化学成分

葡萄属于浆果。据测定，葡萄果实中水分含量高达 65%～88%，含有 15%～25% 的葡萄糖和果糖，0.01%～0.1% 的果胶，0.3%～1.5% 的有机酸，0.3%～0.5% 的各种矿物质，以及多种维生素、氨基酸、蛋白质、粗纤维等，还含有白藜芦醇（1%）及多酚（0.5%）等。

1. 常见化学成分　据测定，葡萄食部 83%，每 100g 含水分 87g、蛋白质 0.7g、糖类

11.5g，能量 205kJ，粗纤维 0.2g、灰分 0.6g、钙 19mg、磷 9mg、铁 1.3mg、胡萝卜素 0.02mg、硫胺素 0.03mg、核黄素 0.01mg、烟酸 0.2mg、抗坏血酸 1mg。葡萄干（'马奶子'）食部 87%，每 100g 含水分 12g、蛋白质 4.1g、脂肪 1.9g、糖类 78.7g，能量 1253kJ、粗纤维 1g、灰分 2.3g、钙 101mg、磷 85mg、铁 4.6mg、硫胺素 0.08mg、核黄素 0.05mg、烟酸 0.4mg、抗坏血酸 1mg。

绝大多数供试葡萄品种的果皮含水量介于 72%～80%，多数葡萄品种的果肉含水量介于 80%～86%。可溶性固形物含量以'红富士'为最高，接近 20%，显著高于其他 24 份供试葡萄品种，而'金皇后'小于 11%，显著小于其他 24 份供试品种。马丽等（2018）研究表明，有核品种果实内可溶性糖含量高于无核品种。

2. 香气成分　葡萄果皮、果肉中挥发性物质成分有大马酮、芳樟醇、D-柠檬烯、香叶醇、橙花醇。葡萄果皮中挥发性物质含量多于果肉中挥发性物质含量，果皮中检出 48 种挥发性成分，其中醇类、烯类物质是主要的香气成分；果肉中检出 41 种挥发性成分，其中醛类、酚类物质是主要的香气成分（Ozcan et al.，2017）。

葡萄果实、果皮的营养也很丰富（表 5-2 和表 5-3）。例如，果皮中含有白藜芦醇、花青素、单宁、类黄酮、果胶质、可溶性食物纤维等；果籽中含有原花青素、葡萄籽油、粗蛋白、粗纤维、糖类、灰分等。特别是葡萄皮中的白藜芦醇、葡萄籽中的原花青素含量都高于葡萄的其他部位，也高于其他大多数果树，且具有极高的药用价值，已经成为世界性的重要营养兼药用的商品。另外，新开发的葡萄籽油，在国外被用作婴儿和老年人的高级营养油、高空作业者和飞行人员的高级健康食品，并颇受世人关注。

表 5-2　葡萄果实主要营养成分及作用

营养成分	营养成分的作用
糖（葡萄糖、果糖、戊糖等）	提供能量
有机酸（酒石酸、苹果酸、琥珀酸、没食子酸、水杨酸等）	帮助消化
矿物质（铁、钙、锌、镁、铜、钾、钠、锰、钴、磷、硫、氯等）	能缓解贫血症的症状等
维生素（V_E、V_C、V_A、V_D、V_K、V_{B1}、V_{B2}、V_{PP} 等）	V_E、V_C 抗氧化性性能较强
氨基酸（脯氨酸、色氨酸、赖氨酸、丝氨酸、丙氨酸、天冬氨酸、组氨酸、亮氨酸、谷氨酸等）	人类必需氨基酸含量与人体内含量非常接近，易被人体吸收；可形成蛋白质；促进新陈代谢、增进食欲，预防阿尔茨海默病等
其他组分（粗纤维、蛋白质、白藜芦醇、多酚等）	抗氧化性

表 5-3　葡萄果皮主要营养成分及作用

营养成分	营养成分的作用
白藜芦醇	抗癌，抗氧化，防衰老，抗血小板凝聚，调节血液中胆固醇水平，减少心血管病的发生，调节血脂，抗白细胞，免疫调节等，具有极高的药用价值
花青素	抗氧化、清除自由基，抑制炎症和过敏，改善关节的柔韧性
单宁	有效抑菌和具有健康功效
类黄酮	延缓动脉粥样硬化的形成，减少血栓形成及由动脉变窄引起的血流阻塞
原花青素	抗氧化能力是维生素 E 的 50 倍，是维生素 C 的 20 倍；抑制细菌生长，保护心血管，预防血栓，抗肿瘤，抗炎，抗过敏，抗辐射，皮肤保养和美容，改善视力，延缓衰老，预防动脉粥样硬化等。抗氧化性能远远超过花青素

（二）葡萄的生物活性

葡萄具有抗氧化、保护心血管、抗肿瘤、抗炎、抗辐射等活性。

1. 抗氧化　　葡萄果肉提取物溶液能清除羟基自由基、超氧阴离子自由基、DPPH 自由基，有抗脂质过氧化活性和还原能力，说明葡萄果肉提取物具有抗氧化能力。

研究发现，葡萄酒中的酚类物质具有强的抗氧化活性，葡萄不同部位的多酚含量也会有所不同，其中以葡萄籽中的多酚含量最高。而原花青素是葡萄籽多酚的主要成分，此外还有白藜芦醇等多种成分。它们都与抗氧化能力密切相关（Aubert et al., 2018）。葡萄籽提取物原花青素能有效地清除羟自由基，并能有效抑制脂质过氧化。由于原花青素分子结构中含有较多的酚羟基，并具有特定的分子立体化学结构，而且各种不同聚体之间还具有协同作用，可增强机体组织抗氧化酶系统的能力，从而加快活性氧的清除和减少过氧化脂质的生成。另外，葡萄籽原花青素提取物在体内同样具有抗氧化活性，可以像维生素 E 一样通过降低脂质过氧化来防止组织的氧化，并抑制自由基的产生（李杰和宋春梅，2012）。

葡萄籽黄-3-醇衍生出的原花青素可以抑制自由基的氧化反应。人体临床试验表明，一方面，葡萄籽中的原花青素提取物能显著降低低密度脂蛋白的水平。此外原花青素能够还原维生素 E 的自由基而使维生素 E 再生，从而减少细胞内维生素 E 的损耗，进一步加强抗氧化能力。另一方面，葡萄籽中的白藜芦醇是天然抗氧化剂，在对其进行的各种体内外试验中都显示出极强的抗氧化作用。葡萄籽中的这些多酚类物质表现出了极强的抗氧化能力，在酿酒过程中能溶入酒液中并发生复杂的变化，这些变化不仅影响葡萄酒的外观、口感，而且影响其营养健康功效（李杰和宋春梅，2012）。

2. 保护心血管　　随着年龄的增长，人们动脉中的弹性纤维由于逐渐氧化而变硬，这种变化是导致老年人心血管疾病的一个主要原因。葡萄籽的多种成分都能对心血管起保护作用。用葡萄籽原花青素提取物（GSPE）对高胆固醇饲料引起的动脉粥样硬化的糖尿病大鼠心血管病变的干预研究发现，GSPE 可有效地降低低密度脂蛋白和胆固醇水平，减少丙二醛（MDA）生成。此外 GSPE 可对胶原酶、弹性酶透明质酸酶等产生强大的抑制作用，这些酶可分别对胶原蛋白、弹性蛋白、透明质酸等构成血管内壁的重要组成物质造成破坏，因此 GSPE 可以通过捕获活性氧及调控上述酶的活性，也可以通过酶抑制活性保护血管物质（李杰和宋春梅，2012）。

此外，葡萄籽油的主要成分是亚油酸，亚油酸是人体的必需脂肪酸，曾被命名为维生素 F，具有重要的功能特性，亚油酸又是人体合成花生四烯酸的主要原料之一，而花生四烯酸是人体合成前列腺素的主要物质，它具有扩张血管、防止血栓形成的作用。动物试验表明：饲以家兔葡萄籽油，可降低肝脂和心脂的沉积，延长凝血时间，减少血液还原黏度和血小板聚焦度，并对主动脉斑块的形成有抑制作用（Ozcan et al., 2017）。再有研究发现红葡萄酒中的白藜芦醇对心血管系统也有保护作用，主要表现为对脂类代谢、血小板凝聚及内皮素-1 的影响。

活性氧（ROS）被认为是心血管疾病，如动脉粥样硬化、高血压、心衰及介入术后再狭窄必不可缺的发病机理。ROS 破坏心肌钙稳态，造成各种信号通路及基因表达级联反应异常，进而导致心律失常和心肌结构重塑。由 ROS 引发的脂质过氧化作用贯穿于动脉粥样硬化的整个过程，对其发生和发展均起到促进作用。醋酸去氧皮质酮盐通过增加 p38 MAPK 和 JNK1/2

磷酸化可促进高血压、心血管重塑及心功能不全的进展。相反，原花青素（PC）可以通过抑制 ROS 基因和 p38 MAPK 通路激活降低高血压。与此同时，PC 不仅能够改善心血管病损害，而且能够降低心血管疾病高血压、高血脂、过氧化等危险因素。因此，PC 在心血管疾病的防治中处于重要地位（李杰和宋春梅，2012）。

3. 抗肿瘤　　葡萄籽的抗肿瘤作用主要体现在葡萄籽提取物原花青素上，国外许多研究证实，葡萄籽提取物原花青素对多种癌细胞，包括乳腺癌细胞、前列腺癌细胞、皮肤癌细胞等具有不同程度的抑制作用（Jara-Palacios et al., 2015）。

原花青素能显著抑制巴豆油刺激大鼠多形核白细胞（PMN）生成 H_2O_2，并能抑制小鼠肝线粒体脂质过氧化，提高肝线粒体 SOD 活力，减少 MDA 生成，这说明原花青素的抗氧化作用可能是其肿瘤化学预防作用的一个重要原因（Akhtar et al., 2018）。因此，原花青素有望成为优良的抗肿瘤新药。

4. 抗炎、抗过敏　　在研究葡萄籽提取物的抗炎作用及其机制的实验中，发现其对大鼠和小鼠实验性炎症有明显的抗炎作用，其抗炎机理和清除氧自由基、抗脂质过氧化和减少细胞因子的生成有关。葡萄籽提取物的抗氧化活性使其可抑制炎症因子的合成和释放，抑制嗜碱细胞和肥大细胞释放过敏颗粒，从而有效地改善皮肤过敏症状及过敏性哮喘症状。

原花青素可以使紫外线 B（UVB）诱导的皮肤和引流淋巴结中增高的免疫抑制细胞因子白介素 10（IL-10）降低。相反提高引流淋巴结中免疫刺激细胞因子 IL-12 的生成，若同时注射抗 IL-12 抗体会消除 GSPE 对 UVB 诱导的接触性过敏反应的抑制的保护作用。

通过实验证实，PC 能选择性地靶向作用于口腔病原菌微生物——革兰氏阴性菌，如牙龈卟啉单胞菌，并且对诸如唾液链球菌等有益共生菌无杀伤作用。由于 PC 的抗菌作用比较温和，且具有多项靶向作用，所以 PC 并无产生耐药性的风险。因此 PC 被视为一种极好的治疗口腔疾病及其他感染的备选方案，是一种非常有前景的天然抗菌物质（李杰和宋春梅，2012）。

此外，葡萄籽提取物还可抑制组胺脱氢酶的活性，限制透明质酸酶的作用，因而对各种关节炎、胃及十二指肠溃疡效果显著。

5. 抗辐射　　自由基学说是辐射损伤的基础理论，机体受辐照后，产生大量自由基，引发脂质过氧化。研究表明葡萄籽提取物原花青素可抑制辐照引发的脂质过氧化。这可能是葡萄籽提取物抗辐射损伤的主要原因（Vaid et al., 2017）。而苏联人早就了解到葡萄籽提取物对辐射损伤的保护作用。苏联的宇航员们长期服用一种富含原花青素的植物饮料，以预防他们在太空飞行时出现的辐射损伤。

6. 皮肤健康和美容　　在欧美等国家葡萄籽提取物享有"皮肤维生素""口服化妆品"等美誉。皮肤属于结缔组织，其中含有的胶原蛋白和弹性蛋白对皮肤的整个结构起重要作用，葡萄籽提取物可使胶原蛋白适度交联，有效清除自由基，从而保持皮肤柔顺、光滑。

另外，弹性蛋白可使皮肤具有弹性，弹性蛋白可被自由基和弹性蛋白酶所降解，葡萄籽提取物具有清除自由基，阻断弹性蛋白酶的产生并抑制其活性，从而改善皮肤健康状况（李杰和宋春梅，2012）。

7. 抗糖尿病　　膳食补充 PC 能有效预防糖尿病患病小鼠高血糖的发生，这表明 PC 对稳定 2 型糖尿病血糖也有积极作用。Pesta 等和 Stepien 等研究发现，代谢紊乱，如肥胖、胰岛素抵抗、脂肪肝、2 型糖尿病、高脂血症等都存在着活性氧（ROS）剩余、脂质过氧化反应，以及 MAPK 和 JNK 信号传导的异常改变。患有代谢紊乱的患者,如糖尿病患者血清中经常有异常的氧化应激(OS)标志物。在 2 型糖尿病细胞模型中,葡萄糖诱导产生 ROS 累积,造成心肌细胞、内皮细胞及神经细胞损害(李杰和宋春梅,2012)。El-Alfy 等已证实,PC 可通过增加胰腺谷胱甘肽及减少胰腺脂质过氧化和亚硝酸盐水平来显著改善 2 型糖尿病造成的各种组织损害。由此可见,PC 在防治 2 型糖尿病及其并发症方面发挥着极其重要的作用(李杰和宋春梅,2012)。

8. 其他作用 葡萄籽中的白藜芦醇还具有神经保护作用、抗炎作用、平喘作用、改善微循环作用和对休克的治疗作用,可用于治疗皮炎、癣等过敏性疾病。葡萄籽油不仅可以防病、治病,还具有黑发、抗衰老、延年益寿等功能。

葡萄籽含有丰富的营养物质和药效学成分,具有很高的营养和药用价值。药理学研究表明 PC 具有多种药理作用,其在抗氧化、降血脂、防治糖尿病、保护心血管及抗肿瘤等方面发挥着重要作用,尤为值得关注。因此,PC 的应用前景也是十分广泛的。

葡萄科中的葡萄可以制成葡萄干保存。葡萄干营养丰富,深受消费者喜爱。葡萄干在制干、运输等过程中容易受到微生物污染,如晾晒干燥过程中,风沙和土壤直接与原料接触,在运输过程中的污染等。且部分消费者在食用葡萄干前没有清洗习惯,有一定的食用风险。

葡萄干的营养成分和新鲜葡萄相比只是水分含量大幅下降而异,其他成分的种类相差不大。葡萄干的生理活性和新鲜葡萄相比并没有大的差异。

四、桃

桃(*Amygdalus persica* Linn.)是蔷薇科桃属植物,又名山桃、蜜桃等。目前国内的桃品种主要有普通白肉鲜食桃、黄肉加工桃、油桃和蟠桃 4 种,其中以普通白肉鲜食桃居多。黄桃又名黄肉桃,因肉质黄色而得名。水蜜桃为食用普通白肉鲜食桃中的优良属种,口感香甜、肉厚多汁,深受市场欢迎,目前主要产于我国华东地区。

(一)桃的营养成分

每 100g 鲜果肉营养成分包括:水分 87.5g,蛋白质 0.8g,脂肪 0.1g,糖类 10.7g,钙 8mg,磷 20.0mg,铁 1.2mg,维生素 B_3(烟酸)0.7mg,维生素 C(抗坏血酸)6.0mg,维生素 A 原(胡萝卜素)60μg,维生素 B_1(硫胺素)30μg 和维生素 B_2(核黄素)20μg,含多种维生素、苹果酸、柠檬酸等,还含有多种人体必需氨基酸。

1. 挥发性组分 桃果实的风味是由果实的糖、酸和一些挥发性与半挥发性物质共同作用而形成的,桃中的芳香物质有近 100 种,主要包括醛类、酮类、醇类、酯类、内酯类、烃类等,这些化合物组合在一起形成桃果实的特征芳香气味。在这些香气物质中,C6 醛、醇、酯和内酯对其香气品质具有重要作用。C6 醛和醇属于"清香型"香气物质,而酯和内酯属"果香型"香气物质。

桃果实中的 C6 醛和醇主要有反-2-己烯醇、顺-3-己烯醛和反-2-己烯醛,其中反-2-己烯醛的含量最高,顺-3-己烯醛阈值较低(0.25μg/kg),是桃果实主要的"清香型"香气物质(表 5-4)。内酯在桃中普遍存在,是对桃果实香味影响最大的特征香气物质,被称为"桃味"化合物,具有果香和甜香味,主要以 C6~C12 偶数碳原子的 γ 和 δ 内酯的形式存在。γ-癸内酯在各类桃果实中都能检测到，而且属于高含量低阈值香气物质，其阈值为11μg/kg。γ-辛内酯和γ-十二内酯在桃果实中也属于低阈值组分，其阈值仅为7μg/kg，但其含量比γ-癸内酯低得多。γ-己内酯在内酯类香气物质中阈值最高（1600μg/kg），对果实香气形成的作用较小（席万鹏等，2013）。

表5-4　桃果实特征香气和阈值

香气种类	特征香气	风味描述	阈值/（μg/kg）
醇类	顺-3-己烯醇	清香/草	70
	反-2-己烯醇	清香/草	8 000
醛类	顺-3-己烯醛	清香/叶	0.25
	反-2-己烯醛	清香/叶	17
	苯甲醛	苦味/扁桃	0.35
酯类	乙酸己酯	甜味/果实	50
	顺-3-乙酸己酯	果香/香蕉	7.8
	反-2-乙酸己酯	果香/香蕉	1
内酯	γ-己内酯	甜香、果香/桃	1 600
	γ-辛内酯	甜香、果香/桃	7
	γ-癸内酯	甜香、果香/桃	11
	δ-癸内酯	甜香、果香/桃	100
	γ-十二内酯	甜香、果香/桃	7
萜类	芳樟醇	花香/柑橘	1.5
	α-萜品烯	花香/柑橘	25 900
	γ-萜品醇	花香、紫丁香	330
	柠檬烯	甜香/柑橘	10
酮类	β-紫罗兰酮	花香/紫罗兰	0.007
	（E）β-大马酮	果香/蜂蜜	0.002

乙酸乙酯等低阈值酯类对桃果实香气形成也有一定的贡献。萜类和酮类是桃果实中最主要的"花香型"香气物质，以芳樟醇为主的萜类物质在油桃中比较多，且阈值较低（1.5μg/kg），对油桃香味影响较大。以β-紫罗兰酮及其衍生物为主的酮类在大多数桃品种中都可检测到，这类物质大多数属于低阈值香气物质（如β-紫罗兰酮阈值为0.007μg/kg），尽管含量较低，但对桃香气品质的影响仍然较大（表5-4）。

2. 糖、酸　　桃果实内的糖主要为蔗糖、葡萄糖和果糖，其含量受品种和成熟度的影响。桃中的有机酸主要是苹果酸、柠檬酸和奎宁酸，苹果酸和柠檬酸含量与果实酸味具有相关性，但是对风味的影响不同。果实的风味不仅与糖酸含量有关，而且还与糖酸比有关系。

3. 果胶　　果胶存在于植物的细胞壁和细胞内层，是影响果实硬度的主要因素之一。硬度是体现水果储运强度的重要指标，其降低的主要原因为细胞壁破裂，果皮中纤维素、果胶等成分逐渐水解，继而导致腐烂变质。

果胶在适度的酸性条件下稳定，在强酸、强碱条件下均易解聚。随着果实成熟度的提高，不溶性果胶在果胶水解酶的作用下逐步水解为可溶性果胶，导致果实硬度下降，进而对果实的质地起到一定的影响。

4. 酚类 酚类物质因其抗氧化能力，对人的身体健康相当有益，具有非常大的营养价值，但是同时果肉和果汁的褐变也与酚类物质的氧化有一定相关性（Rahmati et al., 2015）。

5. 膳食纤维 膳食纤维是一类不能被人体消化酶类消化的可食碳水化合物及其类似物，包括可溶性膳食纤维和不溶性膳食纤维。刘凌等（2008）研究了桃渣中的可溶性膳食纤维的组成和生理活性，发现可溶性膳食纤维能有效吸附胆固醇和胆酸钠，并对长双切杆菌的增殖具有明显的促进作用。

6. 矿物质 黄桃除了含有丰富的胡萝卜素、番茄素及维生素 C 等抗氧化剂外，还含有果胶和纤维素等膳食纤维，以及铁、钙、硒、锌及多种微量元素。大多数游离氨基酸在果实衰老过程中作为水解酶加速了物质代谢，从而不利于保鲜。

（二）桃的生物活性

维生素 C 在新鲜桃中大量积累，对果实抗氧化有一定作用，其含量随果实腐烂而显著降低。

膳食纤维能够降低便秘、憩室炎、肠癌、肥胖、2 型糖尿病、冠心病等慢性病的发生率。桃中的膳食纤维含量很高，约达鲜桃质量的 1.17%，其中可溶性膳食纤维的含量比例高达 86.3%（Nowicka et al., 2018）。

常吃桃可起到通便、降血糖血脂、抗自由基、祛除黑斑、延缓衰老、提高免疫力等作用，也能促进食欲，其堪称健康水果、养生之桃。黄桃的血糖生成指数较低，是一种适合糖尿病患者食用的水果。因其维生素、胡萝卜素、番茄红素、硒等抗氧化物较多，是高血压、高血脂等人群的滋补佳果。有研究提示，容易疲倦者、在污染环境工作者、从事剧烈运动和高强度劳动者，以及长期服药者都很适合食用桃（Nowicka et al., 2018）。

五、柿子

柿子（*Diospyros kaki* L. f）为柿树科柿树属植物，世界各地均有种植。柿子品种很多，有800 个左右。以柿子的口味通常划分为甜柿和涩柿两大类；以色泽分为红柿、黄柿、青柿、朱柿、白柿、乌柿等；以果形分为圆柿、长柿、方柿、葫芦柿、牛心柿等。柿子果大，皮薄，肉质细嫩，汁甜如蜜，营养价值高。

（一）柿子的化学成分

根据测定，每 100g 柿子含糖类 18.5g、蛋白质 0.4g、脂肪 0.10g、纤维素 1.40g、维生素 A 20.0μg、维生素 C 30.0mg、维生素 E 1.12mg、胡萝卜 120.0μg、硫胺素 0.02mg、烟酸 0.30mg、核黄素 0.02mg、钠 0.80mg、镁 19.0mg、钾 151.0mg、钙 9.0mg、铁 0.20mg、锌 0.08mg、铜 0.06mg、磷 23.0mg、锰 0.50mg、硒 0.24μg。

1. 基本营养物质 鲜柿子中含有丰富的糖类、脂肪、蛋白质。其中柿果的糖类物质主要是淀粉、蔗糖、葡萄糖、果糖等，其总糖含量达 8%～11%。还含有蛋白质和丰富的无机盐、果酸等，果实内尚含有人体必需的 18 种氨基酸。此外含有药用成分维生素、胡萝卜素、胆碱、芦丁、黄酮苷。维生素有维生素 A、维生素 B_1、维生素 B_2、维生素 C，无机元素有钙、磷、铁、碘、钴、锰、锌等元素（高清山，2015）。

2. 多糖　　赵盈采用季铵盐沉淀法对柿子粗多糖进行分离，得到水溶性的柿子粗多糖 WPP1 和 10% 氯化钠盐溶性的 WPP2 两个柿子多糖组分。WPP1 是含有 α-糖苷键的化合物，由鼠李糖、阿拉伯糖、葡萄糖和 D-半乳糖 4 种单糖组成，4 种单糖的摩尔比为 0.8831：0.6862：0.7022：1，分子质量为 2.05×10^5 Da。WPP2 由阿拉伯糖和 D-半乳糖两种单糖组成，其摩尔比为 0.8466：1，分子质量为 2.63×10^5 Da。

3. 多酚　　酚类物质是柿子渣中的主要活性成分，是一种天然的抗氧化剂，具有较强的抗氧化作用（Hernandez-Carrion et al., 2014）。研究表明：广西柿子渣中总多酚的含量为 12.580mg/g，是陕西火柿果肉的 2.8 倍；陕西火柿中还原糖和可溶性多糖的含量分别为 239.038mg/g 和 367.235mg/g，显著高于广西月柿渣。当柿子渣多酚提取液质量浓度为 0.24mg/mL 时，对 DPPH 自由基的清除率可达 95.4%，其抗氧化能力与抗坏血酸相当，表现出较强的抗氧化活性。从广西柿子柿渣乙醇提取物中分离得到了 6 个化合物，分别为 β-谷甾醇、熊果酸、东茛菪内酯、5-羟基-γ-吡喃酮-2-羧酸、没食子酸、肌醇（高清山，2015）。

4. 单宁　　杨琼琼等从涩柿树皮中提取单宁，发现涩柿树皮单宁的超声波提取率为 5.6%；当质量浓度为 1mg/mL 时各纯度单宁对 DPPH 自由基有最大清除率，清除率分别为 69.07%、80.19%、92.96%、94.02%、94.05%；当质量浓度为 0.9mg/mL 时各纯度单宁对·OH 有最大清除率，清除率分别为 43.04%、73.99%、83.00%、94.68%、96.23%。

（二）柿子的生物活性

柿子是一种药食同源的果品，具有多种健康功效，具有抗癌、抗氧化和抗菌消炎等药理功效。

1. 抑制肿瘤　　研究发现柿果多酚对 CL1-5 细胞的半抑制浓度（IC_{50}）值为 73.8μg/mL，证实甜柿果实多酚对人肺癌细胞系 CL1-5 具有抑制作用（Chen et al., 2018）。

2. 抗氧化　　柿子粗多糖 WPP 及其分离组分 WPP1 和 WPP2 对羟自由基、DPPH 自由基和超氧阴离子具有很好的清除效果，且清除效果与多糖的浓度成正比，在同浓度下，WPP 的清除能力要显著高于 WPP1 和 WPP2（Zhou et al., 2020a）。

3. 其他作用　　柿子能补充人体养分及细胞内液，起到润肺生津的作用；柿子有助于软化血管，降低血压，增加冠状动脉流量，并能活血消炎，改善心血管功能；柿子能帮助肌体对酒精的排泄，减少酒精对肌体的伤害。柿子中的有机酸有助于胃肠消化，增进食欲，同时有涩肠止泻的功效；柿子含有大量的维生素和碘，能治疗缺碘引起的地方性甲状腺肿大；柿子中有较多的酚类化合物，具有止血、抗菌、活血化瘀、降脂降压、抗氧化、减肥等多种功效（Kim et al., 2020）。

（三）柿子的适用人群和禁忌

一般人群均可食用柿子，且更适宜大便干结、高血压患者、甲状腺疾病患者及长期饮酒者。糖尿病患者、脾虚泄泻、便溏、产后、体弱多病、外感风寒者忌食；患有慢性胃炎、消化不良等胃动力功能低下者，以及进行胃大部切除术者不宜食用柿子（高清山，2015）。

六、猕猴桃

猕猴桃为猕猴桃科（Actinidiaceae）猕猴桃属（*Actinidia*）雌雄异株的多年生藤本果树。

猕猴桃可分为 6 大类：中华猕猴桃（*Actinidia chinensis* Planch.）、美味猕猴桃（*A. deliciosa* cv Hayward）、毛花猕猴桃（*A. etiantha* Benth.）、葛枣猕猴桃［*A. polygama*（Sieb. et Zucc.）Maxim.］、软枣猕猴桃［*A. arguta*（Sieb. et Zucc. Planch. ex Miquel）］和阔叶猕猴桃。

猕猴桃果实富含多糖、蛋白质、氨基酸多酚、黄酮、三萜类、维生素 C 等化学成分。此外，猕猴桃还含有钙、硒、锗等对人体有益的微量元素，具有极高的营养价值和独特的风味，被誉为"水果之王"。猕猴桃的食用部位是中果皮、内果皮、种子及胎座（图 5-13）。

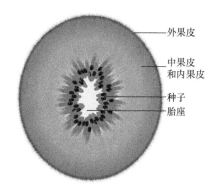

图 5-13　猕猴桃的横切面示意图

（一）猕猴桃的化学成分

1. 多糖　猕猴桃果实中含有多糖。袁福贵等对软枣猕猴桃和中华猕猴桃果实成分进行研究，发现软枣猕猴桃多糖含量为 8.85mg/g，是中华猕猴桃的 4 倍。例如，从美味猕猴桃果实中分离出半乳糖葡萄糖甘露聚糖，其组成为半乳糖∶葡萄糖∶甘露糖（1∶2∶2）。从革叶猕猴桃果实中分离得到单一多糖 Arps-1，其组成为 D-葡萄糖∶D-甘露糖∶D-木糖∶D-半乳糖∶L-阿拉伯糖（1.07∶0.77∶0.28∶0.33∶1.01）。进行药理研究发现总多糖 Arps 及 Arps-1 均具显著的免疫活性。后来又从革叶猕猴桃果实中分离得到单一多糖 Arps-2 和 Arps-3，测定其组成分别为 D-葡萄糖∶D-甘露糖∶D-木糖∶L-阿拉伯糖＝0 92∶0.44∶0.03∶0.53；D-葡萄糖∶D-甘露糖∶D-木糖∶L-阿拉伯糖＝0.75∶0.28∶0.05∶0.38。

2. 三萜类　猕猴桃属植物普遍存在三萜类成分，且以脂溶性苷元为主。目前，从中越猕猴桃（*A. indo chinensis*）、软枣猕猴桃、美味猕猴桃、毛花猕猴桃、葛枣猕猴桃、镊合猕猴桃（*A. valvata*）、大籽猕猴桃（*A. macrosperma* C. F. Liang）、中华猕猴桃、山梨猕猴桃（*A. rufa* Planch ex Miq）等 13 个品种中共分离得到 49 个三萜类成分，其母核大致可分成 4 类（图 5-14），其中以 12-烯-28-乌苏酸母核为主，取代基主要以羟基取代为主，取代位置主要集中在化合物的 2-、3-、19-、23-、24-位。比较化合物与植物品种的关系，发现 2α,3β,23-三羟基-12-烯-28-乌苏酸（积雪草酸）为所有植物品种所共有，而熊果酸、2α,3β,24-三羟基-12-烯-28-乌苏酸、2α,3α,24-三羟基-12-烯-28-乌苏酸、2β,3α,24-三羟基-12-烯-28-乌苏酸、2β,3α,23-三羟基-12-烯-28-乌苏酸 5 种成分为大多数植物品种所共有（赵楠等，2020）。

3. 酚类化合物　酚类化合物包括黄酮类、蒽醌类、香豆素类等。从猕猴桃属植物中已分离得到（-）-儿茶素、（-）-表儿茶素、槲皮素-3-*O*-β-D-（2-*O*-β-D-木糖-6-*O*-α-L-鼠李糖)-葡萄糖苷、山奈甲黄素-7-鼠李糖苷、山奈甲黄素-3-芸香糖-7-鼠李糖苷等黄酮类成分及大黄素、大黄素甲醚、8-甲氧基大黄素、大黄素-8-O-β-D-葡萄糖苷、ω-羟基大黄素、大黄素酸等蒽醌类成分（Liang et al.，2020）。

近年来，从中华猕猴桃果实中分得 5 种黄酮苷类化合物，分别为山奈酚-3-*O*-α-L-鼠李糖苷、山奈酚-3-*O*-β-D-葡萄糖苷、槲皮素-3-*O*-α-L-鼠李糖苷、槲皮素-3-*O*-β-D-葡萄糖苷及芦丁。Comeskey 等（2009）从红猕猴桃果中提取得到 5 种花青素类成分：飞燕草苷元-3-*O*-β-D-（2-*O*-β-D-木糖)-半乳糖苷、飞燕草苷元-3-*O*-β-D-半乳糖苷、花青素-3-*O*-β-D-（2-*O*-β-D-木糖)-半乳糖苷、花青素-3-*O*-β-D-半乳糖苷和花青素-3-*O*-β-D-葡萄糖苷。

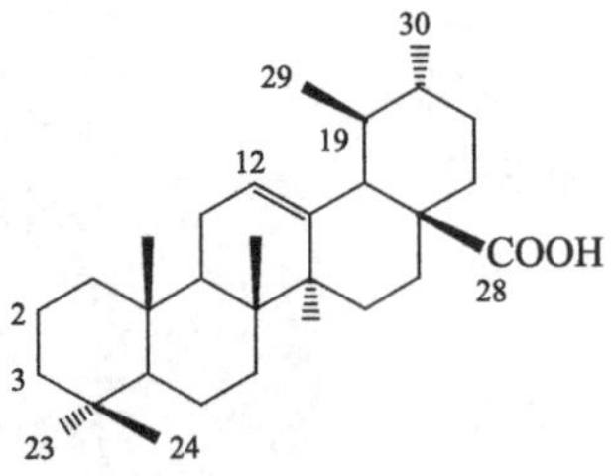

图 5-14　三萜类化合物的母核分类

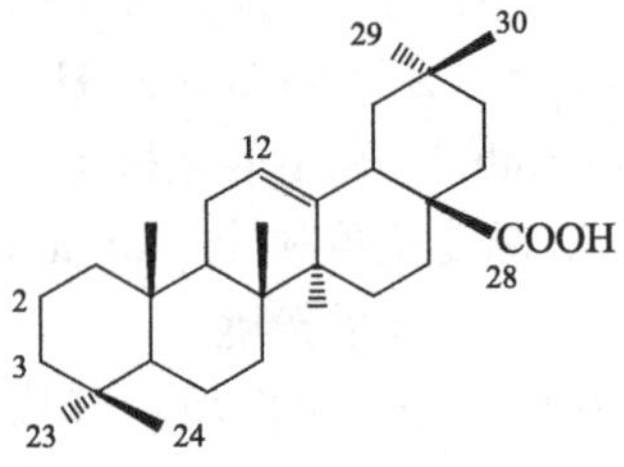

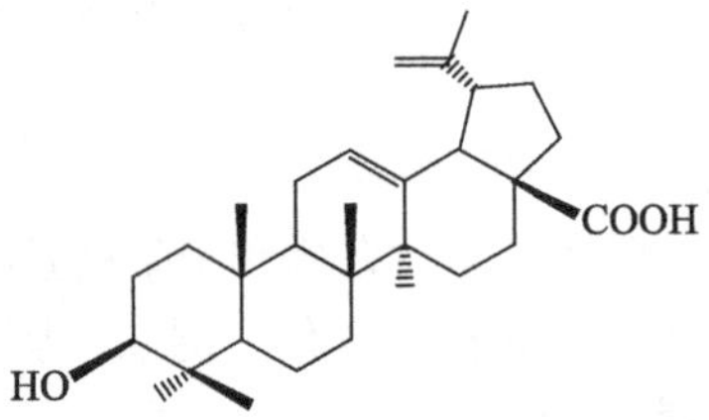

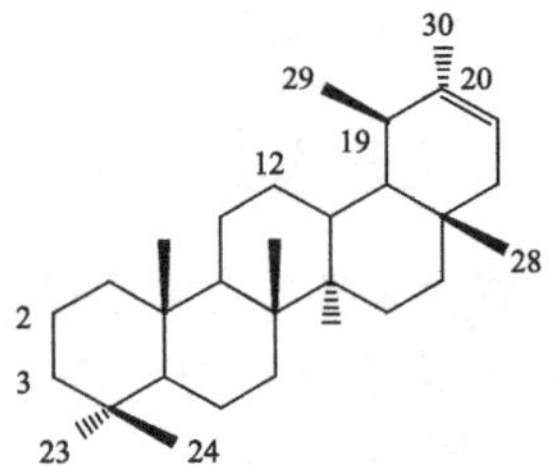

　　国外学者研究发现猕猴桃中的酚酸类大多为羟基肉桂酸类化合物，如没食子酸、酒石酸、绿原酸、咖啡醇基酒石酸（咖啡酸与酒石酸的酯化物）和香豆醇基酒石酸（香豆酸与酒石酸的酯化物）等，其中后两种是最主要的酚酸类化合物（牛强等，2019）。

　　4. 甾体类　β-谷甾醇、胡萝卜苷是猕猴桃属植物中普遍存在的甾体类化合物。

　　5. 有机酸　猕猴桃籽油的主要成分是亚麻酸，其次还含有棕榈酸、硬脂酸、油酸和 α-亚油酸。猕猴桃果仁油除含有以上成分外，还含有肉豆蔻酸和花生四烯酸，其中 α-亚麻酸占不饱和脂肪酸的 56.75%～64.10%。从葛枣猕猴桃果实中已分离到 α-亚麻酸（牛强等，2019）。

　　从软枣猕猴桃的果实中分离出 9 种新化合物和 20 种已知化合物。通过光谱分析，这些化合物的结构为 10 种硫酸衍生物、11 种奎尼酸衍生物、2 种石酸衍生物和 6 种柠檬酸衍生物（Ahn et al.，2020）。在 4 组不同的有机酸衍生物中，奎尼酸衍生物具有抑制巨噬细胞 NF-kappaB 的转录活性。

　　6. 挥发性成分　猕猴桃果实主要挥发性成分共检测出 80 种，主要是醛酮类和酯类物质；低温贮藏下猕猴桃果实中检测出 59 种挥发性成分，主要是醛酮类物质；脂肪酸途径是猕猴桃果实挥发性物质合成的主要途径（Zhang et al. 2016a）。低温贮藏有效降低了猕猴桃果实中酯类物质的种数和相对含量，抑制了醛酮类物质种数和相对含量的下降，延缓猕猴桃果实乙醇和乙醛含量的升高。说明低温贮藏能够抑制酯类物质和乙醇的大量累积，延缓猕猴桃果实异味的发生。猕猴桃果实的特征风味物质有 9 种，按香气值大小依次为：丁酸乙酯、己酸乙酯、2-己烯醛、乙酸乙酯、己醛、丁酸甲酯、乙醇、2-己烯醇、丁酸丁酯。

　　美味猕猴桃变种的果汁挥发油的主要成分为 E-3-己烯。

　　7. 维生素 E　猕猴桃含有维生素 E。从中华猕猴桃果实中分离得到一个新的维生素 E

成分 δ-tocomonoenol，同时采用 GC-MS 检测了果皮与果肉中 δ-tocomonoenol、S-生育酚及 α-生育酚的量，结果表明，δ-tocomonoenol 及 S-生育酚主要存在于猕猴桃果皮中，而 α-生育酚在果皮与果肉中的含量相当（赵楠等，2020）。

8. 其他成分 已从猕猴桃属植物中分离得到植物甾醇、挥发油、糖类、微量元素、氨基酸、有机酸、木脂素、内酯类成分。

（二）猕猴桃果实的生物活性

药理实验证明猕猴桃果实具有抗肿瘤、抗炎、抗氧化、免疫调节、抗突变、抗畸变等多种生物活性，具有一定的临床应用价值。

1. 抗肿瘤 猕猴桃多糖对人肝癌小鼠植瘤 EAC、HepA、Heps、P388 有较好疗效，并可提高化疗区的疗效，减少不良反应。侯芳玉等研究发现软枣猕猴桃茎多糖可抑制小鼠移植 S180 肿瘤细胞的增殖，还能增强 5-氟尿嘧啶（5-Fu）的抑癌效果，其抗肿瘤作用可能与机体免疫功能增强有关。

2. 抗炎 小鼠连续 8 周口服软枣猕猴桃果实提取物，可显著减轻皮炎的严重性，减少表皮的厚度和肥大细胞的渗透与脱粒，降低血清 IgE 和 IgG 的水平，同时随着血清 IgE 和 IgG 水平的降低，皮肤细胞和脾细胞的 IL-4 释放下降，γ-IFN 的表达升高。提示软枣猕猴桃果实提取物可作为特异性皮炎潜在的食疗剂（牛强等，2019）。

从软枣猕猴桃中提取分离的一种成分 DA-9102 已作为天然植物药被用于特应性皮炎而进入 II 期临床试验。DA-9102 对镁缺乏诱导的裸鼠自发性皮炎具有良好的抑制作用。从葛枣猕猴桃果实中提取分离的 α-亚麻酸具有潜在的抗炎作用（赵楠等，2020）。

3. 抗氧化 猕猴桃属植物中含有较多的酚性化合物，这些酚性化合物往往具有较强的还原性，而表现出抗氧化作用。Du 等对 8 种猕猴桃属果实的抗氧化能力进行了评价，发现与培育的中华猕猴桃和美味猕猴桃相比，野生的毛花猕猴桃和阔叶猕猴桃果实具有较强的抗氧化能力，并且抗氧化能力与植物中所含的多酚类化合物和维生素的量成正相关（Du et al.，2008）。

4. 免疫调节 猕猴桃具有免疫调节作用。Kim 等（2009）研究表明，从软枣猕猴桃提取的水溶性成分 PG102 可以调节 Th1 和 Th2 细胞活性水平，抑制卵清蛋白诱导的免疫小鼠模型的免疫球蛋白 E（IgE）的产生，显著改善 NC/Nga 小鼠模型的皮炎症状。进一步研究显示，PG102 对卵清蛋白诱导的哮喘小鼠模型具有抗过敏作用，从而可能成为哮喘治疗和预防的安全而有效的药物。

5. 抗突变和抗畸变 猕猴桃的乙醇提取物具有抗突变和抗畸变作用。Ikken 等（1999）试验证明，猕猴桃乙醇提取物可阻断强致癌物 N-亚硝基化合物（NOC）的合成，对亚硝基二甲胺（NDMA）、亚硝基二丁胺（NPYR）、亚硝基吡咯烷（NDBA）、亚硝基哌啶（NPIP）均有阻断作用，其中对 NDBA 的阻断率可达 51%，提示猕猴桃对 NOC 所致的突变性有明显的抑制作用。

比较魁蜜种和新西兰 Fruiting Male 品种猕猴桃汁对 ^{60}Co-γ 射线照射小鼠骨髓细胞的保护作用，实验证明：γ 照射可以使小鼠骨髓有核细胞数量明显减少，DNA 合成总量和单位数量细胞的 DNA 合成量显著下降，染色体畸变细胞率和染色体畸变率显著增高（赵楠等，2020）。

七、樱桃

樱桃［*Cerasus pseudocerasus*（Lindl.）G. Don］属于蔷薇科李属植物，原产于欧洲，在国内常见的樱桃有甜樱桃（*Pruns avium*）、酸樱桃、中国樱桃和毛樱桃等品种。樱桃在我国各地广泛种植。

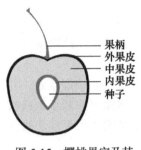

图 5-15　樱桃果实及其
纵切示意图

果柄
外果皮
中果皮
内果皮
种子

樱桃食用部位是中果皮（图 5-15）。内果皮是一个硬核，种子包在硬核里。甜樱桃的果实色艳味美、营养丰富，果肉柔软、果实皮薄、多汁。

（一）樱桃肉的化学成分

据分析，樱桃含有的 17 种氨基酸中，有多种为人体必需氨基酸；樱桃中 Fe 的含量较高，同时还含有维生素 B_1、维生素 B_2、烟酸、维生素 C、柠檬酸、蛋白质、酒石酸、脂类、粗纤维、硫胺素、核黄素、果糖、葡萄糖等多种营养成分；同时含有 Ca、P、Na、K、Mg 等多种矿物元素。

1. 一般营养物质　樱桃营养丰富，含有糖类、蛋白质、胡萝卜素、多种维生素和矿质元素等营养成分。对樱桃营养成分的测定结果表明：樱桃和毛樱桃中蛋白质、总糖、胡萝卜素含量相差不大（Nawirska-Olszanska et al.，2017）。

中国樱桃的糖、酸、维生素 C 含量高于甜樱桃，而果胶、钾的含量较甜樱桃低；甜樱桃的 17 种氨基酸总含量（1.228%～1.787%）比中国樱桃的（0.667%～0.838%）高，但中国樱桃的人体必需的氨基酸总含量比甜樱桃高（生兆江和生吉萍，1989）。

2. 多酚类物质　甜樱桃和酸樱桃中已被报道的酚类化合物共有 18～22 种，该类物质作为天然产物，在自然界广泛存在，具有抗氧化、抗炎等生物活性（Antognoni et al.，2020）。樱桃中的次生代谢成分以酚类和黄酮类为主，其中樱桃鲜果中总酚和类黄酮的含量分别达到 314.45mg/100g 和 59.92mg/100g，均比蓝莓中二者的含量高。酸樱桃也富含多种酚类化合物，如没食子酸、香豆酸、糅花酸、堪非醇及槲皮素等，这些物质均为高效的抗氧化剂。

甜樱桃也含有大量的酚酸。甜樱桃中的主要酚酸成分是对肉桂酸、羟基肉桂酸、新绿原酸和香豆酸。此外，还含有少量的绿原酸、羟基苯酸和阿魏酸。

3. 黄酮类物质　樱桃含有黄酮类物质（Di Matteo et al.，2017）。欧洲产的酸樱桃（*Prunus cerasus*）、中国矮樱桃［*Cerasus humilis*（Bge.）Sok.］中都含有具有抗氧化活性的黄酮类成分，可以作为潜在的功能性食品（付全娟等，2016）。

4. 维生素 C　随着樱桃果实的生长，可溶性固形物含量呈增加趋势；维生素 C 含量呈"升-降"的动态变化。授粉后 35d，维生素 C 含量达到最高值；果实硬度则呈逐渐下降趋势，授粉后 42d 左右果实硬度下降至最低点。在生产上可将授粉后的 35～42d 作为判断果实成熟度的参考指标（张静等，2014）。

5. 花青素　花青素是一种水溶性色素，可以随着细胞液的酸碱性改变颜色。樱桃中已知的花青素有矢车菊素-3-葡萄糖基芸香糖苷、矢车菊素-3-槐糖苷、矢车菊素-3-芸香苷、矢车菊素-3-葡糖苷和芍药花色素-3-芸香苷。其中，矢车菊素-3-葡萄糖基芸香糖苷含量最高，为

140.3～320.9mg/L（付全娟等，2016）。

6. 其他物质 采用顶空固相微萃取（HS-SPME）技术和气相色谱-质谱（GC/MS）联用仪测定甜樱桃成熟期果实的挥发性成分，在'巨红'甜樱桃中检测到 27 种萜类物质，其中单萜 13 种，倍半萜 14 种，分别占 19.87% 和 58.54%。单萜中萜醇类 6 种，萜烯类 8 种，占芳香物质的 48.52%。而在'红灯'甜樱桃中只检测到 2 种单萜类化合物，即 α-萜品醇和芳樟醇，含量较低，占检测芳香物质含量的 0.69%。由此可见，萜烯类化合物对甜樱桃果实风味的影响很大，是造成 2 个甜樱桃品种果实风味差异的主要因素之一。

此外，在樱桃中还分离鉴定出了一种单萜类物质——紫苏醇（POH），有报道认为其具有预防皮肤癌、肺癌、乳腺癌和肝癌等多种药理作用。植物性的褪黑激素（melatonin）在樱桃中少量存在（付全娟等，2016）。

（二）樱桃的生物活性

樱桃除了有漂亮的外观和可口的味道，也具有丰富的营养成分和生物活性化合物。已有的报道称酚类物质对人类健康有积极的影响，如抗炎和抗肿瘤。因此，研究樱桃中的酚类和类黄酮等的生物活性功能已是目前国内外的研究热点之一。

1. 抗氧化 樱桃的提取物和果汁具有清除自由基、保护细胞氧化损伤等多种抗氧化能力（Nawirska-Olszanska et al.，2017）。Ballistreri 等对意大利的甜樱桃品种做了氧自由基吸收能力（ORAC）测定，ORAC 可作为食物总抗氧化能力的指标，食物的 ORAC 值越高，表明吸收氧自由基的能力越强，就能更好地帮助人体对抗诸如癌症与心血管病等疾病，其结果表明甜樱桃的 ORAC 能力较强，也就是具有较高的抗氧化能力（Di Matteo et al.，2017）。

2. 抗炎 樱桃果实或提取物具有明显的抗炎抑菌作用。健康女性食用甜樱桃后，血液中酸盐值下降、血液中抗坏血酸含量升高、炎症指标血浆 C 反应蛋白（CRP）和一氧化氮（NO）浓度的下降，该结果表明食用甜樱桃可以抑制炎性通路（Jakobek et al.，2009）。

食用樱桃后并不影响人体内等离子体的总浓度，以及高密度脂蛋白、低密度脂蛋白（VLDL）、VLDL-胆固醇、甘油三酯的粒子大小和数量；也不影响空腹血糖、胰岛素浓度或其他一些化学和血液学的变化。这些研究的结果表明食用甜樱桃对 CRP 有选择性调节，即抗炎作用，这可能有益于预防和治疗一些炎症性疾病（付全娟等，2016）。

3. 抗肿瘤 科学家对黑樱桃的酚类物质（WE）、花青素（ACN）或原花青素（PCA）对小鼠体内移植 MDA-MB-453 乳腺癌细胞的抗肿瘤活性进行研究，结果发现，WE、ACN 和 PCA 对肿瘤生长的抑制作用与对照组（C）相似，未见毒性反应（Noratto et al.，2020）。

通过饲喂小鼠樱桃、花色苷或矢车菊素，结果发现，小鼠产生的瘤组织显著少于对照。花色苷或矢车菊素可以减少人的直肠癌细胞的生长，因而研究表明，酸樱桃中的花青素对小鼠肿瘤的发展有抑制作用，并有减少人类结肠癌细胞的增殖作用（Noratto et al.，2020）。

紫苏醇（POH）是樱桃中含有的一种单萜类植物营养素，能使机体摆脱致瘤化合物，或干扰细胞快速增殖的信号，还有助于使癌细胞逆转为正常细胞或分化细胞，从而减少癌变的可能性。酸樱桃提取物能明显的抑制老鼠直肠癌的病变，从而达到减少癌变的可能性（Noratto et al.，2020）。

4. 其他功能　　研究表明樱桃提取物或果汁具有减少疼痛、控制体重、减轻糖尿病并发症和抗菌活性、抗衰老等作用（Agullo-Chazarra et al., 2020）。甜樱桃中的酚类抗氧化剂对神经细胞有保护作用。

另外，樱桃还是褪黑激素的一个重要的食物来源，褪黑激素有助于调整人体昼夜生理节律，促进自然睡眠。同时樱桃还有清除超氧自由基的抗氧化功能及保护血管系统、减轻炎症等功效，能够降低外科手术引起的局部缺血及再灌注伤害（Antognoni et al., 2020）。

随着国内樱桃次生代谢与生物活性等研究的蓬勃展开，人们将发现樱桃更多有益的健康功效。

第三节　常见干坚果营养物质和生物活性物质

常见的干坚果有壳斗科的板栗、榛科的榛子、胡桃科的胡桃等。本节主要介绍板栗、核桃、大枣和枸杞的营养物质和生物活性物质。

一、板栗

板栗是壳斗科植物板栗属植物的果实，是我国常见的坚果。板栗营养价值高，含有丰富的维生素 C、蛋白质、糖类等。我国以中国板栗（*Castanea mollissima* BL.）、欧洲栗（*Castanea sativa* Mill.）、美洲栗（*Castanea dentate* Marsh.）和日本栗（*Castanea crenata* Sieb. & Zucc.）为主。

（一）板栗仁的化学成分

科学家对板栗的营养成分进行了测定，发现板栗的成分以淀粉及糖类为主，并含有较为丰富的蛋白质、脂肪、维生素 C、Ca、K、P、Mg、Fe、Zn 等矿质元素和黄酮类物质（Nie et al., 2021）。

Gao 等（2010）从板栗仁中首次分离得到两个新化合物，一个是二萜类的糖苷，命名为mollioside；另一个是苷元，命名为 mollissin。从板栗的果实中也分离出一种线性 1,6-α-D-葡聚糖，平均分子质量为 2.0×10^3kDa（李红燕等，2015）。

不同采收期板栗的主要营养成分含量也在变化，随着板栗的成熟，水分逐渐降低，淀粉、蛋白质、可溶性糖、脂肪和维生素 C 都呈上升趋势，成熟 I 期和成熟 II 期的水分、可溶性糖、脂肪和维生素 C 含量差异不显著，淀粉和蛋白质含量差异显著；而未成熟与成熟 I 期和成熟 II 期的各营养成分均具有显著差异。充分成熟的板栗，果实代谢处于最低水平，具有较好的商业贮藏性能。为防止板栗充分成熟后栗苞开裂致使栗果落地造成损失，最好在成熟期 I 时一次性打落进行采收（陈在新等，2000）。

不同品种的板栗的基础营养成分、风味物质也有差异。例如，河南大板栗的淀粉、总酸含量较高，而在蛋白质、脂肪、还原糖、维生素 C 含量方面河北品种含量较高，各品种的脂肪与还原糖、维生素 C 含量呈显著正相关，维生素 C 与蛋白质、还原糖呈显著正相关，淀粉与维生素 C 含量呈显著负相关。各品种板栗所含氨基酸种类齐全，含量较高的为谷氨酸和天冬氨酸，第 1、第 2 限制氨基酸为半胱氨酸和甲硫氨酸，‘大板红’总氨基酸含量最高可达 32.72g/kg（张乐等，2016）。

从板栗中已检测出 46 种香气成分，香气物质种类最高的为'大板栗'（25 种），其次为'早丰'和'遵玉'（均 17 种），'大板红'、'塔丰'及'红油栗'（16 种）相对含量高的成分均为醛类，可达 50% 以上（张乐等，2016）。

（二）板栗的生物活性

板栗是一种药食两用、补养治病的良药，具有抗氧化、抗凝血、抗肿瘤、抗疲劳等生物活性。

1. 抗氧化 从板栗中提取得到两种粗多糖组分（CLP 和 CLP1），两者均具有良好的 $\cdot O_2^-$、$\cdot OH$ 和 H_2O_2 的清除能力及还原能力，而且抗氧化能力与浓度呈正比，其中 CLP 对 H_2O_2 的清除效果与维生素 C 相当（葛祎楠等，2018）。

用碱性蛋白酶水解板栗中的蛋白质得到 5 种新的抗氧化活性肽，分别鉴定为 VYTE、TKGQ、MMLQK、TPAIS 和 VSAFLA，其中 VYTE 和 VSAFLA 对 ABTS 自由基的清除能力最强，IC50 值分别为（0.13±0.01）mg/mL 和（0.28±0.04）mg/mL，这些新型肽可作为药物或功能食品中的天然氧化剂。综上研究表明，板栗具有良好的抗氧化作用，可作为天然的氧化剂应用于食品、药品、健康食品及化妆品等领域（Jung et al., 2016）。

2. 抗凝血 研究发现，用热水提取制备的板栗多糖具有抗凝血作用，100mg/kg 多糖剂量可明显延长小鼠出血时间、凝血时间及血栓形成时间，降低血流波动性，说明板栗多糖的抗动脉血栓作用机制可能与其抗血小板和抗凝血作用有密切关系（聂牧等，2015）。

3. 营养健康功效 研究发现，板栗含有营养丰富的蛋白质。所有板栗的蛋白质都由营养均衡的氨基酸组成，其中白蛋白和谷蛋白是主要成分，含量丰富的白蛋白大都是低分子质量的，因此板栗中的蛋白质相对于其他蛋白质更容易消化和吸收。对大龄儿童、青少年及成年人必需氨基酸的评分要求符合 FAO/WHO 的要求，因而板栗中的蛋白质可作为良好的植物蛋白来源，为人体提供营养（刘桂娟等，2018）。

4. 抗疲劳 研究表明，板栗多糖的 3 个剂量 100mg/（kg·d）、200mg/（kg·d）、400mg/（kg·d）均能显著提高小鼠运动耐力，与对照组相比能明显降低运动后血乳酸和血尿素氮的含量，提高肌糖原和肝糖原的含量，说明板栗多糖具有较好的抗疲劳作用，最佳用量为 200mg/（kg·d），高剂量与中剂量比无显著差异（李清宇等，2013）。

5. 抗肿瘤 从板栗仁中分离得到的两个新化合物 mollioside 和 millissin 对 HeLa 宫颈癌细胞具有明显的抑制作用。研究表明，从板栗果实中分离得到的板栗多糖（CPA）在体外试验中能抑制宫颈癌细胞 HeLa 的增殖；将 CPA 进行硒化修饰后得到的衍生物 sCPA 具有更强的抑制作用，两者都可以通过线粒体途径诱导宫颈癌细胞 HeLa 凋亡（刘桂娟等，2018）。

Barbat 等（2008）从西班牙板栗中分离得到 4-O-甲基葡萄糖醛酸木聚糖，其对表皮细胞 A-431 的增殖、迁移和侵袭具有抑制作用。

板栗壳提取物中的原花青素可以通过抑制 PI3K/AKT/mTOR 信号通路引发自噬，增强 HepG2 细胞的凋亡，其机制可能与线粒体依赖的信号通路有关（Zhang et al., 2014）。

二、核桃

核桃（*Juglans regia* L.）是胡桃科胡桃属植物，又称胡桃、羌套。在国际上核桃与腰果、扁桃和榛子一起并列为四大坚果。

（一）核桃的化学成分

核桃仁富含蛋白质、多不饱和脂肪酸，如亚麻酸、亚油酸、油酸等，具有较高的功能性价值。

1. 蛋白质　　核桃蛋白是一种优质天然蛋白，核桃仁粗蛋白含量一般在 15% 左右，主要由谷蛋白、球蛋白、清蛋白和醇溶谷蛋白 4 类蛋白质构成，含量分别占核桃总蛋白的 70.11%、17.57%、6.81%、5.33%。核桃蛋白质中营养丰富，含有 18 种氨基酸成分，包含人体不能自身合成的 8 种必需氨基酸，其中谷氨酸和精氨酸含量高，大多数是疏水性氨基酸和酸性氨基酸（Croitoru et al.，2019）。

用胰蛋白酶、胰凝乳蛋白酶和胃蛋白酶对核桃蛋白进行体外水解实验，发现这 3 种酶均可在 10min 内将核桃蛋白中谷蛋白水解为相对分子质量较小的多肽。热变性可显著提高胃蛋白酶和胰凝乳蛋白酶的水解速率（韩海涛等，2019）。因此，核桃蛋白因其消化率和净蛋白比值较高而被人们评为优质的植物蛋白质。研究表明，对于 2～5 岁儿童来说，核桃蛋白的第一限制性氨基酸为赖氨酸，第二限制性氨基酸为苏氨酸，第三限制性氨基酸则是半胱氨酸＋甲硫氨酸（韩海涛等，2019）。

核桃仁中蛋白质的含量一般为 15%，最高可达 29.7%，不同地区和不同变异类型核桃的蛋白质含量存在一定差异。根据蛋白溶解度的不同，核桃蛋白可分为清蛋白、球蛋白、醇溶蛋白和谷蛋白，含量最高的是谷蛋白（70.11%），其次是球蛋白（17.57%）。核桃蛋白因含有 18 种氨基酸，且 8 种必需氨基酸种类齐全，其构成与人体氨基酸模式近似而被美国农业部评为优质蛋白（Croitoru et al.，2019）。

核桃仁中含有较高比例的天冬氨酸、谷氨酸和精氨酸，而赖氨酸含量相对较低，这一表现对人体的生理功能大有裨益。谷氨酸在体内能够合成 γ-氨基丁酸，后者可降低血氨浓度，促进脑细胞呼吸，对由神经衰弱、精神分裂等引起的记忆障碍、语言障碍和小儿智力的不完全发育等有治疗作用，而精氨酸可以促进人体内苏氨酸的循环，促进肝脏合成尿素排除，具有解毒功能、恢复肝功能、增强肾功能及防治性功能减退的作用（Mao et al.，2014）。近年研究发现，核桃蛋白中疏水性和酸性氨基酸较多。此外，核桃蛋白消化率和净蛋白比值较高。

2. 脂肪　　核桃种仁富含脂肪，为 60%～70%。不同品种及种植区域的核桃脂肪含量略有差异。核桃中脂肪含量达 68.83%～72.14%。脂肪酸成分中，不饱和脂肪酸占 90%。其中，亚油酸和亚麻酸含量较高（约为 72%），而胆固醇的含量为 0，这对促进机体的健康具有特殊意义（Poggetti et al.，2018）。

亚油酸、亚麻酸作为大脑必需的脂肪构成其细胞骨架，含量较高时还可使血净化血液，对心血管系统疾病起到预防作用，有"动脉清道夫"之称。研究显示，当 ω-3 和 ω-6 两种不饱和脂肪酸比例为 1∶4～1∶6 时，对心脑血管疾病的预防作用达到最大。一些调查还表明，以核桃作为低能量饮食替代品比传统低脂肪饮食更具良好减肥效果（Croitoru et al.，2019）。此外，核桃仁磷脂对脑组织也非常有益，有"天然脑黄金"之称。

核桃仁在坚果中油脂的含量较高，粗脂肪含量为 60% 左右，主要以不饱和脂肪酸为主。郑敏燕等研究表明，核桃油脂脂肪酸主要为油酸、亚油酸、亚麻酸、软脂酸和硬脂酸，这 5 种主要成分占核桃油脂肪酸总量的 98.3%，不饱和脂肪酸含量占总脂肪酸含量的 90% 以上。

由表 5-5 可知，必需脂肪酸亚油酸和亚麻酸在核桃油中含量较高，油酸含量较低。亚麻酸含量明显高于其他几种常见植物油，亚油酸含量与葵花籽油相近，也明显高于其他几种植物油。核桃油除单不饱和脂肪酸含量稍偏低外，饱和脂肪酸、亚油酸和α-亚麻酸的含量和比例最符合联合国粮农组织发布的《健康食用油的标准》饱和脂肪酸比例10%以下，必需脂肪酸中，亚麻酸：亚油酸≤1：4。因此，核桃油是世界公认的健康食用油之一（韩海涛等，2019）。

表5-5 核桃油亚油酸、亚麻酸含量与其他几种植物油的对照

脂肪酸	核桃油	菜籽油	花生油	玉米油	大豆油	油茶油	芝麻油	葵花籽油	橄榄油
油酸 /%	19.97	64.42	39.84	32.75	27.51	81.23	39.69	20.37	72.54
亚油酸 /%	60.11	19.95	39.67	45.91	46.21	7.92	45.81	66.31	8.74
亚麻酸 /%	10.68	8.04	0.1	0.12	0.85	0.14	0.45	0.09	0.69

3. 糖类 糖类在机体所必需的三大产能营养素中属于主要的能量来源，特别是大脑进行运作时所必需的能量来源只能由糖类提供。研究表明，加利福尼亚核桃中糖类含量为2.8%～13.1%。可见不同地区、不同品种核桃中的糖类含量存在差异（冯春艳等，2011）。

4. 膳食纤维 膳食纤维能够促进人体胃肠的蠕动，防止便秘，在一定程度上能够预防消化道肿瘤的发生。核桃是机体膳食纤维的良好补充来源，核桃膳食纤维含量为4.2%～5.2%；核桃膳食纤维的存在部位主要是内种皮，含量约为核桃仁的5倍（Croitoru et al.，2019）。

5. 维生素和矿物质 核桃富含维生素。核桃种仁中维生素的含量尤其高，且种类丰富，能够稳定细胞膜，防止细胞膜中不饱和脂肪酸发生过氧化作用。

对100g核桃的维生素含量检测，发现种仁中维生素含量由多到少分别是烟酸、泛酸、维生素B_1、维生素B_2和维生素B_6。维生素E可提高机体免疫力，清除自由基，是公认的良好抗氧化剂，具有美容抗衰老功效，其中α-生育酚和γ-生育酚能够协助治疗前列腺癌。

核桃中富含锌、铬、锰等人体所必需的矿物质元素，其中锌元素是脑垂体的关键组分之一，能够很好地治疗高血压和心血管疾病（Croitoru et al.，2019）。

核桃仁中含有维生素E、维生素A、维生素B、维生素C、维生素D、维生素K等多种维生素和磷、钙、锌、铁、钾、镁、钠、锰、硒等各种微量元素（表5-6）。

表5-6 核桃的微量元素、维生素成分及含量

营养素	含量	营养素	含量	营养素	含量
粗纤维	12g/100g	钙	1200mg/kg	锌	30mg/kg
总糖	2g/100g	镁	1000mg/kg	硒	0.3mg/kg
磷	280mg/100g	铁	26mg/kg	维生素E	43mg/kg
钾	400mg/100g	锰	70mg/kg	B族维生素	1.2mg/kg
硫	450mg/100g	铜	14mg/kg	维生素A	0.036mg/kg

核桃仁中微量元素含量从高到低依次为S＞K＞P＞Ca＞Mg＞Mn＞Fe＞Zn＞Cu＞Se，维生素含量从高到低依次为维生素E＞维生素B＞维生素A。

6. 酚类物质 对3种云南核桃内种皮测得黄酮类化合物含量为15.48%、17.33%、15.23%，酚类化合物含量高达57.58%。核桃中还含有磷脂、褪黑素、黄酮、植物甾醇、多酚等其他微量功效营养素和活性成分（Liu et al.，2020）。

核桃中除含有大量常见营养成分外，还含有许多功能性成分。核桃中酚类物质有酚酸（香草酸、丁香酸、鞣花酸、绿原酸）、苯醌（胡桃醌、1,4-萘醌）和类黄酮（儿茶素、杨梅树皮素）。研究显示，核桃内种皮总酚含量为 1.034g/100g，种仁中总酚含量为 0.144/100g（韩海涛等，2019）。另有研究表明，核桃内种皮黄酮含量为种仁的 5.33～7.18 倍，平均含量为 2.77g/100g（Sanchez-Gonzalez et al.，2017）。由此可见，核桃内种皮酚类和黄酮类含量较高，加工食用核桃时要注意保护内种皮，充分保留黄酮、总酚的抗氧化功能。

7. 褪黑素　褪黑素是人体大脑松果体分泌的一种吲哚类激素，能够自然诱导人体睡眠。老年人体内因褪黑素含量很低而出现很多睡眠障碍。用高效液相色谱法对核桃中褪黑素进行检测，发现核桃中褪黑素含量为 2.5%～4.5%，表明核桃是褪黑素的良好来源。有研究显示，对动物进行核桃喂养后，其血液中褪黑素的含量可变为原来的 4 倍，抗氧化能力也随之加强。此外，褪黑素具有延缓人体衰老，延缓与年龄有关的神经内分泌疾病，如帕金森病、阿尔兹海默症等的发生，以及抑制肿瘤等功效（Ren et al.，2018）。

核桃褪黑素平均含量为（3.5±1.0）µg/kg，是褪黑素的天然来源。褪黑素减少会出现睡眠障碍和系统紊乱等（Ren et al.，2018）。

临床营养学研究发现，食用一定量的核桃后血液中褪黑素的含量增加，且抗氧化剂活性显著增强。因此，食用核桃可使体内的褪黑素水平维持在年轻状态，有助于镇静和调节神经系统，更重要的是改善整个身体的机能和体质，延缓衰老的进程，对于具有睡眠障碍和神经弱致失眠的中、老年人群，核桃是最佳健康食品（韩海涛等，2019）。

（二）核桃的生物活性

核桃仁具有健脑益智、护肝、降糖、降血脂，以及预防肿瘤、心血管疾病等作用。

1. 健脑益智　现代医学抗衰老学说中普遍认为，自由基作用是某些疾病发病机制中的重要因素，清除自由基具有抗衰老作用。研究表明，核桃仁体外有明显的清除超氧阴离子自由基的能力，加入适量维生素 C 清除率为 93.97%（韩海涛等，2019）。

用核桃提取物对改善小鼠学习和记忆作用的实验中发现，核桃提取物在一定的剂量范围内可以提高发育期小鼠的神经递质 NO 的水平，具有改善小鼠学习与记忆的作用。

用核桃油对小鼠进行为期 2 周的灌胃干预，发现适量核桃油不仅可促进小鼠学习记忆，还能有效逆转 $NaNO_3$ 和乙醇引起的记忆再现和构建记忆保持障碍。通过注射东莨菪碱构建损伤模型，发现预先饲喂 4 周核桃的实验组有效恢复了记忆功能损伤，其机制可能与核桃降低乙酰胆碱酯酶（acetylcholinesterase，AChE）活性相关。樊永波等（2013）用核桃饼粕对大鼠连续喂养 60d，发现核桃饼粕能明显提高大鼠的学习和记忆能力、改善大鼠的抗氧化功能、提高乙酰胆碱酯酶的活性。此外，精氨酸、谷氨酸和天冬氨酸含量较高的核桃蛋白也是增强学习记忆功能的有效成分。

认知功能的年老化是受多因素综合作用的结果。据调查，核桃摄入较多者在简单反应时间、符号数字替换、简单数字学习、故事回忆等神经行为评估系统测试中均有更好表现，表明食用核桃对认知功能有益处。虞立霞等（2015）研究了核桃对发育期小鼠认知功能的改善作用，结果显示，添加 3%、6% 核桃的饲料较不添加组能增加小鼠脑质量，促进脑发育，促进之后的成年小鼠的学习记忆，并提高小鼠的兴奋性及探索主动性。

此外，核桃补充摄入可以通过调节海马中的 N-甲基-D-天冬氨酸受体（NMDAR）和脂质过氧化水平来对认知功能的下降起保护作用。

2. 护肝　核桃具有良好的护肝作用，这可能与其抗氧化活性有关。α-亚麻酸是在人体内不能合成的必需脂肪酸，很多油脂中不含或仅含微量，核桃油中 α-亚麻酸含量为 10%～20%。α-亚麻酸在体内可合成 EPA 和 DHA，能增加胆固醇的排泄和抑制内源性胆固醇的合成，降低血脂，预防动脉粥样硬化（张亭等，2018）。

通过 α-亚麻酸和 γ-亚麻酸对高脂血症人群的降血脂作用研究表明，食用 α-亚麻酸和 γ-亚麻酸混合物的试验组血清中甘油三酯（TG）和总胆固醇（TC）水平显著降低，血清高密度脂蛋白-胆固醇（HDL-C）水平显著上升，且 TC、TG、HDL-C 有效率及总有效率明显高于对照组。

研究发现，α-亚麻酸对高脂大鼠的血脂有明显调节作用，显著降低了高脂大鼠血浆 TG 和血浆 TC 的水平，提高了血浆 HDL3/HDL 比值，使 HDL 微粒趋于小型化。由此可见，亚麻酸能辅助抑制脂肪合成，并分解脂肪将其排出体外，合理有效食用可以预防脂肪肝的形成（张亭等，2018）。

研究发现，核桃在肝脏变性的病理变化过程中可以起到调节功效。研究者对 Zucker 肥胖鼠和瘦鼠分别进行了 14% 的猪油膳食和 14% 的核桃油膳食干预，发现与前者相比，14% 的核桃油膳食能显著降低胖鼠的肝脏脂肪、甘油三酯含量，下调脂蛋白脂肪酶的表达，上调瘦鼠和胖鼠微粒体甘油三酯转移蛋白 mRNA 的表达，同时降低了胆固醇含量。该结果表明，核桃油是非酒精导致的肝脏变性、脂肪肝发生过程中的调节因子，能够通过上调甘油三酯转移蛋白基因的表达有效抑制肝脏脂肪的累积（Fink et al.，2014）。

3. 降糖　糖尿病现今已成为致残，甚至致死较高的疾病之一，糖尿病患者中 90% 的人是 2 型糖尿病患者。采用酿酒酵母模型和 T2DM 动物模型评价核桃蛋白及多肽降血糖活性，结果表明，在两种模型中，核桃多肽的降糖活性均优于核桃蛋白，实验结果在很大程度上表现出一致性。此外，有研究以一定量的核桃喂养 STZ 建模的小鼠 6 周后，对小鼠体重、血糖及相关性激素进行测定，发现相关的性激素均有下调的趋势（Acquaviva et al.，2019；张亭等，2018）。

对 2 型糖尿病患者以核桃干预观察，发现核桃可以改善 2 型糖尿病患者血管舒张功能。此外，有研究显示，每周吃 2 次核桃的个体，2 型糖尿病患病危险性会降低 24%（Acquaviva et al.，2019；张亭等，2018）。

4. 降血脂　核桃油中不含胆固醇，含 90% 以上的不饱和脂肪酸，富含 α-亚麻酸、亚油酸，单不饱和脂肪酸约占不饱和脂肪酸总量的 30%，因此，食用核桃油对心脑血管疾病具有预防和健康功效。

现代营养学家认为，人体中低密度脂蛋白易析出胆固醇沉积于血管壁上，造成血管增厚，弹性下降，引起冠心病、中风和动脉瘤等疾病，亚油酸可使血液中低密度脂蛋白降低。此外，亚油酸能促进皮肤发育和保护皮肤营养，还有健美毛发的功效。有研究表明，核桃蛋白酶解产物中存在着血管紧张素转换酶（ASE）抑制肽（Rajaram et al.，2009）。

有研究表明，胃蛋白酶酶解液通过纯化所得 ACE 抑制剂的 IC50 值为 0.32μg/mL，该 ACE 抑制剂在经过体外模拟消化后仍保持良好的 ACE 抑制活性。可见，核桃蛋白水解产物对心脑血管疾病也具有预防及辅助治疗的作用（Reifer et al.，2005）。

科学家进行为期 20 周的动物试验（$n \geqslant 6$，n 代表每一组小鼠的只数），评估了核桃饮食对高脂饮食引起的脂肪肝的保护作用。结果显示，核桃饮食干预后，小鼠肝脏甘油三酯显著下降。核桃的添加改变了与肝脏脂质平衡相关的蛋白质水平，增加 AMP 蛋白激酶磷酸化，降低脂肪酸合酶（FAS）水平，并降低过氧化物酶体增生物活化受体-α（PPAR-α）的含量。同时发现，摄入核桃可以降低脂肪肝小鼠脂肪组织中巨噬细胞的浸润水平，抑制促炎基因的表达，从而抑制高脂饮食引起的脂肪组织炎症和凋亡（Choi et al.，2016）。

一项随机交叉设计人群干预试验中，受试者为 20 位奶蛋素食主义者，接受为期 8 周的饮食干预，干预物分别为富含 ω-3 脂肪酸的鸡蛋（6 个 / 周）、核桃（6×28.4g/ 周）及标准鸡蛋（6 个 / 周），发现补充核桃后引起红细胞膜 α-亚麻酸（ALA）含量增加，降低了血清甘油三酯、TC 和 Apo B 的浓度，以及 TC/HDL 比值（Burns-whitmore et al.，2014）。

对 25 位正常至轻度高血脂受试者进行 3 种等能量饮食干预，即对照饮食、核桃饮食（植物 ω-3 脂肪酸）及鲑鱼饮食。采集血清分析显示，食用核桃组的总胆固醇和 LDL 胆固醇显著低于对照组，鲑鱼组的甘油三酯降低而 HDL 胆固醇升高。另外，核桃组的 TC/HDL-C、LDL-C/HDL-C 比值均有升高。该研究表明，核桃中的植物脂肪酸及鱼类中的动物脂肪酸均有降低血脂的作用，可有效地预防冠心病（Rajaram et al.，2009）。

5. 防肿瘤　　核桃中含有较多抗氧化活性物质，众多研究证实核桃中的亚油酸具有延缓癌细胞生长的作用。陈传贵等（2009）对不同浓度的亚油酸作用于人胰腺癌细胞 MiaPaCa 2 生物学行为的影响研究表明，170mg/L 的亚油酸不会促进胰腺癌的进一步发展，相反，可抑制胰腺癌的进一步发展；随着浓度的增加，癌细胞的迁移、增殖明显受到抑制，凋亡明显增加。

核桃粕经黑曲霉发酵产生的低分子质量多肽对人小肠癌细胞（Caco-2）和人乳腺癌细胞（MCF-7）增殖有较强的抑制作用。分子质量小于 5kDa 的发酵多肽组分对 Caco-2 细胞的抑制作用最强（许典等，2015）。

核桃中的 γ-生育酚可抑制前列腺癌和肺癌细胞的增殖。原因是它降低一氧化氮合酶活性，导致一氧化氮含量下降，进而抑制肿瘤细胞（Jiang et al.，2004）。

6. 预防心血管疾病　　有研究表明，每日食用核桃能够对心脏病起到良好的预防作用。在心血管系统疾病的发生过程中，核桃主要通过降低机体胆固醇、减少血管炎症和改良动脉功能发挥作用。食用核桃可以明显降低血管内 C-激动蛋白（CRP）和有害血小板黏附分子，减少动脉炎症的发生（Guasch-Ferre et al.，2018）。

研究显示，核桃可使胆固醇酯的凝聚程度降低，促进动脉血小板发育，还可以通过降低动脉内皮素活性而提高内皮细胞功能。用 0.05g/kg BW 剂量的核桃蛋白酶解物干预自发性高血压大鼠后，干预组大鼠的收缩压大幅降低，这表明核桃蛋白酶解物具有降低血压的作用。研究人员采用体外模拟方法检测核桃蛋白肽的降血压活性，发现分子质量小于 1000Da 的中性蛋白酶酶解物和碱性蛋白酶酶解物对血管紧张素转换酶的抑制率分别最高可达到 88.42% 和 73.13%（Guasch-Ferre et al.，2018）。

7. 其他作用　　研究显示，核桃可能对机体的体重有一定的调节功能。一项对 56 个微胖参试者（BMI＞25，有代谢综合征的早期表现）进行的"核桃营养餐研究"中，饮食中每日多加 56g 核桃的核桃组参试者的心脏病和糖尿病的发生率明显降低，且体质量无继续增加，表明核桃具有调节体重的功能（Katz et al.，2012）。对 117 名健康青年男性进行核桃膳食干预，12 周后发现添加 75g/d 全壳核桃的受试者精子活力、运动性和形态都有所改善（Jahanban-

Esfahlan et al., 2019）。

贾靖霖等（2014）发现，核桃可降低小鼠血乳酸和尿素氮的含量，而显著升高肌糖原和肝糖原的含量，表明核桃蛋白有一定的抗疲劳功效。核桃仁蛋白提取物酶解物能够有效抑制机体内的大肠杆菌、枯草杆菌和金黄色葡萄球菌（最小抑菌浓度分别为 50%、50%、60%）。

三、枣

枣（*Ziziphus jujube* Mill）是鼠李科（Rhamnaceae）枣属植物，又可称之为大枣、枣子、干枣、红枣。枣原产自我国，在我国各个地区均有种植，并且以肉厚、色红、核小、饱满、味甜为最佳。我国枣产量占全世界的 99% 以上。民谚有"一日吃三枣，终生不显老""要想皮肤好，粥里加红枣"。枣的食用部分是外果皮和中果皮（图 5-16）。

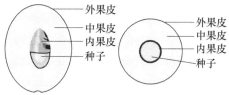

图 5-16　枣的纵切及横切示意图

（一）枣的化学成分

枣的成分比较复杂，目前已经从枣中先后分离得到糖类、蛋白质、氨基酸类、三萜类、皂苷类、生物碱类、黄酮类、糖苷类、核苷类、维生素类、酰胺类、有机酸类、甾体类等化学成分。

1. 糖类　鲜枣的总糖含量为 30%～40% 多，水溶性糖以 D-葡萄糖为主。另外，还有 D-果糖、蔗糖及由葡萄糖和果糖组成的阿聚糖、低聚糖、半乳醛聚糖等。

从日本大枣中分离得到两种多糖，分别为中性多糖和酸性多糖，它们都是由不同糖按不同比例组成的。阿拉伯糖、核糖、甘露糖、半乳糖、鼠李糖和葡萄糖等共同组成大枣中的低聚糖（Gao et al., 2013）。

2. 维生素类　大枣富含维生素 A、维生素 B、维生素 C，其中新鲜大枣维生素 C 含量是苹果和葡萄的 70～80 倍，因此获得了"活维生素丸"的美称，有着非常高的营养价值。大枣中含有的丰富的维生素 C 可以说是一种非常重要的，具有较强活性的还原性抗氧化物质，与体内氧化还原过程密切相关，可有效避免大量黑色素堆积在体内，从而较好地实现对色素老年斑的控制（陈熹等，2015）。

每 100g 大枣干果含维生素 A 8.06～27.7IU（国际单位）、维生素 B_1 0.11～0.39mg，维生素 B_2 0.26～0.56mg、维生素 C 4.36～18.2mg、维生素 E 2.66～6.77IU。另外还含有维生素 P、核黄素、硫胺素、胡萝卜素、烟酸等（Gao et al., 2013）。

3. 核苷类化合物　现代研究表明，大枣中富含环核苷酸。据测定，大枣果肉中环磷酸腺苷（cAMP）和环磷酸鸟苷（cGMP）的含量是所有已测动植物材料中最高的，分别为 100～500nmol/g FW 和 30～40nmol/g FW（Gao et al., 2013）。大枣中的环磷酸腺苷是人们身体中的一种重要生理活性物质，能抑制血小板聚集，改善心肌营养、增强心肌收缩力、减轻疲劳，增强人体肌力。

除此之外，科研人员在大枣果肉中还发现了次黄嘌呤、鸟苷、鸟嘌呤、尿苷、胞苷、腺嘌呤等核苷及碱基类化学成分。

4. 有机酸类化合物　大枣中含有的有机酸主要包括桦木酮酸、桦木酸、齐墩果酮酸、齐墩果酸、苹果酸、儿茶酸和酒石酸等。有机酸能够实现对癌细胞生长和繁殖的有效抑制，因此，经常性食用大枣，对胃肠道恶性肿瘤疾病的预防具有重要作用（Gao et al.，2013）。

大枣中含有油酸，亚油酸、肉豆蔻酸、棕榈酸和硬脂酸等。此外，还含有苹果酸、酒石酸、儿茶酸、十七烷酸、二十四烷酸、对羟基-间甲氧基苯甲酸（4-hydroxy-3-methoxy benzoicacid）（Gao et al.，2013）。

5. 蛋白质、氨基酸类化合物 大枣中的蛋白质含量丰富，高于苹果和梨分别为1倍和10倍，干果蛋白质含量为2.8%～3.3%，其中包括人体不能合成的苯丙氨酸、甲硫氨酸、缬氨酸、亮氨酸、异亮氨酸、酪氨酸、赖氨酸等，以及幼儿不能合成的精氨酸、组氨酸等（Gao et al.，2013）。

6. 钙和铁 大枣中含有的丰富的铁元素和钙元素，可以对骨质疏松症、贫血症状进行有效防治。中老年人更年期经常食用大枣可避免出现骨质疏松，而女性和成长中的青少年经常食用大枣则可避免出现贫血症状（陈熹等，2015）。

7. 萜类化合物 羽扇豆烷型、齐墩果烷型及氰基乙烷型三萜为大枣中发现的主要三萜类型。该类化合物通过抗补体作用，促进淋巴细胞增殖和巨噬细胞功能而具有免疫调节作用，通过抑制COX-1、COX-2活性而具有抗肿瘤活性，故可以作为肿瘤细胞增殖抑制剂，或作为抗肿瘤药物先导化合物（薛晓芳等，2020）。

8. 皂苷类化合物 枣树皂苷（jujuba saponin）Ⅰ～Ⅵ、大枣皂苷（zizyphus saponin）Ⅰ～Ⅲ，紫啡（ziziphin）、酸枣仁皂苷B（jujuboside B）、无刺枣苄苷（zizybeoside）Ⅰ～Ⅱ、无刺枣催吐醇苷（zizyvoside）Ⅰ～Ⅱ和长春花苷（roseoside）等皂苷类成分已经被发现。揭示出这些皂苷类化合物能够提高人体对蔗糖溶液味感的阈值，起到甜味抑制作用，可以作为甜味抑制剂产品的原料进行开发（薛晓芳等，2020）。

9. 生物碱类化合物 环肽类和异喹啉类生物碱是在大枣中发现的主要生物碱类型，主要分布于根皮与干皮部位。自20世纪80年代以来，十三元环的间柄型和十四元环的对柄型环肽类生物碱骨架在大枣中不断被发现，如无刺枣环肽Ⅰ（daechucyclopride Ⅰ），无刺枣因S1～S7、S8-1、S9～10、S26～S27，蛇婆子碱X（adouetine X），枣碱A（zizyphine A），滇刺枣碱A，D（mauritine A，D）。此外，还从大枣果实中分离得到吡咯烷型生物碱无刺枣碱A（daechu alkaloid A）。这些生物碱可以延长环己烯巴比妥干预小鼠睡眠的时间，起到镇静作用，与大枣的安神作用相一致（薛晓芳等，2020）。

10. 黄酮类化合物 黄酮类化合物是大枣的化学成分之一，已从大枣中发现了芦丁（rutin），当药黄素（swertisin），棘苷6,8-二葡萄糖基-2（S）-柑橘素［6,8-di-C-glucosyl-2（S）-naringenin］和6,8-二葡萄糖基-2（R）-柑橘素［6,8-di-C-glucosyl-2（R）-naringenin］，三种酰化黄酮苷（acylatedflavuone-C-glycoside）Ⅰ、Ⅱ、Ⅲ，槲皮素（quercetin）等（薛晓芳等，2020）。这些黄酮类化合物对血管有舒张作用，能拮抗血小板活化因子作用，可清除自由基，抑制生物膜上不饱和脂肪酸的过氧化而具有抗氧化作用，同时可延长戊巴比妥干预睡眠时间起到镇静作用，这与大枣的养血安神作用相一致。

11. 酰胺类化合物 从大枣的水和乙醇提取物中分离得到了（2S,3S,4R,8E）-2-［（2′R）-2′-羟基二十四烷酰胺］-8-十八烯-1,3,4-三醇和1-O-β-D-吡喃葡萄糖基-（2S,3S,4R,8E）-2-［（2′R）-2′-羟基二十四烷酰胺］-8-十八烯-1,3,4-三醇两个酰胺类化合物（薛晓芳等，2020）。

12. 甾体类化合物 大枣中分离得到的甾体类化合物除了β-谷甾醇（β-sitosterol）、豆甾醇（stigmasterol）、3β,6β-豆甾烷-4-烯-3,6-二醇外，牛继伟还首次从大枣中分离得到胡萝卜苷

（daucosterol）（薛晓芳等，2020）。

13. 其他类化合物 从大枣树皮中分离到一个原花青素（proanthocyanidin）低聚物。另外大枣还含有钙、磷、铁、钾、镁、锰、铝等矿质元素36种。牛继伟（2008）还首次从大枣中分离得到东莨菪内酯（scopoletin）。还从大枣的80%乙醇提取物中首次分离得到了一个萘醌衍生物大枣萘醌（zizyberanone）。

干枣和鲜枣相比，化学成分在种类变化并不大，但各物质的含量会发生变化。郭盛等（2016）采用 PHLC 或 UPLC 法测定不同干燥时间及蒸制大枣样品中3种糖类成分（葡萄糖、果糖、蔗糖）、10种三萜类成分（美洲茶酸、麦珠子酸、马斯里酸、2-羟基乌苏酸、白桦脂酸、齐墩果酸、熊果酸、桦木酮酸、齐墩果酮酸、熊果酮酸）和8种核苷及碱基类成分（尿嘧啶、胞苷、次黄嘌呤、鸟嘌呤、尿苷、环磷酸鸟苷、鸟苷腺嘌呤和环磷酸腺苷）的含量变化，结果发现蔗糖经干燥或蒸制后含量降低，葡萄糖和果糖经干燥或蒸制后含量增加；核苷类成分经干燥后，其总量呈递增趋势，其中尤以 cAMP 和 cGMP 含量增加最为显著，但蒸制后 cAMP 和 cGMP 含量降低；三萜类化合物经干燥或蒸制后含量显著增加。

不同加工规格大枣药用品质由高到低依次为：制干枣、干枣蒸制品、鲜枣蒸制品、鲜枣。说明干燥及蒸制加工对大枣中多种类型化学成分含量均有影响。

（二）枣的生物活性

大枣丰富多样的组成成分赋予其广泛的生物活性，如抗肿瘤和抗突变等活性。

1. 抗肿瘤、抗突变 大枣含有的环磷酸腺苷、三萜类化合物均可对癌症进行抑制，同时食用大枣可有效补充机体的营养需求，促使机体免疫能力提升，从而实现对人体脏腑功能和防癌抗癌效果的保证（Abdoul-Azize，2016）。

研究发现，当大枣多糖 LJU-3 的浓度为400mg/L 时，对人肝癌细胞株 Bel7402、人胃癌细胞株 BGC823、人鼻咽癌细胞株 KB 有一定的增殖抑制率，其 IC50 值分别为198mg/L、178mg/L、167mg/L（刘晓连等，2012）。研究发现，大枣多糖对 S-180 瘤细胞具有一定的杀伤作用，浓度越高，抑瘤率越高，肿瘤细胞生长周期时间越短，裸鼠生存时间越长，病理组织观察可见明显改变（Ebrahimi et al.，2017）。

2. 预防心血管病 大枣中含有的大量维生素，可促使血管壁弹性得以维持，毛细血管得以健全，从而实现对动脉粥样硬化问题的有效预防。此外，大枣中含有的环磷酸腺苷还能够促使血管得以扩张，强化心肌收缩能力，实现对心肌营养状态的改变，故能够较好地预防和控制心血管疾病（施奕和李丽，2018）。

研究发现，大枣粗多糖能够显著延长人体血浆的活化部分凝血活酶时间，而对凝血酶原时间和凝血酶时间无明显影响；不同品种大枣的抗凝血活性存在显著差异，其中灵宝大枣的抗凝血活性相对较好；在不同提取方法和大枣干制方式下大枣粗多糖体外抗凝血活性也有很大差异，其中热风、真空冷冻干制大枣及碱提粗多糖能较好地保持粗多糖的抗凝血活性（王娜等，2013）。

3. 解毒保肝 大枣中的大量维生素 C 与丰富的糖类、环磷酸腺苷等成分，在一定程度上可有效分解化学药物对肝脏带来的损伤，使得其蛋白合成加速，达到增加血清总蛋白含量的效果。在临床操作过程中，大枣能够用于早期肝硬化和肝炎的辅助治疗（Liu et al.，2015）。

4. 防治骨质疏松和贫血 中老年群体经常性会表现出骨质疏松症状，而女性和成长期间的青少年则非常容易出现贫血症状。大枣中含有的大量铁元素和钙元素，可以说是一种较为理想且简单方便的食疗方法，并且效果也是药物无法比拟的。此外，针对病后体质虚弱的患者，也应当多食用大枣，可达到较好的滋补功效（施奕和李丽，2018）。

5. 抗氧化 大枣中大量的维生素可以说是抗氧化的重要成分，其可有效促使胶原蛋白的合成，从而积极参与细胞的氧化还原反应，相较于体内多种物质代谢，丰富的维生素补充，能够更好地促使体力增强、生长发育和改善疲劳现象（Kou et al.，2015）。

6. 养血美颜 每日坚持食用10枚大枣，分早中晚三次食用，可达到较好的养血美颜的效果。大枣用于煮粥或者配银耳炖食，即可达到较为显著的功效。这也是因为大枣中所含有的各种丰富的铁元素、维生素等矿物质，其能够较好地实现对贫血的防治，促进造血作用，帮助皮肤保持红润（王爱蓉，2005）。

此外，大枣中含有的丰富维生素、环磷酸腺苷等成分还可帮助皮肤代谢加速，使得皮肤能够保持白皙细腻，避免色素沉着，进而更好地达到护肤养颜的功效。除此之外，更年期妇女食用大枣还可达到调补的功效，且还有利于对情绪不稳定、潮热出汗等问题的控制（陈熹等，2015）。

7. 增强人体免疫力 大枣中大量的果糖、葡萄糖、蔗糖等糖类物质，可帮助机体达到较好的补养功效。另外含有的果糖、葡萄糖组成的阿拉伯聚糖、低聚糖及半乳醛聚糖等成分，以及各种核黄素、维生素C、胡萝卜素等维生素，均可促使机体的免疫力得到提升，从而实现对抗病能力的强化。与空白对照组相比，大枣多糖能够显著提高小鼠腹腔巨噬细胞的吞噬能力，促进淋巴细胞的转换，以及增加血细胞、血小板等的数量，同时增加红细胞ATP酶活性（黄海英等，2016）。

8. 促进睡眠 大枣本身有着养血、补脾、安神的功效。以水对红枣进行煎煮，取煎煮液于晚餐后服用；或者将红枣与百合煮粥，在临睡前服用，均能够帮助人们快速入睡，实现对睡眠质量的提升。以新鲜大枣1000g，将其清洗干净之后去核将肉充分捣烂，加入适量的水以文火煎煮，过滤后取汁液，在其中混入500g蜂蜜，再将其放置在火上调匀成膏状，放入瓶内备用。每日服用15mL，每日服用2次，连续用完，即可达到较好的预防失眠的功效（施奕和李丽，2018）。

（三）大枣食用的注意事项

1. 不可过量 每日大枣的食用量应当控制在50g范围内为最佳。因大枣的含糖量较高，故糖尿病患者不建议食用；食欲不振、脘腹胀满的患者不建议食用。

2. 严禁与高蛋白食品联合食用 在食用大枣之后，不得立刻食用含有丰富蛋白质的食物，包括奶制品、海鲜等。这主要是由于大枣中含有的维生素C，在遇到蛋白质后，非常容易凝结成块，从而引起不易吸收等问题，因此，在食用大枣之后1～2h内不建议食用高蛋白质食物。

3. 严禁与健胃药联用 在食用大枣后，不得食用祛风健胃药和苦味健胃药，这两种健胃药均属于依靠药物苦味来对机体味觉系统进行刺激，从而以此促使食物对中枢神经的兴奋性得以提升，更好地达到增进食欲，帮助消化的功效。若在食用大枣之后服用药物，可能会致使药物的功效受到影响（陈熹等，2015）。

4. 严禁与退烧药联用 在退烧药中含有大量的特殊物质，其与具有较高糖量的食物接触，非常容易导致不溶性复合体，从而使得人体吸收随之受到影响，为此，通过这种方法必然会导致退烧药的药效受到极大程度的影响。而大枣正是有着较高含糖量的食物，故在服用退烧药之后，严禁食用大枣。

5. 儿童不能多食　由于儿童的脾脏、胃脏功能相对较弱，而大枣较为黏腻，非常不容易进行消化，过多食用可能会影响儿童的消化功能和食欲。与此同时，大枣的糖分含量较高，故儿童多食可能会引起龋齿。

总而言之，大枣含有非常丰富的营养成分，并且具有较高的药用价值，但在食用时应当结合个体差异，适当调整，且注意避免过量食用，导致机体健康受到影响。

四、枸杞

枸杞属于茄科。枸杞一般是晒干后食用，它的食用部位是整个果实。

枸杞是一种非常重要的药食同源性果实，具有极高的营养价值和很好的药理作用。枸杞富含玉米黄素双棕榈酸酯（枸杞红素），具有极高的药物开发潜力。枸杞可以鲜食，也可以制干。目前枸杞果实的利用仍以制干为主。目前对于枸杞的研究主要集中在宁夏枸杞（*Lycium barbarum*）和枸杞（*L. chinense*），而对于其他枸杞属植物，如黑果枸杞（*L. ruthenicum*）则研究较少。

（一）枸杞果实的化学成分

枸杞是一种食药两用的名贵植物，其化学成分主要包括糖类、脂肪类、维生素、色素、生物碱类、黄酮类、氨基酸和矿质元素等，具有很高的经济价值。

1. 基本化学成分　枸杞新鲜果中粗脂肪含量为1%～2%，枸杞子中为8%～12%。枸杞果实中以不饱和脂肪酸为主，主要是亚油酸，含量达到脂肪酸总量的61.8%。果实中含亚油酸、亚麻酸和蜂花酸。果皮果肉部分的饱和与不饱和脂肪酸分别占38.2%和61.8%，种子油中的饱和与不饱和脂肪酸含量分别为13.7%和86.3%。

2. 枸杞多糖　枸杞多糖（LBP）是一种水溶性复合多糖，主要由鼠李糖、半乳糖、葡萄糖、甘露糖、木糖、半乳糖醛酸等酸性杂多糖与多种氨基酸或脂质构成的水溶性复合多糖，占干果的5%～8%。多糖的 R_1、R_2 等残基可以是棕榈酰基等，R_3 残基可以是氢原子（图5-17）。

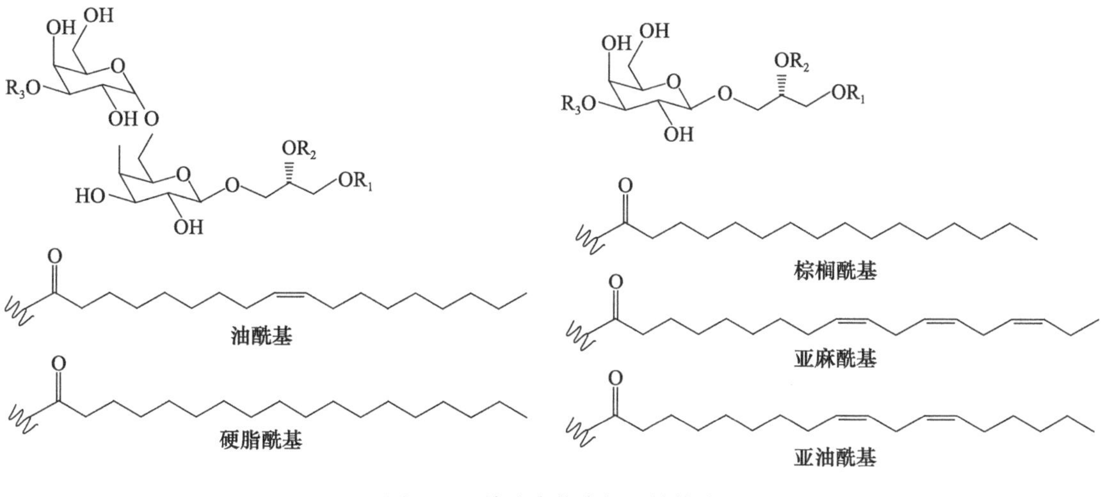

油酰基

硬脂酰基

棕榈酰基

亚麻酰基

亚油酰基

图 5-17　糖脂类化合物的结构式

枸杞多糖具有很好的生物活性，是枸杞发挥药用功效的主要成分。它可以调节机体免疫力，具有抑制肿瘤生长和细胞突变，延缓衰老，抗脂肪肝，消炎等功效。

研究发现 LBP 是由酸性杂多糖、多肽或蛋白质组成的复杂糖肽结构，含有—COOH，—OH 和—NH₂ 或 NH—基团，其中糖链含有 β-D-吡喃葡萄糖、α-D-吡喃甘露糖、α-D-吡喃半乳糖。LBP 含 6 种单糖，主要是木糖和葡萄糖与少量的阿拉伯糖、鼠李糖、甘露糖和半乳糖。以 α-(1-N6)-D-葡聚糖或 α-(1-N4)-D 多聚半乳糖醛酸构成主链，其中具有 1,4 连接多聚半乳糖醛酸主链结构的多糖活性较强。

3. 维生素　枸杞中富含多种维生素，如维生素 B₁、维生素 B₂、维生素 E、维生素 C 和胡萝卜素等。枸杞鲜果维生素 C 的含量一般为 0.4～0.8mg/g，为胡萝卜中维生素 C 含量的 2 倍，B 族维生素是其他鲜果的 3～5 倍（李剑学等，2019）。

4. 色素　枸杞果实呈现橙红色主要是由于色素的存在，色素中类胡萝卜素为常见的生物活性物质。枸杞中共含有 11 种游离类胡萝卜素和 7 种类胡萝卜素酯。类胡萝卜素及其衍生物此类化合物主要存在于 *L. chinense* 与 *L. barbarum* 的成熟果实中，母核主要为 β-胡萝卜素、玉米黄素、叶黄素、β-隐黄素（图 5-18）。

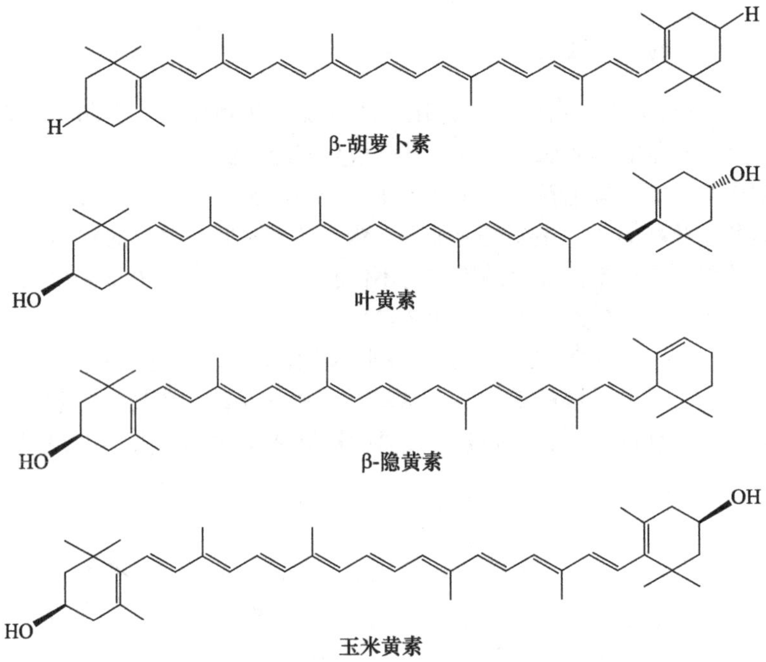

β-胡萝卜素

叶黄素

β-隐黄素

玉米黄素

图 5-18　类胡萝卜素及其衍生物（一）

枸杞果实的橙红色由类胡萝卜素呈色，含量仅占干果的 0.03%～0.5%。游离类胡萝卜素包括 β-胡萝卜素、β-隐黄质和玉米黄质。类胡萝卜素脂肪酸酯主要是玉米黄质双棕榈酸酯、玉米黄质单棕榈酸酯和 β-隐黄质棕榈酸酯（图 5-19）。其中主要的类胡萝卜素是以酯化形式存在的玉米黄质，占总类胡萝卜素的 1/3～1/2（周剑等，2019）。

对枸杞类胡萝卜素进行定性和定量分析，发现玉米黄素双棕榈酸酯（1143.7μg/g）含量最多，然后依次为 β-隐黄素单棕榈酸酯和它的两个异构体（32.9～68.5μg/g），玉米黄素单棕榈酸酯和它的

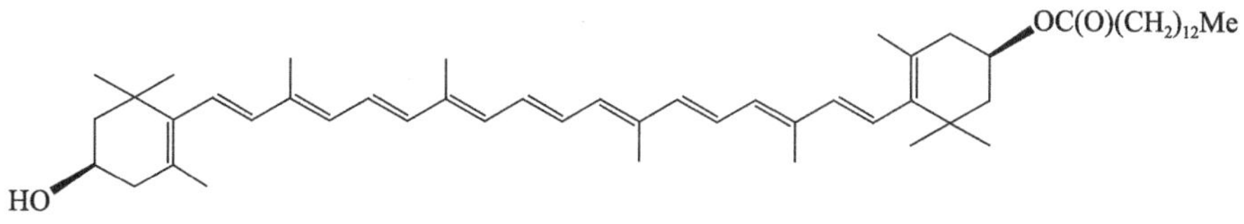

玉米黄素单豆蔻酸酯

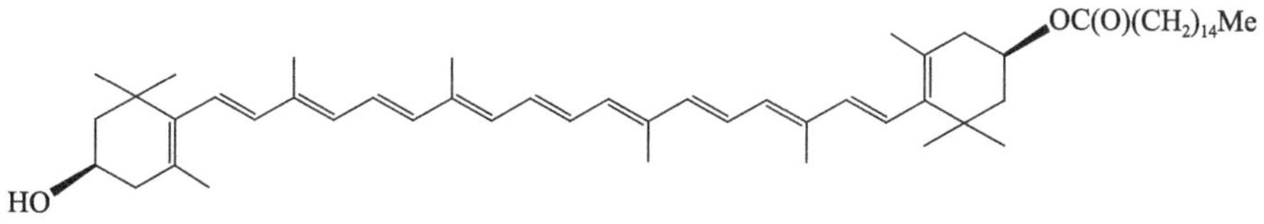

玉米黄素单棕榈酸酯

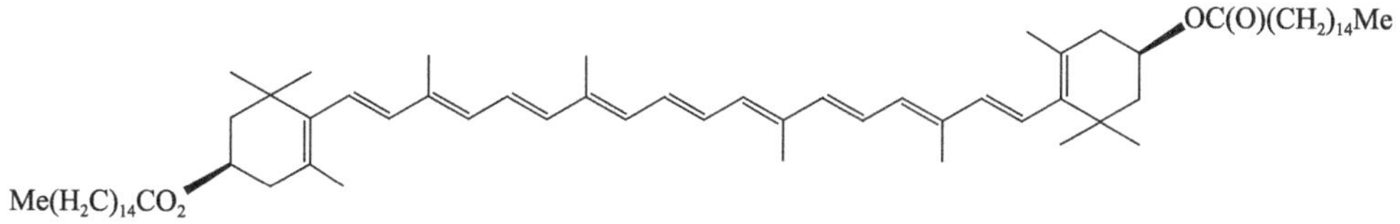

玉米黄素二棕榈酸酯

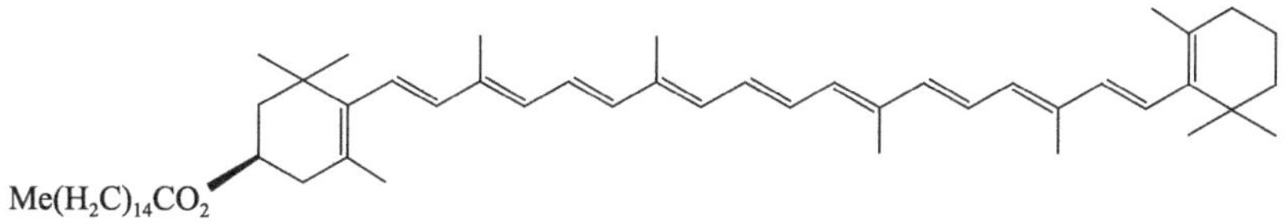

β-隐黄素单棕榈酸酯

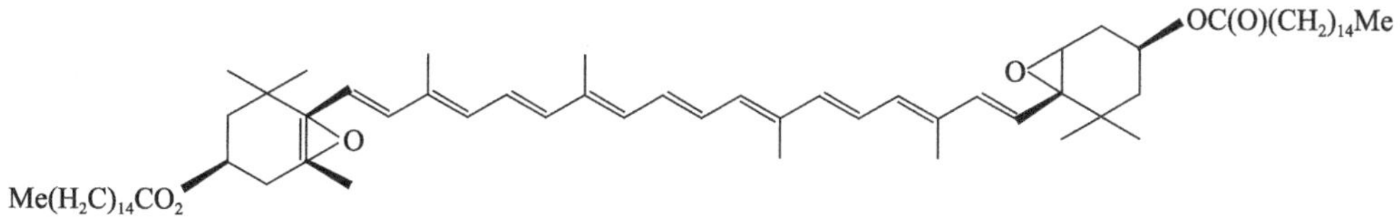

紫黄素二棕榈酸酯

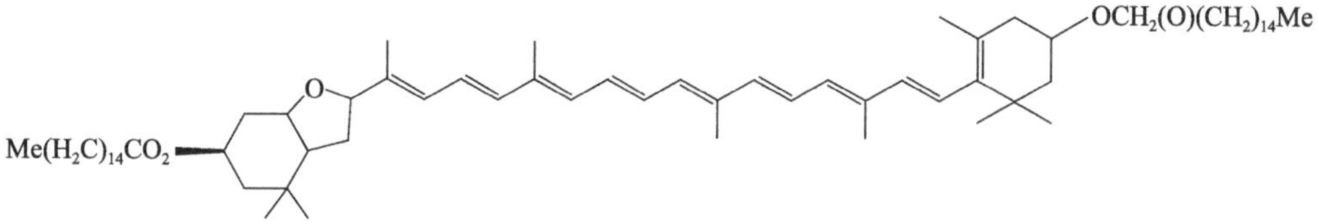

玉米黄素二棕榈酸酯

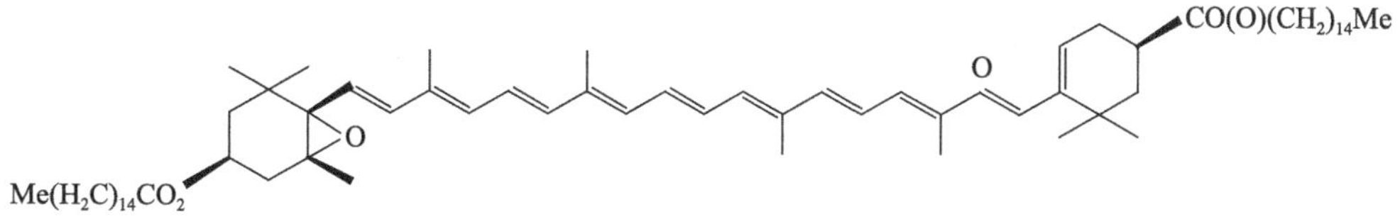

花药黄素二棕榈酸酯

图 5-19 类胡萝卜素及其衍生物（二）

两个异构体（11.3～62.8μg/g），全反式 β-胡萝卜素（23.7μg/g）和全反式玉米黄质（1.4μg/g）。

何进等（1995）系统研究了枸杞中类胡萝卜素的分类及结构，并测定枸杞子中色素物质的含量，分别为 β-胡萝卜素 9.59mg/100g，β-隐黄质 3.25mg/100g，玉米黄质 14.90mg/100g， β-隐黄质棕榈酸 14.57mg/100g，玉米黄素双棕榈酸酯 192.20mg/100g。枸杞子中类胡萝卜素及其脂肪酸酯采用石油醚-丙酮溶液浸提，得率明显偏低。采用苯-己烷溶液浸提，用柱层析法测定枸杞鲜果中胡萝卜素含量 96.00mg/100g，柱回收率为 91.00%。HPLC 测定表明，提取的色素 99.24% 为 β-胡萝卜素，其含量之高为植物体所罕见。

　　不同生长时期的枸杞类胡萝卜素含量及各胡萝卜素的构成比例有所不同，即总胡萝卜素、叶黄素和玉米黄素的含量随枸杞成熟度的增加而增加，β-胡萝卜素的含量随枸杞成熟度的增加而降低，而 β-隐黄素含量在成熟期达最大值。不同地区、品种、加工方式和测定方法等因素对类胡萝卜素各组分的含量都有影响，但其组成基本一致。

　　5. 生物碱类　　枸杞中富含生物碱，且生物碱在枸杞果实、根皮中均有分布，种类多样，包含托品类生物碱、吡咯类生物碱、酰胺类生物碱等。

　　1）托品类生物碱

　　a. 打碗花精类：打碗花精是一类降莨菪碱类化合物，此类成分主要存在于一些可食用的蔬菜植物中。在 *L. chinense* 的根中发现了这类化合物（图 5-20）。

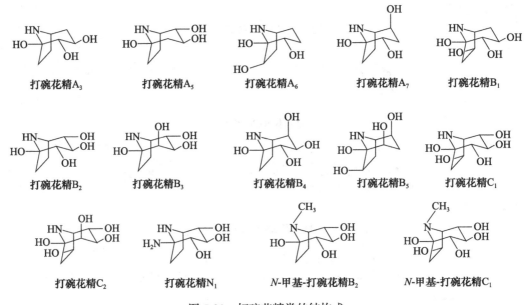

图 5-20　打碗花精类的结构式

　　b. 阿托品类生物碱：此类生物碱主要分布在茄科莨菪属植物，枸杞属植物也发现了这类化合物（图 5-21）。托品类生物碱在枸杞中的含量不超过 19μg/L，远远低于致毒含量。

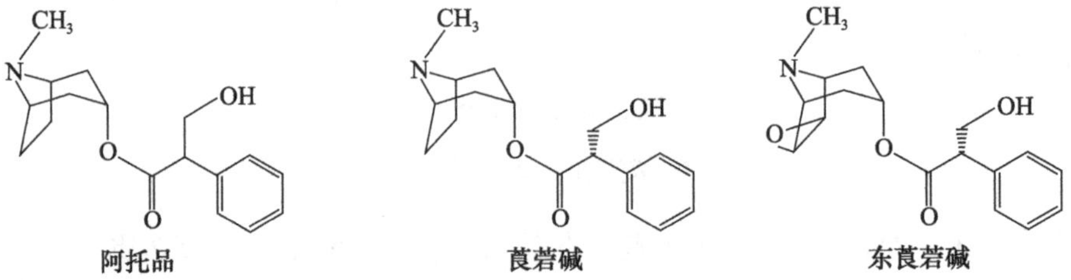

图 5-21　托品类生物碱的结构式

2）哌啶类生物碱　　此类生物碱为六元环胺，环上多含羟基。已从枸杞中分离到两种哌啶碱（图 5-22）。

3）吡咯类生物碱　　此类生物碱主要分布在枸杞果实中，具有肝保护活性（图 5-23）。

4）咪唑类生物碱　　咪唑类生物碱以香豆酰组胺为主，目前从 *L. cestroides* 中分离得到 4 种此类成分（图 5-24）。

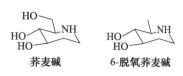

图 5-22　哌啶类生物碱的结构式

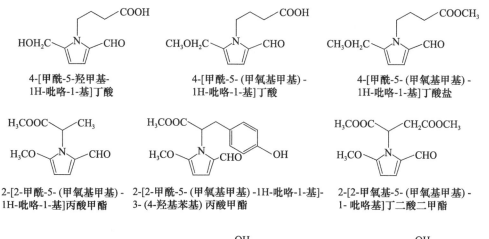

图 5-23　吡咯类生物碱的结构式

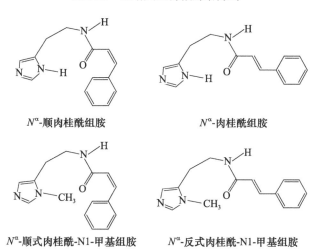

图 5-24　咪唑类生物碱的结构式

5）咔啉类生物碱　　此类化合物在枸杞中不常见，*L. chinese* 根皮分到三种此类化合物（图 5-25）。

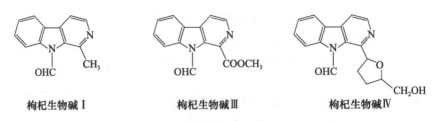

枸杞生物碱Ⅰ　　　　　　　枸杞生物碱Ⅲ　　　　　　　枸杞生物碱Ⅳ

图 5-25　咔啉类生物碱的结构式

6）酰胺类生物碱　　酰胺类生物碱是枸杞中研究最多、数量最多的一类生物碱。这类化合物抗氧化活性显著。

7）精胺类生物碱　　日本的研究人员最早从 *L. chinense* 的根皮中分离出精胺类化合物。另外两种亚精胺化合物则是从 *L. ruthenicum* 中分离到的。

8）其他类生物碱　　此外，从枸杞属植物中还分离到其他生物碱。其中，甜菜碱被中国药典载入作为判断枸杞质量的标准。

6. 脑苷脂　　此类化合物结构中含有一个糖端基，两个长链烷基及一组酰胺键。共有 2 个脑苷脂化合物从枸杞中分离得到，药理实验表明这两个化合物具有肝保护活性。

7. 多肽　　日本的 Yahara Shoji 等从枸杞的根皮中分到 4 个环肽类化合物。

8. 黄酮类　　黄酮类是枸杞中抗氧化主要成分，枸杞中黄酮苷主要以山奈酚和槲皮素为母核。在叶、果实中都有分布，枸杞叶中含量比较多。此外，在黑果枸杞果实中，花青素含量丰富。

黄酮及其苷类：3 个黄酮醇和 2 个黄酮苷分别是从 *L. chinense* 或 *L. barbarum* 的叶、果实中分离得到。

花青素及其苷类：从 *L. ruthenicum* 中共分离到飞燕草素、牵牛花素和锦葵花素 3 种花青素，反式-对香豆素-5-*O*-葡萄糖苷和顺式-对香豆蔻酰素-5-*O*-葡萄糖苷两种花青素苷。

9. 苯丙素类　　酚酸类和香豆素类是这一类的主要成分，并且在枸杞中含量较高。枸杞中的酚酸类化合物主要包括：龙胆酸、对香豆素、阿魏酸、香草酸、绿原酸、槲皮素和咖啡酸。枸杞中的香豆素类化合物主要包括：杨梅素、山奈酚、藤菊黄素、蒙花苷和芸香苷。

用高效液相色谱-二极管阵列检测器-质谱电喷雾电离模式（HPLC-DAD-ESI-MS）光谱法可测定枸杞果实中的酚酸和黄酮类化合物。用 Vy-dac C18 柱一共分离出 52 个酚酸和黄酮类化合物。15 种明确的化合物中，槲皮素鼠李糖二己糖苷的质量分数最高（438.6μg/g），然后依次为槲皮素-3-*O*-芸香苷（281.3μg/g）、二咖啡酰奎宁酸异构体（250.1μg/g）、绿原酸（237.0μg/g）、槲皮素二（鼠李糖外苷）（117.5μg/g）、槲皮素二（鼠李糖基）-己糖苷（116.8μg/g）、山奈酚-3-*O*-芦丁苷（97.7μg/g）、香草酸（22.8μg/g）。

10. 氨基酸　　蛋白质和氨基酸是枸杞中重要的含氮物质，粗蛋白含量为 4.49g/100g。枸杞含 19 种氨基酸（其中包括 8 种必需氨基酸），总含量为 9.14%。游离氨基酸占氨基酸总量的一半以上。其中天门冬氨酸、谷氨酸、丙氨酸和脯氨酸含量较高。枸杞中还存在植物体中罕见的氨基乙磺酸，其含量达 0.205%～0.689%，具有保肝、促进神经系统的发育，增强免疫力、降血糖等功效，是一种很好的活性物质（周剑等，2019）。

11. 其他的化合物　　枸杞含有大量可以提高人体免疫力的矿质元素，如钾、钠、钙、镁、锌、铁、锰、锶和锂等。枸杞含有各种小分子，如脑苷、β-甾醇、P-香豆酸和各种维生素。其他成分包括谷氨酰胆甾-5,22-二烯-3β 胺、天门冬素、甾醇、胆甾-7-烯醇、菜油、胆甾烷醇；24-亚甲基胆固醇、胆甾-5 烯-3β 醇、24-基胆甾-5 烯-3β 醇、24-乙基胆甾-5,22-二烯-3β-醇、24-乙基胆甾-5 烯-3β 醇、24-亚乙基胆甾-5 烯-3β 醇等（周剑等，2019）。迄今，对枸杞、宁夏枸杞、黑枸杞的化学成分研究较多，其余种极少或尚未研究报道。

（二）枸杞的生物活性

1. 延缓衰老和抗氧化活性　　正常代谢过程中产生的自由基是导致人体衰老的主要原因，它会攻击人体内的生物大分子从而引发人体衰老，而枸杞多糖则是清除自由基的有效成分。

从枸杞提取物中制备出寡糖清除自由基的效果显著强于阳性对照品维生素 C。枸杞中的化合物枸杞酰胺 A、B、C 及香豆酰酪氨、咖啡酰酪氨有很强的 1,1-二苯基-2-三硝苯肼（DPPH）自由基清除和抑制脂质过氧化的能力（Olatunji et al.，2016）。

许多疾病和症状是自由基氧化而产生的。枸杞具有抗氧化功效。枸杞的摄入，在正常条件下使受试者血清抗氧化能力增加近 10%。枸杞多糖（LBP）也改善非胰岛素依赖型糖尿病（NIDDM）患者红细胞的脆性和异常性，使其接近或完全恢复正常状态，可用作 NIDDM 患者的辅助治疗。研究表明，枸杞能提高鼠科动物体内的超氧化物歧化酶（SOD）、过氧化氢酶（CAT）的活性，增强总抗氧化能力（TAOC），降低丙二醛（MDA）水平，降低肌酸激酶的活动，内源性脂质过氧化和力竭运动产生的氧化应激。老鼠接受阿霉素治疗前服用枸杞，可有效地防止胶原纤维的损害，改善心脏功能，降低病死率；改善血清谷草转氨酶和肌酸激酶活性及心律失常和传导异常。体外细胞毒性研究显示，阿霉素的抗肿瘤活性不受枸杞的影响。据此，枸杞也被推荐为阿霉素化学治疗的辅助药物（Lin et al.，1997）。

黄酮类化合物也具有抗氧化作用。在国外，枸杞果实被视为玉米黄质的食物来源。玉米黄质是叶黄素的异构体和 β-胡萝卜素的衍生物。食用时，玉米黄质会富集在脂肪组织内，尤其是在视网膜的黄斑区域。据报道，这种化合物保护黄斑，防止过度日晒和其他氧化过程所造成的病变（Mocan et al.，2015）。

2. 调节神经和免疫系统　　许多研究表明，枸杞和枸杞多糖具有很多免疫调节功能，包括各种免疫细胞的活化枸杞多糖能明显提高大鼠血清中免疫球蛋白含量，促进淋巴 T 细胞、巨噬细胞的增殖。这表明枸杞多糖具有调节免疫系统的功能。另外，枸杞对神经细胞有保护作用，可以有效调节神经系统。

研究发现 LBP 对鼠视神经节起保护作用。枸杞多糖可以延缓继发性损伤，而继发性损伤与青光眼有密切关系。对大脑缺血再灌注损伤模型（MCAO/R）小鼠注射 LBP，LBP 可以显著降低神经功能缺损程度，减少 MCAO/R 小鼠梗塞区域。

3. 保护肝脏　　枸杞中的甜菜碱是保护肝脏的有效成分，可调节肝功能状况，预防肝脏组织细胞的病变。同时，对肝损伤具有修复作用，而其中的机制可能是通过阻止内质网的损伤，促进蛋白质合成及解毒作用，恢复肝细胞的功能，并促进肝细胞再生来达到保护肝脏的作用。

用扑热息痛造肝炎大鼠模型测试枸杞肝保护活性。结果表明提前灌喂枸杞提取物组的大鼠，其血清中的天冬氨酸转氨酶（AST）和丙氨酸转氨酶（ALT）的氧化应激指数（OSI）明显下降，枸杞提取物还明显改善扑热息痛引起肝组织 I 期、III 期损伤。除了对于扑热息痛引起的肝损伤有改善作用，对于 CCl_4 引起的肝损伤，枸杞提取物也有很好的保护作用（Zhou et al., 2018）。

4. 保护眼睛 研究显示人体视网膜中心的后部的视网膜黄斑富含抗氧化色素，它是由高密度的玉米黄素和叶黄素产生的。玉米黄素和叶黄素是视网膜黄斑区域中存在的唯一类胡萝卜素，从饮食中摄取它们可以影响黄斑色素密度。枸杞富含类胡萝卜素。经常食用富含类胡萝卜素，尤其是玉米黄素和叶黄素的食品，能降低患老年性黄斑变性的可能性。补充叶黄素和玉米黄素对老化性视网膜黄斑病变，至少是早期的病变，具有明显的改善效果，同时还可降低老年性失明的风险。青光眼眼球内压的增加是视网膜神经节细胞丧失的主要风险因素。

5. 降低血糖 枸杞能显著降低糖尿病小鼠的血糖、总胆固醇和甘油三酯水平，同时增加高密度脂蛋白的水平，进而显著改善机体的血脂和血糖代谢状况。此外，枸杞还在改善胰岛素方面有明显的功效。

有临床实验报告显示枸杞以预防糖尿病的作用而被认为是中国知名的传统医药。食用枸杞能减少糖尿病视网膜病患者的视网膜氧化。一项随机糖尿病视网膜病变研究显示，患者每天口服枸杞果实 30g，3 个月后血清过氧化脂质含量下降了 20%，与对照组相比维生素 C 含量和超氧化物歧化酶（SOD）的活性分别增加了 61% 和 87%。枸杞能有效改善糖尿病视网膜病变患者的红细胞免疫功能（Tang et al., 2015）。

枸杞对 2 型糖尿病患者有功效，IL-2 显著增高 30% 和 60%。鼠从饮料中摄取枸杞多糖 30d 后，有效地控制了由链脲霉素引起的糖尿病。通过 LBP 治疗使得异常的氧化指数恢复到正常水平，由此认为 LBP 作为抗高血糖剂，可保护肝肾组织免受链脲霉素造成的损害。LBP 对患胰岛素依赖型糖尿病大鼠也有控制血糖，调节糖代谢，改善氧化应激标志物（SOD、MDA 和 NO）的功效。

6. 降血压 枸杞多糖还可以降低血压。枸杞多糖可使大鼠动脉压下降，心脏收缩幅度减弱。其机制可能为降低了血液中丙二醛和内皮素的含量，增加了降钙基因相关肽的释放，从而防止高血压形成。已有研究成果表明：枸杞胡萝卜素可迅速降解血液中的尼古丁，而尼古丁进入人体后产生四肢末梢血管收缩，心跳加快，血压上升，呼吸变快，促进血小板凝集，造成心脏血管阻塞（Toh et al., 2021）。

7. 降血脂 枸杞具有影响外源性脂质代谢的功能，能明显地降低大鼠血中血清总胆固醇、甘油三酯、低密度脂蛋白的含量。另外，枸杞也有利于限制动脉壁胆固醇沉积，促进胆固醇的清除。因此，枸杞具有防止动脉粥样硬化及心脑血管疾病的作用。

8. 辐射伤害保护活性 研究发现对于被 X 射线辐射损伤的小鼠，灌喂黑果枸杞水提物可以增加总红细胞、血红蛋白和核酸含量，恢复脾脏指数。枸杞地上部分及枸杞根部位提取物对辐射伤害的保护作用也不同，高剂量枸杞根提取物效果更佳，当剂量达到 500mg/kg 时，白细胞、红细胞、血小板含量明显增加，说明与造血干细胞再生相关。

9. 抗微生物活性 据初步体外研究报道，枸杞提取物对十几种细菌有抗菌作用，包括金黄色葡萄球菌、表皮葡萄球菌、伤寒沙门氏菌、副伤寒沙门氏菌 A～B、鼠伤寒沙门氏菌、枯草芽孢杆菌、炭疽杆菌、绿脓杆菌、痢疾杆菌（痢疾杆菌）、大肠杆菌、白色念珠菌和伤寒杆菌（Dai et al., 2017）。

10. 抗肿瘤活性 LBP 分别在细胞周期 G_0/G_1 和 S 期阻滞胃癌细胞 MGC-803、SGC-

790 的生长。LBP 对结肠癌细胞的抑制作用呈剂量依赖性，当浓度在 400～1000mg/L 时，LBP 显著抑制 SW480 细胞的生长；在 200～1000mg/L 时，LBP 显著抑制 Caco-2 细胞的生长。LBP 还能够抑制胰岛素样生长因子（IGF）-1 蛋白的聚集，以及磷脂酰肌醇 3-激酶（PI3K）、磷酸化的磷脂酰肌醇 3-激酶（p-PI3K）的活性，抑制缺氧因子-1（HIF-1α）的聚集和 VEGF mRNA 及蛋白质的表达。提示 LBP 通过血管新生突进抑制乳腺癌细胞 MCF-7 的生长和增殖（Ran et al.，2020）。

LBP 与化疗药物——环磷酰胺（cyclophosphamide，CTX）结合使用，使后者的抑瘤率由 14% 升高至 54%，协同作用明显。LBP 对 C57BL 纯系小鼠的可移植性 Lewis 肺癌的放疗有明显的增敏作用，对急性缺氧性肿瘤细胞也有一定的放射增敏效应，剂量修饰因子平均为 2.05（Zhou et al.，2020b）。

11. 抗炎活性　枸杞果实、根、地上部分水提物可以减轻角叉莱胶引起的小鼠爪子水肿的现象。在脂多糖致炎的 RAW264.7 巨噬细胞中，枸杞果实水提物（LFWE）能抑制 NO 含量及诱导型 NO 合酶（iNOS）的活性，以及肿瘤坏死因子 α（TNF-α）的转移。说明枸杞水提物抑制了核内核因子-kappa B（NF-κB）的活性。提示 LFWE 是通过下调 NF-κB 的结合活性抑制 iNOS 活性达到抗炎目的的（Alsaggaf et al.，2017）。

枸杞作为药食两用植物，既可以作中药材，又可以作健康食品。

第六章 果品营养物质和生物活性物质的调控

果品收获后，从生产地流通到消费者手中需要一定的时间。细菌、酵母菌和霉菌无处不在，它们可以在果品的表面生长。病原微生物在温暖、潮湿、空气不流通的环境下茁壮生长，迅速繁殖，引起果品腐败。

由于微生物的侵入，果品会逐渐变质，变得不好吃；微生物产生的毒素对人体也不利。果品的贮藏、果品营养物质和生物活性物质的调控受到普遍关注。果品的营养物质和生物活性物质受各种内外因素，如贮藏流通环境、转录因子和表观遗传的调控。

本章思维导图如下：

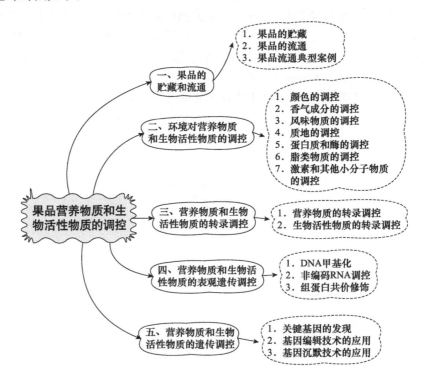

第一节　果品的贮藏和流通

果品贮藏的目的就是要在流通和销售过程中，保持果品应有的风味和营养，使其在到达消费者手中时，尽量不发生变化。果品保存技术需创造出一种不适合微生物生长的环境，从而保证果品的安全卫生。

我国水果采后损耗严重，损失率高达20%～30%。以我国2018年总产量计，采后水果损耗4000万吨以上，直接经济损失超千亿元。加强果实采后基础理论研究和保鲜技术研发是延长果品贮藏期、降低采后损耗的重要途径，是提高果品产业经济效益，提升水果产业综合竞争力的国家长期需求。

目前通常采用低温、气调和保鲜剂处理等方法进行果品的贮藏。果品种类繁多，生物学特性不同，贮藏保鲜的方法也不同。果品贮藏通常采用多种方法相结合，从而成功地延缓腐败进程，使果品吃起来更加安全放心。

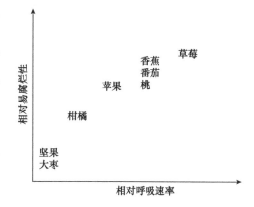

图 6-1　不同果品的相对易腐烂性

一、果品的贮藏

不同果品的相对呼吸速率和相对易腐烂程度不同，从图 6-1 中可见，草莓是非常不耐贮藏的果品。

果品常用的贮藏方法有低温贮藏、化学贮藏、气调贮藏、辐照贮藏等。其中低温贮藏是最根本也是最有效的贮藏方法。

（一）低温贮藏

低温贮藏法就是让果品保持较低的温度，抑制微生物的活动及各种不利于果品品质的反应，维持果品质量的贮藏方法。根据低温的范围，低温贮藏分为零度以上的冷却贮藏和冷冻贮藏。

冷却贮藏是将果品保持在不发生冻结的低温下，一般是 0～10℃，贮藏期短，果品在冷却温度下，呼吸作用及蒸腾作用（水分的散失）受到抑制，可以贮藏较长时间。在 85%～95% 相对湿度条件下，常见水果的适宜贮藏温度如下。

适合 0～2℃贮藏的水果：苹果、梨、西洋梨、桃、樱桃、草莓、杏、枣、黄晶果、枇杷、树莓、鳄梨（熟）、悬钩子、柿子、油桃、洛根莓、接骨木果、李子、荔枝、猕猴桃、黑莓、无花果、杏李、龙眼、榅桲、蓝莓、灯笼果、石榴、醋栗、腰果、波森莓、葡萄、西梅、椰子和哈密瓜。

适合 7～10℃贮藏的水果：鳄梨（未熟）、葡萄柚、百香果、鸡蛋果、西瓜、山木瓜、番石榴、人参果、橙、费约果、仙人掌果、黄金瓜、菠萝、柑、榴莲、四季橘、金橘、柚子、橘、牛心番荔枝、杨桃、柠檬、番荔枝、丑橘、蔓越莓、酸橙（青柠）、树番茄、橄榄、酸角和橘柚。

适合 13～18℃贮藏的水果：杂交番荔枝、蜜瓜、波斯甜瓜、刺果番荔枝、番木瓜、香蕉、嘉宝果、大蕉、南美番荔枝、美果榄、面包果、菠萝蜜、红毛丹、山竹、芒果、蛋黄果、曼密苹果、人心果、克伦肖瓜和卡萨巴甜瓜。

冷冻贮藏是将果品在 90% 以上的水分变成冰晶，处于冻结状态下进行贮存，可以较长期保持果品的质量。温度一般在 -18℃以下。

1. 冷却贮藏法　冷却贮藏法简称冷藏。对新鲜水果来说，温度过低会引起生理机能障碍，发生冷害。冷害的症状是表面出现软化斑点，果核周围肉质变色和催熟不良等。表 6-1 是一些果品在低温下发生冷害的温度与症状。

新鲜水果耐受的冷藏温度因品种而异，可以根据水果的种类、品种来选择合适的冷藏温度。表 6-2 列出了部分水果的最适冷藏温度与贮藏期。

表 6-1　一些果品的低温冷害症状

果品种类	冷害临界温度 /℃	低温冷害症状
苹果	2.2~2.3	内部褐变，黑心、衰老、表皮出现虎皮病
香蕉	11.7~13.3	出现褐色皮下条纹，表皮浅灰色到深灰色，延迟成熟甚至不能成熟，成熟后果肉硬化，品质下降
葡萄柚	无常值	外果皮出现凹陷斑纹，凹陷区域细胞很少突出，出现相对均匀的褐变
柠檬（绿熟果）	10.0~11.6	外果皮出现凹陷斑纹，褪绿慢，有红褐色斑点，果瓣囊膜变褐色
荔枝	0~1	果皮变黑
芒果	10.0~12.3	果皮变黑，不能正常后熟
番木瓜	10	果皮出现凹陷斑纹，果肉成水渍状
菠萝	6.1	变软，黑心，后熟不良，失去香味
橄榄	7.2	果皮变褐色，果肉成水渍状，果蒂枯萎或脱落，风味不正常，内部褐变
柑橘	2.8	变软，果皮褐变
甜瓜	7.2~10.0	表皮出现凹陷斑点，后熟不良
西瓜	4.4	变软，发出令人不快的气味
番茄	7.2~10.2	变软，腐烂加快

表 6-2　一些果品最适的冷藏温度与贮藏期（琳达·布朗，2014）

果品种类	相对湿度（R.H.）/%	最适冷藏温度 /℃	贮藏期
苹果	85~90	-1~0.5	2~3 个月
梨	90~95	-1~0.5	2~3 个月
黄桃	85~90	-0.5~0	2~4 周
橙子	85~90	0~1	8~12 周
红橘	90~95	-0.5~3	3~4 周
杏	85~90	-0.5~0	1~2 周
樱桃	85~90	-0.5~0	10~14d
草莓	85~90	-0.5~0	7~10d
葡萄	85~90	-0.5~0	3~8 周
菠萝（青）	85~90	10~16	3~4 周
菠萝（熟）	85~90	4~7	2~4 周
香蕉（青）	85~90	13~14	3~4 周
椰子	85~90	0~2	1~2 个月
芒果	85~90	10	2~3 周
木瓜	85~90	7	2~3 周
西瓜	85~90	2~4	2~3 周
干燥果肉	50~60	0	9~12 个月
番茄（绿熟）	85~90	13~21	2~5 周
番茄（完熟）	85~90	0	7d

2. 冷冻贮藏法　　冷冻贮藏法也称冻结保藏法。冻结的温度一般在 −18℃以下，−18℃以下的低温抑制了微生物的生长，使食品的保质期延长。冷冻贮藏法一般适合于肉类食品的保藏。肉类食品在这个温度下可以保存一年。

在 −18℃的条件下冷冻水果，能够最大限度地保持果品的营养成分。但是，冷冻贮藏破坏了水果的细胞壁，解冻后的水果变得稀软易坏。为了在解冻后保持果肉质地不变，所有的水果都应与某种形式的糖一起冷冻。大个水果在冷冻前应该去掉核，切成两半或切片。容易褪色的水果，如果不经烹煮就冷冻的话，先用柠檬汁浸泡一下。表 6-3 中所列的冻存时间是在保证质量的前提下果品最长的储存时间。

表 6-3　水果冻存时间（月）（琳达·布朗，2014）

水果	鲜水果			煮熟	
	撒糖，冷冻	用糖浆泡，或撒糖覆盖表面，然后冷冻	果泥，冷冻	开水烫煮或用糖浆煮，用糖浆泡，然后冷冻	果泥，冷冻
苹果	9	9		9	9
杏	9	9	6	9	9
樱桃	6	6	6	9	9
柑橘类水果	6	—			
无花果	9	9	6	9	9
甜瓜	9	9	6	9	9
油桃	9	9	6	9	9
水蜜桃	9	9	6	9	9
梨	—	—	—	9	9
李子	9	9	6	9	9
草莓	9	9	6	9	9
水果汁和糖浆	装入冷冻保鲜盒中，冷冻保存 9 个月				

注："—" 代表不采用冻存的方法保存

为了防止变质，可以将水果做成果酱来保存。生番茄不适合冷冻，但是煮成浓稠的糊状后，可以冷冻保存。熟透的杏可直接冷冻，也可泡在糖浆中煮熟后制成果泥。柑橘类水果可以整只冷冻。李子可以切半冷冻。苹果可以先削皮、切片，然后浸入柠檬汁防止变色，然后冷冻，或者煮成果泥冷冻。水蜜桃先用糖浆浸泡，然后冷冻，也可以制成冷冻果酱。

（二）化学贮藏

在果品生产和贮运过程中，通过外源添加其他化学成分来防止果品变质和延长保质期的方法即化学贮藏法。常见外源化学成分有防腐剂、抗氧化剂、乙烯受体抑制剂、植物提取物和可食性被膜等。

1. 防腐剂　　能够防止果品腐败的化学物质称为防腐剂。

根据防腐剂对微生物的作用情况，可以分为抑菌剂和杀菌剂。前者能抑制微生物生长繁殖，后者能杀灭微生物。

抑菌剂能抑制微生物的生长，在一定期限内能维持果品的可食性。抑菌剂进入微生物的菌体内，以阻碍酶的活动，扰乱微生物的代谢，使微生物钝化。

杀菌剂（如过氧化氢等）作用强烈，能杀死微生物。

根据防腐剂的化学性质和来源，又可以分为有机防腐剂和无机防腐剂。有机防腐剂有天然与合成之分。表6-4列出了常用的防腐剂及其使用量。

表6-4 常用防腐剂及其主要对象果品和使用量（琳达·布朗，2014）

分类	品名	对象果品	使用量
合成有机防腐剂	苯甲酸和苯甲酸钠	果汁类、罐头	最大用量 1.0g/kg
		蜜饯、山楂类	最大用量 0.5g/kg
	山梨酸和山梨酸钾	果酱类	最大用量 1.0g/kg
		蜜饯类、山楂类、果汁	最大用量 0.5g/kg
		浓缩果汁	最大用量 2g/kg
	对羟基苯甲酸酯	果汁、果酱	丙酯，最大用量 0.2g/kg
		水果表皮	丙酯，最大用量 0.012g/kg
天然有机防腐剂	壳聚糖	水果	浓度为 1%~2% 的溶液涂布表面

壳聚糖（脱乙酰甲壳质）是一种天然多糖（图6-2）。0.4%的壳聚糖对大肠杆菌、荧光假单胞菌、普通变形菌、金黄色葡萄球菌和枯草杆菌等有抗菌作用。壳聚糖溶于酸，有良好的成膜性，对氧气、二氧化碳和乙烯具有一定的选择渗透作用，可以用于水果的保鲜。

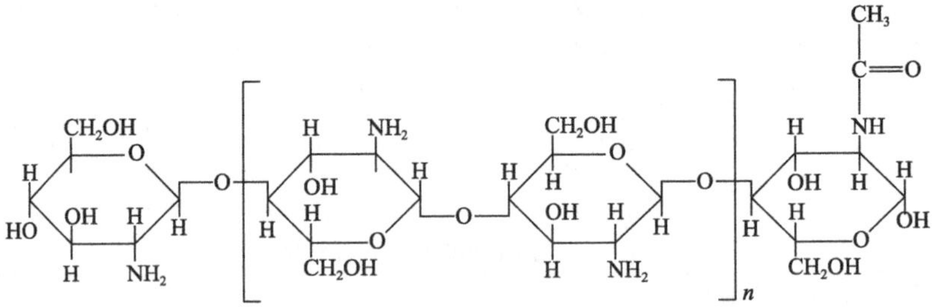

图 6-2 壳聚糖的结构式

用2%的壳聚糖对番茄涂膜，番茄可以保存15d，15d后番茄的总酸度、总糖度、维生素C与原番茄接近。

醋酸可以抑制大部分微生物的生长。若保存食物，醋酸含量至少在5%以上。醋通常用来保存蔬菜，如泡菜等，保存水果并不多用。

2. 抗氧化剂 天然存在的抗氧化剂有生育酚、茶多酚、正二氢愈创酸（NDGA）、芝麻酚、维生素C、栎皮酮、没食子酸、植酸等。化学合成的抗氧化剂有丁基羟基茴香醚（BHA）、二丁基羟基甲苯（BHT）、没食子酸丙酯（PG）、叔丁基对苯二酚（TBHQ）等。果品、果酱、果汁一般使用没食子酸丙酯，浓度为0.1g/kg。

有一些物质自身不具有抗氧化作用，但与食品抗氧化剂混合使用时，具有增强抗氧化的效果，称为增效剂，如柠檬酸、马来酸等有机酸，抗坏血酸及其酯类等。一般是柠檬及其酯类与合成抗氧化剂合用，抗坏血酸及其酯类与生育酚合用。

另外，几种抗氧化剂混用，比单独使用一种抗氧化剂的效果好，这称为协同作用。

3. 乙烯受体抑制剂 1-甲基环丙烯（1-MCP）不可逆地作用于膜上的乙烯受体，导致乙烯无法与正常的乙烯受体相结合，有效抑制了乙烯对呼吸跃变型果实的催熟作用，从而延长了果实采后货架期。1-MCP 从发现至今，应用越来越广泛。目前 1-MCP 广泛用于乙烯信号及其调控的分子机制的研究。经 1-MCP 处理后的鳄梨、梨和菠萝在低温贮藏过程中，冷害程度明显减轻，表现为果肉褐变减少；但在一些果实中，1-MCP 处理后反而加重了果实褐变。这是否与乙烯促进果实后熟与不同果实的生理特性有关，还需要进一步验证。

4. 植物提取物 多种精油（特别是百里香和肉桂）可以减轻柑橘采后青绿霉病害的发生率，精油用于控制果蔬采后病害时需注意控制精油的挥发度。源自埃塞俄比亚的植物金合欢木（*Acacia seyal*）和印度参（*Withania somnifera*）的提取物可以控制柑橘青绿霉病和腐烂的发生。大蒜提取物也可以控制柑橘青绿霉病。

5. 可食性被膜 可食性被膜是能被人们食用的化合物，如多糖、蛋白质、油脂的成膜物质。可食性被膜应用在完整或鲜切果蔬上，可以增强或者替代自然表皮细胞层的某些功能，如能减少产品的失水、限制果蔬产品的气体交换、减少风味物质的挥发和香气的损失。同时，可食性被膜还有改善产品结构，美化产品外观的效果。因此，可食性被膜在食品工业，尤其在果蔬及鲜切果蔬产品的保鲜方面有广阔的应用前景。

可食性被膜的成膜物质通常由多糖、蛋白质、油脂 / 树脂 3 种主要类型化合物的一种或几种构成。在这些成膜物质中加入一些辅助成分可以改善被膜的功能特性。加入一些可塑剂，如多羟基醇、蜡、油等可以增加被膜的柔韧性和延展性；加入表面活性剂和乳化剂可以降低产品水分活性，减少水分损失；加入释放剂和润滑剂，如矿物油、聚乙二醇、硅树脂等可以阻止产品之间相互黏结。

可食性被膜主要为改性的壳聚糖、烷基苷、淀粉等一类高分子化合物。最近，研究人员也开发出了基于蛋白质、多糖为主要成分的可食性被膜。一些研究表明，采用壳聚糖处理能有效延长果实的低温贮藏期，并且保鲜剂涂膜复合水杨酸、苹果酸和草酸等的使用，增强了果实的抗冷性。另外，有研究发现，蚕丝蛋白涂膜处理能减轻香蕉果皮褐变、凹陷等冷害症状的发生。

目前，得到商业化应用的常见的可食性被膜有 Nutre Seal、Nutri-Save、Pro-long 等，这些被膜的主要组分见表 6-5。

表 6-5 商业化应用的被膜名称和组分

被膜名称	主要组分
Nutre Seal	改良的纤维素多聚物
Nutri-Save	羧甲基壳多糖
Pro-long	多酯化脂肪酸蔗糖酯和羧甲基纤维素钠盐
Sealgum，Spraygum	阿拉伯树胶和凝胶
Semperfresh	与 Pro-long 组分类似，但富含短链的不饱和脂肪酸酯
Shellac（虫胶）	一种昆虫分泌的树脂
Waxes（蜡）	长链脂肪酸，如蜂蜡、石蜡、巴西棕榈蜡等

（三）气调贮藏

普通空气中含有氧气 21%，二氧化碳 0.03%，适当提高二氧化碳的浓度，降低氧气的浓度，可以延长果品保鲜期。气调贮藏是在低温冷藏的基础上，通过改变贮藏环境的气体成分和浓度，达到保持果蔬产品质量，延长贮藏期。气调贮藏可分为人工气调贮藏（controlled atmosphere storage）和自发气调包装贮藏（modified atmosphere packaging）。

人工气调贮藏通过精确控制环境的温度、湿度和气体浓度，创造适宜的气体环境，维持果蔬品质、减轻冷害和延长贮藏期，其已在全世界得到广泛应用。自发气调包装贮藏是将果蔬密封在具有一定透气性的塑料包装袋中，利用果蔬的呼吸代谢与薄膜的透气性能，造成一个低氧气高二氧化碳的环境，能有效降低成本，维持果蔬品质，从而延长货架期。

氧化反应和微生物的作用是果品变质腐败的主要原因。适当增加二氧化碳的浓度可以抑制细菌和真菌的作用。但是氧气浓度过低、二氧化碳浓度过高，则会造成乙醇、乙醛等小分子物质的积累，并毒害果蔬细胞，不利于果蔬贮藏。另外，高氧环境有利于抑制酶促褐变，阻止厌氧发酵反应及水分和气味的损失，同时降低果实冷害发生。

1. 气调贮藏的种类　根据气调方式，气调贮藏分为自然呼吸降氧法和快速降氧法。

自然呼吸降氧法是在气密的库房或塑料薄膜库里，利用果品自身的呼吸作用达到自然降氧的密度。这种方法操作简单，成本低，容易推广。

快速降氧法是用机械在库外制取所需的人工气体，送入库内，控制贮藏环境的气体成分。这种方法能够及时排出库内的乙烯，延迟果品的后熟作用，防止果品发生冷害，保存效果好。

气调贮藏果品能够延长保质期，抑制叶绿素的降解，抑制果肉的软化，减少有机酸的消耗，抑制后熟（苹果、梨），抑制发芽、生根（板栗）等。气调法的缺点是维持合适的气体条件相对比较困难，且费用比较高。表 6-6 是部分水果最适的气调贮藏条件。

表 6-6　部分水果最适的气调贮藏条件（琳达·布朗，2014）

种类	温度 /℃	R. H./%	氧气 /%	二氧化碳 /%	效果
苹果	1~4	90~95	1~3	0~6	优
香蕉	12~14	85~95	2~3	8	优
黑莓	0~2	90~95	5~10	15~20	优
樱桃	0~2	85~90	3~10	10~15	良
芒果	10~15	90	3~7	5~8	良
桃	0~2	85~90	1~2	3~5	良
梨	0~1	90~95	2~3	0~2	优
李子	0~2	85~90	1~2	0~5	良
草莓	0~2	90	5~10	12~20	优

2. 气调贮藏的方法　气调贮藏的方法有 3 种：气调冷藏库、薄膜封闭气调法和减压贮藏法等。

气调冷藏库是以冷库作为封闭体，主要用于大量新鲜水果的长期贮藏，自动化程度高，主要由库房、制冷系统、气体发生系统、气体净化系统、压力平衡装置等组成。例如，红星苹果在 0℃保持氧气浓度为 3%~5% 的条件下可贮藏 208d，好果率达 96.2%。

薄膜封闭气调法是利用薄膜的透气性，使膜内外的气体交换速率和果品与环境气体的交换速率保持平衡状态。呼吸作用强的水果，选择透气性好的薄膜。

减压贮藏法也称为低压贮藏或真空贮藏，它是将果品保持在低压、低温的环境下，不断补充饱和湿空气，使减压室内的相对湿度保持在 95% 以上，防止果品萎蔫失水。减压贮藏系统主要由气密贮藏室、真空容器、冷却装置、加湿装置、真空泵和压力控制装置等组成。

（四）辐照贮藏

放射线中的 β、γ 射线可以在果品保存中使用。β 射线是从核内放射的高速电子，能量高，具有杀菌能力。因为其穿透性弱，仅仅用于表面灭菌。γ 射线是波长很短的电磁波，与 X 射线无本质区别。作为 γ 射线的辐照源包括钴 60（半衰期 5.5 年）与铯 137（半衰期 33 年）。γ 射线的穿透性强，适合大量包装果品的灭菌。

1. 辐照贮藏的应用　　辐射剂量是在辐射场内，单位质量被辐照物质吸收的辐照能量。1kg 被辐照物质吸收 1J 辐照能量的剂量为 1 戈瑞（Gy）。两个辐照单位是拉德（rad），它是 1g 被辐照物质吸收 100×10^{-7}J 辐照能量的剂量。1Gy＝100rad。

一般将 1kGy 以下的称为低剂量辐照；将 1～10kGy 的称为中剂量辐照；10kGy 以上的称为高剂量或大剂量辐照。高剂量辐照能够完全杀菌，但对果品的品质有影响；中剂量辐照不能将微生物孢子完全杀灭，可以减少微生物；低剂量辐照可以抑制洋葱、大蒜的发芽，延迟果品的后熟。果品辐照保鲜的效果见表 6-7。

表 6-7　果品辐照保鲜的应用

果品类型	辐照剂量 /kGy	处理效果
草莓	1～5	抑制霉菌生长，延迟货架期
水果	0.1～2	杀死昆虫或阻止其繁殖
香蕉、鳄梨、芒果、木瓜、番石榴、非柑橘类水果	最大 1.0	延迟成熟

2. 辐照贮藏法的特点　　辐照杀菌不会引起果品温度上升，可以避免果品成分因加热而破坏，特别适用于保持原有风味的果品和含有芳香成分果品的杀菌和消毒。

辐照杀菌能耗低，节省能源。放射线穿透能力强，罐头等密封食品可以进行辐照灭菌，能够实现连续化流水作业。

辐照果品可以杀死微生物，杀虫，抑制种子发芽，改善果品的品质。人类在食用 10kGy 以下照射的农产品是安全的。

在果品的保鲜过程中，一般是通过控制水分散失、降低呼吸等措施来达到保鲜的目的（图 6-3）。

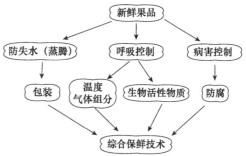

图 6-3　果蔬采后的保鲜原理

（五）常见果品的耐贮性与贮藏期限

常见果品最适贮藏条件见表 6-8。常见果品在最适冷藏条件下的易腐性（即耐贮性）和贮藏期限（即贮藏寿命）见表 6-9。

表 6-8　果品适宜贮藏的条件分类

贮藏温度 /℃	相对湿度 /%	水果种类或品种
−1～0	90～95	多数苹果、梨（部分晚熟白梨品种，秋子梨、西洋梨等品种）、葡萄、柿子、板栗等
−0.5～0.5	90～95	苹果、梨（白梨、沙梨品种）、桃、油桃、李、杏、鲜枣、猕猴桃、草莓、樱桃、黑梅、穗醋栗、刺梨、欧洲越橘等
0～1	80～90	椰子、无花果等
1～5	85～95	低温敏感的苹果和梨（2～4℃）、甜橙（1～3℃）、龙眼、荔枝、枇杷、石榴（4～5℃）等
	80～85	哈密瓜（3～4℃）等
4～10	80～90	宽皮柑橘类、油橄榄、西瓜等
11～15	90～95	香蕉等
	85～90	芒果、鳄梨、杨桃、葡萄柚、柠檬、番木瓜、西番莲、菠萝、菠萝蜜等

表 6-9　最适冷藏条件下水果的易腐性分类及贮藏期

易腐性	贮藏期	水果种类
极易腐烂	几天至十几天	草莓、杨梅、无花果、杏、黑莓、欧洲越橘、酸樱桃等
易腐烂	两周至一个月	梅、桃（早、中熟品种）、李（早、中熟品种）、甜樱桃、鳄梨、西瓜、番木瓜、芒果、枇杷、荔枝、菠萝、番石榴、杨桃、油桃、香蕉、宽皮橘类（1个月左右）等
稍耐贮藏	1～2个月	梨（早熟品种）、葡萄、桃（晚熟品种）、李（晚熟品种）、鲜枣、哈密瓜（中熟品种）、刺梨等
较耐贮藏	2～4个月	甜橙、柚类，梨（中晚熟品种），猕猴桃、哈密瓜（晚熟品种），苹果（早、中熟品种），经二氧化硫防腐处理的葡萄、柿子、石榴等
耐贮藏	4～6个月	苹果（多数中晚熟、晚熟品种）、梨（多数中晚熟、晚熟品种）、柠檬等
极耐贮藏	6个月以上	苹果（极晚熟品种）、梨（部分晚熟品种）、坚果类等

二、果品的流通

　　果品从产地到消费者手中就是整个流通的过程。这个过程涉及果品的采收、包装、运输和销售。目前我国果品从产地到消费者手中常常需要经过 7～10 次空间转换，5～7 次装卸作业。如图 6-4 所示，宁夏的果品运送到广州的流通时间一般而言至少需要 30 多个小时。

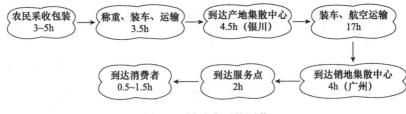

图 6-4　果品流通的环节

（一）果品流通的环节和要素

　　1. 果品运输的方式和工具　　果品的运输方式和工具的选择与产地与目的地之间的距离和环境条件等因素有关。

　　1）果品的运输方式　　果品运输一般采用公路运输、水路运输、航空运输和铁路运输。

一般根据果品的产地和各地交通和地理状况来选择合适的运输方式。

2）果品运输的工具　　果品运输常用的工具有汽车、拖拉机、畜力车和人力拖车等。汽车有普通运货卡车、冷藏汽车、冷藏拖车和平板冷藏拖车。

水路运输工具有木船、小艇、帆船和拖驳、远洋货轮、轮船等。

铁路运输工具有普通棚车、通风隔热车、加冰冷藏车、冷冻板冷藏车；集装箱有冷藏集装箱和气调集装箱。

2. 流通对果品质量的影响　　在运输、销售等流通过程中，果品会受到机械损伤、会失水和产生呼吸热，从而影响果品的质量。

1）机械损伤　　果品在运输的过程中，因为搬运、机械振动、挤压和碰撞，果品会出现机械损伤，如表皮裂纹破裂和破碎。受损的果品容易受微生物感染，造成腐烂变质。造成机械损伤的主要原因有包装不够紧、不良操作、超载、堆垛安排不当等。

包装容器内应装满果蔬并用填充物挤紧；装卸过程应轻装轻卸，避免因野蛮操作造成果品碰伤。

超载会造成包装部分或全部损坏，从而造成果品挤伤。

码货时要将各包装之间靠近，避免运输过程太大的晃动。包装要放满整个车的底部。

2）失水　　当果品体内相对湿度大于周围环境的相对湿度时，果品的水分会通过皮孔、气孔和表皮细胞蒸发出来，造成果品失水萎蔫。例如，菜椒失水超过5%就发生明显的萎蔫，从而失去商品价值。

控制失水可以减少空气在产品周围的流动，控制果品的湿度。大多数果品运输中最佳的相对湿度为80%～90%。

包装可以降低失水。聚乙烯薄膜等材料与纸板和纤维板相比更保湿。和无包装的果品相比，纸箱或纸袋包装也能够降低失水。

3）呼吸热　　果品在运输过程中的呼吸作用会产生热量，称作呼吸热。为了避免呼吸热，可以加冰降温，也可以使用冷藏车运输。在高温季节要注意遮盖果品，不要让阳光直射在果品上面。

3. 果品流通与管理的基本要求　　果品的运输要求比较严格，需要根据自然条件和气候变化进行调整，才能确保运输安全，减少损失。

1）快装快运　　果品运输的目的地是贮藏库、包装厂、批发市场或商超。不同果品有不同的保鲜期，所以要快装快运，尽快到达目的地。

2）轻装轻卸　　装卸粗放会造成果品机械伤害，导致腐烂。在装卸过程中，一定要轻装轻卸。

3）防热防冻　　果品在运输过程中要有遮盖，防止日晒雨淋，避免果品失水和腐烂。

4）合理包装，科学堆码　　果品的包装材料要与果品适应，一般果品可以用"品"字形、"井"字形装车堆码法，利于通风降温和堆码。

4. 果品运输前的准备工作　　在运输前，有的果品已经进行了精细的零售包装，可以直接投放到超市销售。有的果品由大包装运输，需要在目的地进行零售包装后再销售；有的果品不经过包装，直接以散货进行销售。果品在运输前要进行预冷、处理和包装等准备工作。

1）预冷　　运输工具的制冷能力非常有限，主要用于保温而不是降温。所以，果品要预冷。预冷可以快速消除产品的田间热，直到达到运输要求的温度。预冷一般需要40min到几个小时。预冷可以降低果品的呼吸强度，延长果品的货架期，降低果品对采后侵染性病害的敏感性，降低果品的失水和失重。

2）运输前的处理　采收容器多为小型或中型木箱子或塑料箱。运到处理场后，多数果品可以倒在传送带或水槽里，进行洗涤和挑选，由人工或机械对产品根据重量、大小进行分级。

分级后，可以用物理或化学方法处理，预防果品病害和延缓衰老。例如，柑橘防腐处理、苹果涂蜡等。

3）果品的包装　果品在贮藏、流通和销售，一直到食用为止的过程中，需要对果品进行包装。包装就是采用适当的材料和技术，将食品与外界隔离，避免果品发生不良的变化。

果品可以进行预包装，然后再放在大包装箱内，然后进行托盘化，或者不进行预包装而直接放在大包装箱内。

（1）包装的目的。水果包装的目的是让果品适合运输，保护果品避免质量受损或变质。包装可以防止水分蒸发，抑制果品氧化、褪色和变色；保持果品香气，抑制果蔬后熟；可以保护果品，避免外力的冲击、震动、压缩等作用，避免外环境，如温度、湿度、光线、尘埃的影响；保护食品不受老鼠、蚂蚁、微生物等侵害。

（2）包装材料。纸、金属、玻璃、木材、竹、塑料可以作为包装材料。作为包装材料，需要卫生安全。包装材料和果品接触，不能有有害物质溶出，混入果品中。包装材料可以防止果品的腐败，包装材料要使用简便，成本可控，且容易加工成型、印刷和热封。

（3）包装的方法。

a．袋装。袋装是一种广泛应用的重要的包装方法。袋装材料有纸袋、塑料袋、纸塑复合物、塑料复合物和镀铝塑料包装袋等。袋装的优点是材料来源多样、包装材料轻，不怕压、碰，便于运输，成本低。缺点是对易碎的水果保护力差。

b．罐装和瓶装。将食品装入塑料、金属、玻璃或陶瓷容器中，密封后加热杀菌或将灭菌后的食品装到灭菌后的容器内，密封。因为金属容器与果品接触，会造成罐体的腐蚀，缩短贮藏期，所以金属罐内部要涂覆涂料。玻璃瓶适合水果、蔬菜的保藏。

c．真空包装。将金属罐、玻璃瓶等容器或塑料袋内的空气排除后密封的包装方法就是真空包装。真空包装可以抑制好氧性微生物的生长繁殖和食品成分的氧化、褐变等，对产品的防潮、防霉、防氧化、防虫均有明显效果，能有效延长食品的贮藏期，常用于鲜板栗、鲜百合、大枣、枸杞的包装。

d．充气包装。充气包装是在包装容器内充填惰性气体（氮气、二氧化碳或两者的混合气体），降低容器内的含氧量，抑制微生物的生长和食品成分的氧化、褐变等，从而延迟食品的保质期。

e．无菌包装。无菌包装是在无菌环境下，将已经杀菌处理的无菌食品充填到经灭菌处理的包装容器中，然后进行密封的一种包装方法。

无菌包装的果品要彻底灭菌，包装容器也要无菌，包装机械、包装环境必须无菌，整个无菌包装系统应避免人手的接触，实现自动化操作。无菌包装的果品不用加防腐剂，可以常温贮藏和流通。无菌包装对操作要求高，一旦污染，整批产品报废，对设备要求高。

f．功能包装。功能包装（active packaging）是适应当前消费者需求和市场发展需要的不断变化而产生的一种新的食品包装概念。主要的功能性包装技术的概念如氧气和乙烯的清除、二氧化碳的清除和释放、水分的调控、抗菌包装、抗氧化剂释放、气味/臭味的吸收。例如，

Hotchkiss 等（2007）在保鲜膜中添加 1-MCP 成分，可以起到比单纯气调贮藏更好的保鲜效果。常见的功能包装有乙烯吸附薄膜、防漏薄膜、抗菌性薄膜、保鲜片材、蓄冷剂、新型保鲜托盘等。

4）运输前果品的保藏　　包装后的果品要放入冷藏库贮藏以等待装车发运。如不安排在冷藏库时，果品要放在凉爽和通风的环境中。

5）装卸工具　　装卸工具使用货物传送带、叉车、电瓶车、起重机及船用浮吊等设备，可以大大提高工作效率。

5. 运输环境条件控制　　果品运输需要控制温度、湿度、气体成分及进行防震处理等。

1）温度的控制　　低温对果品的运输非常重要。随着冷库的使用，运输工具采用冰保车、机冷车、冷藏集装箱，部分高端果品的运输实现了冷链流通。

2）湿度的控制　　湿度对果品的运输影响较小。如果是长距离运输，就需要考虑湿度的影响，及时增加环境中的湿度，防止果品过度失水。

3）气体成分的控制　　对采用冷藏气调集装箱的方式进行长距离运输时，要注意气体成分的调节和控制，气体成分浓度的调节和控制方法要按照不同果品的气调贮藏条件进行。

4）防振动处理　　避免运输过程中的剧烈振动，可以避免果品的机械损伤和腐烂损耗。一般来说，水路运输振动小于铁路运输，而铁路运输振动小于公路运输。另外，路况差，振动强度也大。因此，在运输前要了解路况，在果品进行包装时增加填充物，堆码时尽量使果品稳固，避免挤压和碰撞造成机械损伤。

此外，在运输时，不同种类的果品不要混装，避免各种果品产生的挥发性物质相互干扰，特别是不能和容易产生乙烯的果品一起装运，因为乙烯会造成其他果品的提前成熟，影响果品质量。在夏季运输时要降温，在冬季运输时要保温。

6. 冷链流通　　在日本、美国等发达国家，果品采后已经实现了冷链运输。从果品采收后处理、贮藏、物流、销售等一系列流通过程中都保持低温状态（图 6-5）。这种低温贮藏技术体系可称为冷链运输系统。

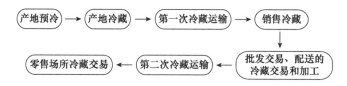

图 6-5　果品冷链流通示意图

1）冷藏链的分类　　按照冷藏链中各环节的装置分类，可以将冷藏链分为固定的装置和流动的装置。

固定的装置包括气调库、冷藏库、冷藏柜、家用冰箱、超市冷藏陈列柜等。冷藏库主要完成产品的收集、加工、贮藏和分配；冷藏柜和冷藏陈列柜主要供食堂和产品零售用；家用冰箱主要是为冷藏食品的家庭使用。

流动的装置包括车载式真空冷却装置、铁路冷藏车、冷藏汽车、冷藏船和冷藏集装箱等。

2）冷藏链的组成　　果品冷藏链主要有预冷保鲜技术、低温贮藏技术、冷藏运输技术和冷藏销售 4 部分组成。

预冷保鲜是冷藏链的第一步。不同果品的预冷方法也不相同，一般采用冰水预冷、冷风预冷、真空预冷及速冻预冷处理技术。

低温贮藏技术一般是采用气调贮藏技术、冰温贮藏技术、减压贮藏技术和自发气调贮藏技术。

冷藏运输技术主要包括公路冷藏运输、铁路冷藏运输、水路冷藏运输和冷藏集装箱运输等。

冷藏销售主要包括果品的批发和零售等。超市中的冷藏陈列柜兼有冷藏和销售的功能。

因为果品种类繁多，需要的低温各不相同，因而在冷链流通系统中所要求的温度也不一样。冷链流通系统是一个动态化过程，低温的控制要恒定不变也是不容易的。实践中往往会发生温度的变化和某个低温环节中断而导致温度波动，这对果品的质量很不利，所以需避免冷链环节的温度变化。

特别在电商运输中，存在冷链不够冷、包装不够紧、装卸不够轻、运输不够快、品质不够高等问题，直接影响到果品的品质和销售。

我国在采后投入较低，造成采后损耗大（表6-10）。

表 6-10　发达国家和发展中国家采后损耗比较

地点	发达国家		发展中国家	
	幅度 /%	平均 /%	幅度 /%	平均 /%
从产地到零售	2～23	12	5～50	22
零售、餐饮和消费者	5～30	20	2～20	10
累计		32		32

果品从产地到消费者手中需要的时间见表6-11。一般需要12～34d。

表 6-11　果品从产地到消费者需要的时间

不同步骤	需要时间
采收、预冷、贮藏	1～2d
产地运输	1～2d
卡车或海运	7～21d
配送中心	1～3d
零售店	1～3d
消费者	1～3d
总计	12～34d

因此，为了保持水果的新鲜，需注意以下几点：①适期采收；②常温贮运的水果需要选择耐贮运的品种，并充分利用自然冷源；③经济价值高的易腐水果，如荔枝、大樱桃、大枣需经过预冷后，采用冷链运输；④采用合适的包装设计与材料（电商水果尤为重要）；⑤采用一些辅助措施，如1-MCP脱除乙烯。

三、果品流通典型案例

各类果品的流通过程并不完全相同。下面以保鲜比较困难的荔枝为例，介绍果品冷链流通的具体操作步骤。

荔枝从产地到消费者手中的流通过程见图 6-6。

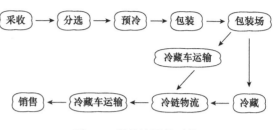

图 6-6　果品流通的环节

1. 采收　采收以 80%～90% 成熟度为宜，大部分荔枝品种以外果皮已转红、内果皮仍为白色为度；大部分品种要求可溶性固形物（TSS）含量≥15%。不同品种之间耐贮性存在显著差异，如糯米糍、桂味、井冈红糯耐贮性从高到低依次为井冈红糯＞桂味＞糯米糍。

采收荔枝时，用枝剪以整穗采收的方式将果实剪下。可根据需求和处理条件修剪成单果或串果。单果宜在距离果实最近的第一个结节处果柄修剪，且果柄长度不宜超过 2mm。串果果柄长度则以 5～10cm 为宜。采收后的果实应尽快（不超过 4h 为宜）运到采后处理包装场。

采收时间宜在晴天上午、傍晚气温较低时或阴天采摘；尽可能避免在烈日下的晴天中午、下午和雨天、雨后或露水未干时，以及台风天气采收。

2. 采后处理　采收后尽快预冷，在采后 6h 内将果心温度降至 10℃以下（以 5～10℃为宜）。可使用 500mg/L 施保克和 500mg/L 特克多混合液浸果 1min，或者使用其他国家允许用于荔枝采后防腐的药剂进行处理。

采摘后 24h 之内应做防腐处理，最好"边采收边浸果"，可减少传染的概率；用配制好的防腐保鲜药剂浸果 1min。也可以浸泡保鲜，将果（可连果带筐）置于保鲜液中浸泡 1min 后取出，晾干后入冷库贮藏。

采后处理应在低于 10℃的低温包装场进行。根据果形、色泽、单果重、大小和果面缺陷进行分级，其中特级果应为单果。选果时应剔除病虫果、褐变果、腐烂果、裂果、未熟果或过熟果。

3. 包装与标识　同一包装为同一品种、同一批次、同一等级规格的荔枝，包装内无杂物和影响食品安全的其他物质。

包装容器和包装材料要求大小一致、洁净、牢固、无毒、无异味；内包装可采用 0.02～0.03mm 厚的聚乙烯薄膜（袋）；允许在篓底、筐底及篓面、筐面铺垫或覆盖少量（以不超过果重的 5% 为宜）洁净、新鲜的荔枝叶。

纸箱、泡沫箱、竹篓容量一般不超过 5kg，塑料筐和泡沫箱包装容量一般不超过 10kg，也可根据需求和处理条件选择适宜的包装规格。

包装标识应显示产品名称、品种、商标、产地、等级、净含量、采收日期等信息，符合 GB/T191 的有关规定。

4. 贮藏　天气良好时，需及时进行库房清理，进行果筐的清洗、暴晒，并保存备用。贮存盛装用的果箱等必须保持干净，不得有果汁等污染物。

入库前半个月对库房进行一次彻底的消毒，如用漂白粉、紫外线、臭氧等，密闭 3d 后，通风 2～3d 备用。

入库前 10d 左右对制冷设备进行调试，保证设备正常运转；入库前 2～3d 开始对库房进行降温（1～3℃）。

对贮存环境的要求：贮存环境须有防鼠、防虫和防蚂蚁的设施；贮存环境要有通风换气用的门或窗；在温度过高时每天早上或晚上通风换气；湿度过低时应洒水以加湿。

新鲜荔枝宜在温度 2～5℃、相对湿度 90%～95% 的环境贮藏；贮藏温度越高保鲜时间越短，且最长贮藏期限不超过 30d。

5. 冷藏管理　应建立包括品种、产地、质量、等级、出入库日期、库房温湿度等内容的库房管理文件。严禁与有毒、有害、有异味的物品一起贮藏，避免与其他农产品混合贮藏。在贮藏期间应定期检查果皮颜色、商品果率（好果率）、褐变和腐烂情况。

6. 冷链运输

1）控温运输　选用具有冷藏控温功能的运输工具；运输工具应配备连续温度记录仪；运输工具内部平均温度应保持在 1～5℃；在 3h 内完成装卸，控温运输工具与冷藏库之间应无缝对接（门对门装卸）。

2）保温运输　也可以使用简易保温运输，用预冷＋泡沫箱＋冰袋，常温运输；但是从采收到销售整个过程积温不宜超过 50℃·d（1200℃·h）。常温运输前，首先预冷 5min，至果心温度≤8.0℃，然后泡沫箱＋冰袋，空运。

荔枝商品果率与积温的关系见表 6-12。无论何种品种和物流方式（常温、冷链），商品果率均与积温呈负相关。在≤1200℃·h 条件下，荔枝商品果率预期可达到 95% 以上。例如，10℃温度下，5d 内可保证荔枝果实品质，且预期商品果率≥95%。

表 6-12　荔枝商品果率等和积温的关系

目的地	运输时长 /h	均温 /℃	积温 /（℃·h）	商品果率 /%	品种
乌鲁木齐	30.73	25	768.25	100	桂味
兴城	46.2	25	1155	96.57	井冈红糯
武汉	43	30.5	1311.5	89.49	淮枝
宁波	48	29.43	1412.64	86.01	淮枝
烟台	66.2	30.2	1999.24	35.3	淮枝

7. 销售　销售场所应配备冷库、冷柜、冷藏箱等设备。荔枝果实宜采用保鲜袋或保鲜膜包装，并摆放在低温货架；可根据需求和设施设备条件将温度控制在 1～10℃。

8. 追溯　在荔枝冷链流通的全过程中，应做到质量可追溯，追溯管理应符合 GB/T 28843 的规定。

第二节　环境对营养物质和生物活性物质的调控

为了便于运输和调节市场的需要，常常在果品还不完全成熟时采收。这样采收的果品会有一个后熟过程。在后来的运输、贮存、销售等过程中逐渐成熟，当到达消费者手上的时候，成为成熟的果实。后熟就是果实离开植株后的成熟现象，是在各种酶的参与下进行的复杂的生理生化过程。

在后熟过程中，果实的各种成分都在变化，如淀粉分解成糖，果实变甜；可溶性单宁物质凝固，果实的涩味消失；原果胶水解成果胶，果实变软。同时，果实的色泽加深，香味增加。在后熟过程中，还可以产生促进果实成熟的天然激素乙烯。例如，苹果采摘下来后，会继续进行后熟过程。用报纸、纸巾或者塑料薄膜包住苹果，将苹果放到托盘中，低温避光，温度2~4℃，可以存放很长时间。

果实的衰老是果实个体生长发育的最后阶段，这个过程会发生一系列不可逆的变化，导致细胞崩溃及整个器官死亡。果实进入衰老过程，果实中各种物质的分解迅速，容易裂果，果肉变软，发绵，不易贮藏。在果品贮藏过程中，会采取各种方法，调控果品的颜色、香气、风味、质地等，让果品处于最佳色、香、味、形（质地）和营养状态，到达消费者手中。

一、颜色的调控

色泽是果实重要的外观品质。果实在未成熟前，果皮中含有大量叶绿素，大多为绿色；随着果实的成熟，多数果色由绿色渐变为黄、橙、红、紫或褐色。与果实色泽有关的色素有呈绿色的叶绿素、呈橙色的类胡萝卜素、呈紫色的花色素、呈红色的番茄素等。叶绿素一般存在于果皮中，有些果实如苹果果肉中也有。

（一）叶绿素

目前叶绿素降解途径已基本明确，参与叶绿素降解的关键酶主要包括：叶绿素 b 还原酶、叶绿素酶、脱镁螯合酶、脱镁叶绿酸 a 氧化酶和红色叶绿素降解产物还原酶。在香蕉和梨等果实中叶绿素的消失与叶绿体的解体相联系，而在番茄和柑橘等果实中则主要由于叶绿体转变成有色体，使其中的叶绿素失去了光合能力。氮素、赤霉素（gibberellin，GA）、细胞分裂素（cytokinin，CTK）和生长素均能延缓果实褪绿，而乙烯对多数果实都有加快褪绿的作用。香蕉成熟过程中果皮所含有的叶绿素几乎全部消失，但叶黄素和胡萝卜素则维持不变。

葡萄干在贮藏过程中，则要求颜色不发生变化。低温可以让葡萄干不褪色。例如，朱文慧等（2016）以吐鲁番无核白葡萄干为试验材料，用 0.08mm 聚乙烯（PE）袋密封包装，贮藏于常温和低温（5℃）条件下，发现低温（5℃）贮藏为较适宜的贮藏环境。同时他们用 0.08mm PE 袋密封包装吐鲁番无核白葡萄干，在 0℃、5℃和 15℃条件下，对其颜色变化进行研究，结果发现 0℃和 5℃处理较其他处理组降低了褐变速率，减缓了叶绿素的降解速度，较好地保持了其贮期的颜色。

（二）类胡萝卜素

果实中的类胡萝卜素种类很多，一般存在于叶绿体中，褪绿时便显现出来。番茄中以番茄红素和 β-胡萝卜素为主。桃、番茄、红辣椒、柑橘等则经叶绿体转变为有色体而合成新的类胡萝卜素。类胡萝卜素的形成受环境的影响，如黑暗能阻遏柑橘中类胡萝卜素的生成。

沈胜男（2009）以伦晚脐橙（*Citrus sinensis* Osbeck cv. Lane late）和红肉脐橙（*C. sinensis* Osbeck cv. Cara Cara）果实为材料，发现果实发育中后期，果皮逐渐转色，伦晚脐橙由黄绿色转为橙黄色，红肉脐橙由橙黄色转为橙色。果肉及果皮中类胡萝卜素总量不断升高，伦晚脐橙所含类胡萝卜素组分主要为叶黄素，占总量的 55%~90%，红肉脐橙中番茄红素含量最高，其次为叶黄素及 β-胡萝卜素。

番茄红素是一种类胡萝卜素，是异戊二烯化合物中四萜代表性物质，其生物合成是在多种酶的催化作用下完成的（图 6-7）。

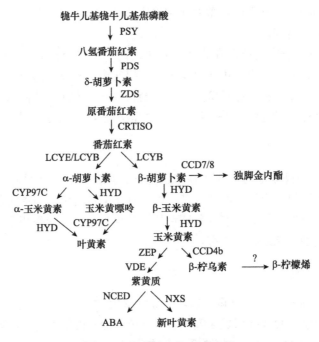

图 6-7　色素的生物合成途径

PSY，八氢番茄红素合成酶；PDS，八氢番茄红素脱氢酶；ZDS，ζ-胡萝卜素脱氢酶；CRTISO，类胡萝卜素异构酶；
LCYE，番茄红素 ε-环化酶；LCYB，番茄红素 β-环化酶；CCD，类胡萝卜素切割双氧化酶；CYP97C，细胞色素
P450 ε-环羟化酶；HYD，β-胡萝卜素羟化酶；ZEP，玉米黄素环氧化酶；VDE，紫黄质脱环氧酶；
NCED，环氧类胡萝卜素双氧化酶；NXS，新黄质合成酶；ABA，脱落酸

（三）花色素苷

花色素苷是最重要的植物天然色素之一，赋予果实等组织红、蓝、紫等多种颜色。花色素苷的含量与状态决定了果实外观颜色的鲜艳程度。例如，刚采收的荔枝果皮花色素苷含量最高，色泽鲜红；但随着贮藏时间延长，果皮褪色直至褐变，花色素苷含量逐渐降低。

花色素苷是花色素和糖形成的 β-糖苷。已知结构的花色素苷约有 250 种，花色素苷能溶于水，一般存在于液泡中，到成熟期大量积累。花色素苷的生物合成与糖类的积累密切相关，如玫瑰露葡萄的含糖量要达到 14% 时才能上色。

高温往往不利于着色，苹果一般在日平均气温为 12～13℃时着色良好，而在 27℃时着色不良或根本不着色，中国南方苹果着色很差的原因主要就在于此。有些苹果要在直射光下才能着色，所以树冠外围果色泽鲜红，而内膛果是绿色的。此外，乙烯、2,4-D、多效唑、茉莉酸和茉莉酸甲酯等都对果实着色有利。花色素苷的形成需要光，黑色和红色的葡萄只有在阳光照射下果粒才能显色。

血橙（*C. sinensis* L. Osbeck）在成熟过程中花色素苷的含量被人们进行了详细研究。血橙属于甜橙类，滋味浓郁、酸甜可口、肉质细嫩，散发独特的玫瑰香气。喻最新等（2020）发现在血橙成熟过程中（开花后 200～324d），果实中的花色素苷质量浓度呈逐渐上升的趋势。在开花后 261d 开始在血橙汁中检测到花色素苷，开花后 276～293d 是血橙果实花色素苷的快速积累时期，在此期间血橙汁中的花色素苷质量浓度日均提高 0.55mg/L。至开花后 324d，血橙

汁中的花色素苷质量浓度为 19.28mg/L。

血橙成熟过程中，花色素苷质量浓度与果糖、葡萄糖含量达到极显著正相关，相关系数分别为 0.810 和 0.799。成熟过程中血橙果实中的果糖、葡萄糖的积累可能是促进花色素苷积累的重要原因（喻最新等，2020）。

血橙成熟过程中花色素苷含量与抗坏血酸含量呈显著负相关，相关系数为 -0.715，与苹果酸含量呈极显著负相关，相关系数为 -0.798。血橙成熟过程中抗坏血酸、苹果酸含量的下降可能也会促进血橙果实中花色素苷的积累（喻最新等，2020）。但血橙果实中抗坏血酸与苹果酸的含量都很少，成熟过程中血橙果实中的抗坏血酸与苹果酸含量的下降与花色素苷的积累是否具有因果关系还有待进一步验证。

二、香气成分的调控

成熟果实具有特殊的香气，这是由于果实内部存在着微量的挥发性物质。它们的化学成分相当复杂，约有 2000 多种，主要是酯、醇、酸、醛和萜烯类等一些低分子化合物。这些香气成分能客观地反映不同水果的风味特点，是评价果实风味品质的重要指标。例如，苹果中含有乙酸丁酯、乙酸己酯、辛醇等挥发性物质；香蕉的特色香味是乙酸戊酯；橘子的香味主要来自柠檬醛。

果实香气是由多基因位点控制的复杂性状，它还受果实成熟度和贮藏环境等众多环境条件的影响。成熟度与挥发性物质的产生有关，未熟果中没有或很少有这些香气挥发物，所以收获过早，香味就差。低温影响挥发性物质的形成，如香蕉采收后长期放在 10℃ 的气温下，就会显著抑制挥发性物质的产生。乙烯可促进果实正常成熟的代谢过程，因而也促进香味的产生。

研究人员根据合成大量果实香气成分所需要的酶和底物的类型提出了 3 种主要合成途径：分别是脂肪酸合成途径、氨基酸合成途径和萜类途径。在这 3 种途径中，主要涉及了 3 种关键性酶，即甲基转移酶、乙酰基转移酶和萜类合成酶。

Yauk 等（2017）认为，苹果醇酰基转移酶 1（MdAAT1）参与了挥发性酯和对羟基肉桂酸乙酯的形成，由苯基丙烯作为底物；而成熟草莓和番茄的醇酰基转移酶也能促进对羟基肉桂酸乙酯的形成，进而影响果实挥发性酯的含量。

下面以桃、菠萝和猕猴桃为例介绍贮藏环境对果实香气成分的调控作用。

（一）桃

桃果实中脂氧合酶、醇酰基转移酶、乙醇脱氢酶和 *O*-甲基转移酶基因与香气合成密切相关。Liu 等（2017a）比较了不同波段的 UV-A、UV-B 和 UV-C 及 UV 组合对于桃果实香气物质的影响，表明在受到 UV-B 辐射胁迫时，果实组织迅速积累抗性相关的 α-法尼烯；同时显著抑制与果实香气形成相关的芳樟醇的生成，并鉴别出了参与上述物质生物合成的萜类合成酶编码基因 *TPS* 家族成员，以及 WRKY 和 AP2/ERF 等转录因子。

（二）菠萝

刘玉革等（2012）用固相微萃取和气谱质谱（SPME/GC-MS）联用技术，研究 '台农 6 号' 菠萝果实在 10℃ 贮藏条件下的挥发性香气成分，发现 '台农 6 号' 菠萝果实不同部位的香气成分均以酯类为主，主要包括 2-甲基丁酸甲酯、己酸甲酯、3-甲硫基丙酸甲酯等。在贮藏过程中，菠萝果实不同部位的香气成分含量和数量均随时间下降。同一贮藏时间的不同部位香气成分不同，果肉中的香气成分数量和含量高于中柱。

（三）猕猴桃

为探索冷藏对猕猴桃果实香气成分的影响，郭丽芳等（2013）采用固相微萃取技术及 GC-MS 联用技术对常温（20℃）和低温（2℃）贮藏条件下的'金艳'猕猴桃进行挥发性成分分析比较。结果发现低温延缓了醛酮类比例的下降幅度，抑制了水杨酸甲酯等酯类的生成。随着冷藏时间的延长，醛酮类比例逐渐下降，烯类比例逐渐上升。其中（E）-2-己烯醛比例逐渐下降；己醛比例先增大后减小，在冷藏 3 个月时达到高峰；从冷藏 3 个月开始检测到 D-柠檬烯，冷藏 5 个月时其比例剧烈增加。说明冷藏能够显著影响'金艳'猕猴桃的香气成分。

甘武（2018）发现在低温贮藏猕猴桃的过程中，果实香气成分呈动态变化，且不同香气物质在不同品种果实中变化趋势不同。以各类别香气成分为变量，进行主成分分析发现，烷烃类对'金果'猕猴桃的综合香气品质贡献最大，贮藏 60d 时，香气品质最佳；醇类对'徐香'品种的综合香气品质贡献最大，贮藏 45d 时，香气品质最佳；醇类对'红阳'品种的综合香气品质贡献最大，贮藏 105d 时，香气品质最佳。而且在室温下，经 1-MCP 处理后，'红阳'猕猴桃果实香气成分种类减少。贮藏前期处理有利于醛类和烯萜类物质的积累，抑制醇类和酸类物质的生成，后期以酯类物质为主，处理会提高酯类物质的含量，但对相关的特征香气物质合成有抑制作用。

三、风味物质的调控

果实风味是决定果实品质的重要因素，主要包括涉及糖酸代谢的糖酸比、涩味等。也就是说，果品的糖类、有机酸和单宁决定着果品的风味。果品在成熟过程中，糖类的含量不断增加，有机酸和单宁的含量会变少。在贮藏过程中，保存果品的风味品质不变，果品才会受欢迎。

（一）糖类

糖类是葡萄果实中糖分积累最高的物质，可达到鲜重的 25% 或干重的 80% 左右，但如果在成熟前就采摘下来，则果实不能变甜。杏、桃、李、无花果、樱桃、猕猴桃等即是这样。

沈胜男（2009）以伦晚脐橙和红肉脐橙果实为材料，发现果实发育中后期，伦晚脐橙和红肉脐橙各种糖组分含量逐渐增加，在成熟时总糖含量分别为 128.44mg/g 和 141.41mg/g，其中蔗糖含量最高，果糖次之，葡萄糖再次之，但三者含量无明显差异。可溶性固形物含量随果实发育逐渐上升，红肉脐橙果实成熟时高达 13.8%，伦晚脐橙为 11.2%。

（二）有机酸

未成熟果实的果肉细胞液中积累大量有机酸，所以呈现酸味。一般苹果含酸 0.2%～0.6%，杏 1%～2%，柠檬 7%，这些有机酸主要贮存在液泡中。柑橘、菠萝含柠檬酸多，仁果类（苹果、梨）和核果类（如桃、李、杏、梅）含苹果酸多，葡萄中含有大量酒石酸，番茄中柠檬酸、苹果酸含量较多。有机酸可来自碳代谢途径、三羧酸循环、氨基酸的脱氨等。甜樱桃及枣的某些品种的果实，幼果中的维生素 C 含量很高，以后却逐渐下降。

生果中含酸量高，随着果实的成熟，含酸量下降。有机酸减少的原因主要有：合成被抑制；部分酸转变成糖；部分被用于呼吸消耗；部分与 K^{2+}、Ca^{2+} 等阳离子结合生成盐。糖酸比是决定果实品质的一个重要因素。糖酸比越高，果实越甜。但一定的酸味往往体现了一种果实的特色。

下面以柑橘、樱桃番茄、菠萝等果品为例介绍贮藏环境对有机酸的调控。

1. 柑橘 柑橘类水果的酸味是由于果汁囊泡细胞中的液泡极度酸化所致，酸柠檬液泡中的 pH 可低至为 2，但是液泡膜上的液泡-ATP 酶（V-ATP 酶）理论上只可以将液泡酸化至 pH 约为 3.5。因此，在特定水果的囊泡细胞中，需要额外的液泡质子泵。但是该液泡质子泵一直未知。Strazzer 等（2019）研究表明柑橘属中两个液泡的 P-ATPase 基因——*CitPH1* 和 *CitPH5* 组成液泡质子泵，能使液泡的氢离子浓度上升，并发现这两个基因在酸的柠檬、橙、柚子果实中表达，而在甜味品种中不表达。因此，该研究为开发不同酸度的柑橘和其他水果开辟了新途径。

2. 樱桃番茄 用茉莉酸甲酯（methyl jasmonate，MJ）处理樱桃番茄，于室温下贮藏 11d，发现茉莉酸甲酯能够提高采后樱桃番茄果实中抗坏血酸和类胡萝卜素的含量，尤其是番茄红素的含量，但对硬度、糖分和可滴定酸度没有影响。

3. 菠萝 唐友林等（1998）发现在菠萝贮藏期间，杀菌剂处理可以推迟采后菠萝可溶性糖含量的减少，而对可滴定酸含量没有明显的影响。采后贮前加热 40℃，24h 处理的菠萝，可溶性糖、可滴定酸等营养成分的变化与对照果实没有明显差异。与对照果实相比较，赤霉素（GA3）处理果实，除可溶性糖含量下降之外，可滴定酸和抗坏血酸含量显著增加。

覃海元等（2011）将菠萝去皮切片，用 0.5% 柠檬酸溶液浸泡护色 3min 后，用托盘＋保鲜膜/袋/盒包装，5℃冷藏，发现透气性差的 PE/PP 袋和 PET 盒比 PE 膜和 HDPE 袋更有利于减少鲜切菠萝的失重、褐变、渗汁、相对电导率增加和还原型抗坏血酸损失，但它们都对总酸和可溶性固形物含量的影响不大。用质量分数为 1% 柠檬酸或 1% 维生素 C＋1% 柠檬酸浸泡处理鲜切菠萝，并用紫外线照射杀菌，最后用托盘＋保鲜膜包装，可延长贮藏期。

4. 葡萄干 在葡萄干的贮藏中，用 5℃的充氮包装贮藏，能有效地抑制葡萄干可滴定酸、可溶性固形物、维生素 C 和叶绿素的减少，且能保证葡萄干良好的外观品质，具有较好的贮藏效果。

射频杀菌技术是一种新型的热杀菌技术，可以对物料快速加热，同时穿透深度大、加热均匀性好。樊荣（2019）研究发现葡萄干最优的杀菌工艺为：葡萄干水分含量为 18%，在电机转速为 40r/min、极板间距为 160mm 的条件下，射频加热约 243s，物料温度升至 70℃后，在 70℃恒温箱保温 5min。射频杀菌温度越高，保温时间越长，对葡萄干中菌落总数和霉菌的杀菌效果越好。杀菌前后葡萄干色泽变化明显，除维生素 C 显著减少外，其他营养成分变化不大。

（三）单宁

单宁是一种酚类物质，可以保护果实免于脱水及病虫侵染。未成熟的柿子、李子等果实的液泡中含有单宁等物质。单宁与人口腔黏膜上的蛋白质作用，使人产生强烈的麻木感和苦涩感。

随着果实的成熟，单宁可被过氧化物酶氧化成无涩味的过氧化物，或凝结成不溶性的单宁盐，还有一部分可以水解转化成葡萄糖，果实的涩味消失。下面以柿子为例介绍贮藏环境对单宁的调控。

柿子 成熟的涩柿果实需进行采后脱涩方可食用，常用的处理为 CO_2、乙烯、高温等。柿子可以用乙烯利来脱涩。把柿子排放在竹箔上，用 $250\sim500mg/kg$ 乙烯利溶液喷洒，在室温下 $4\sim5d$ 就可以脱涩。用 90% 二氧化碳和 $0.5\mu L/L$ 1-MCP 处理柿子，可以降低采后柿果实贮藏过程中可溶性单宁含量，保持品质和延长贮藏时间。柿果实在 25℃乙烯处理进而促使柿果实较 15℃更快脱涩软化。*AP2/ERF* 基因参与了柿果实涩味脱除的转录调控。Wang 等（2017a）发现了柿果实脱涩过程中响应缺氧的 3 个 ERF 转录因子（DkERF8、DkERF16、DkERF19），双荧光素酶实验证实 DkERF 能够激活 DkXTH9 启动子进而参与细胞壁代谢。

四、质地的调控

果品的质地主要指果肉的细糙、软硬程度。果实质地变化包括软化（苹果、猕猴桃、香蕉、番茄等）、木质化（梨、枇杷等）、自溶（龙眼等）等。这些变化与淀粉、细胞壁和膳食纤维的代谢有关。果实质地变化不仅直接决定果实耐贮性，同时影响产品的口感、品质。延缓果实软化腐烂的措施（如低温）在推迟果实后熟的同时，也会影响果实的其他方面的品质。

（一）淀粉的降解

果实是植物贮藏淀粉的重要器官之一。淀粉在果实生长发育期慢慢积累并在成熟过程中降解为可溶性糖，使果实甜度增加，达到可食状态。淀粉降解为可溶性糖是呼吸跃变型果实最主要的转变之一；此外，成熟启动后果实迅速软化，给果实物流保鲜带来较大困难。下面以苹果、猕猴桃和香蕉为例，介绍贮藏环境对淀粉降解的调控作用。

1. 苹果 在苹果果实的发育过程中，β-淀粉酶和 α-淀粉酶活性变化与淀粉含量大致呈现互为消长的趋势，推测它们参与了果实质体中淀粉降解过程。而果实淀粉降解受到乙烯抑制剂 1-MCP 的显著抑制。嘎拉苹果果实软化的初始阶段，淀粉降解对果实软化的影响最显著，并伴随淀粉酶（AM）活性和淀粉酶基因 *MdAM* 表达的快速上升，且淀粉含量、AM 活性及它们与硬度的相关性均显著受到低温和乙烯因子的调节，这表明淀粉降解与嘎拉苹果果实软化密切相关。在两个品种（McIntosh、Empire）苹果采收前 1 周用 1-MCP 处理或 2～4 周前用氨基乙氧基乙烯基甘氨酸（AVG）处理，发现 Empire 果实采后贮藏过程中淀粉降解延迟，但不能阻止淀粉的最终降解。

2. 猕猴桃 猕猴桃果实采后成熟过程中淀粉降解，并伴随着硬度下降和可溶性糖（葡萄糖、果糖和蔗糖）含量上升。猕猴桃后熟软化进程可分为后熟软化启动阶段（淀粉降解）和快速软化阶段（细胞壁降解）。外源乙烯处理加剧果实软化和淀粉降解，而低温和 1-MCP 处理能有效延缓贮藏过程中淀粉水解酶活性上升，从而有效缓解淀粉降解，保持较高的硬度与淀粉含量。

3. 香蕉 香蕉果实发育过程中，淀粉慢慢积累，可达到干重的 60%～90%，采后成熟过程中淀粉等贮藏物质迅速降解转化为可溶性糖，如蔗糖、葡萄糖和果糖等，并积累在细胞液中，使质地变软和甜度增加。淀粉含量从呼吸跃变前的 22% 鲜重降到跃变后的 1% 鲜重。果肉淀粉降解是果实硬度下降的一个重要因素，因为淀粉不但作为细胞的主要贮藏物，还是呼吸能量源，为细胞呼吸跃变及乙烯诱发的高速细胞壁代谢提供前提条件，最终果实衰老软化。香蕉的淀粉水解很快，几乎是突发性的，香蕉由青变黄时，淀粉从占鲜重的 20%～30% 下降到1% 以下，而同时可溶性糖的含量则从 1% 上升到 15%～20%。

（二）细胞壁的降解

细胞壁多糖降解导致的细胞壁结构改变是果实软化的主要因素。植物细胞壁由中胶层、初生壁和次生壁组成。中胶层主要包括果胶物质，初生壁主要由纤维素、果胶和半纤维素组成，而次生壁还包括木质素等细胞壁成分。细胞壁成分中果胶含量最高。

细胞壁多糖（果胶、半纤维素和纤维素）的调节主要包括糖基组成，单糖的连接方式，糖苷键、分子质量、链参数的变化等。在果实软化过程中，纤维素结构变化不大；果胶的调节主要包括多聚体修饰（如去甲基化、去酯化、去乙酰化等）、主链断裂、支链丢失、分子质量降低等；而半纤维素也不断被修饰，表现为断裂、侧链的取代和修饰、分子质量降低等。果胶和半纤维素多糖的断裂导致纤维素微纤丝解体、细胞壁刚性丧失而引起果实软化。半纤维素的降解可能破坏纤维素-半纤维素网络，降低细胞壁体系的完整性，从而增加细胞壁水解酶与底物结合的概率，加速细胞壁水解，导致果实细胞壁崩溃；此外，半纤维素的降解可能在果实软化初期起作用，而果胶降解则在果实过度软化中起作用。相对于果胶，半纤维素的降解可能在果实软化过程中起更重要的作用。

果实成熟软化是多种细胞壁修饰酶协同作用的结果。目前已发现可能在果实软化中降解细胞壁多糖的蛋白质主要包括：多聚半乳糖醛酸酶（PG）、果胶甲酯酶（PME）、果胶裂解酶（PL）、β-半乳糖苷酶（β-gal）、α-阿拉伯糖苷酶（α-Ara）、糖苷酶（glycosidase）、扩展蛋白（EXP）、木葡聚糖内转糖苷酶 / 水解酶（XTH）、内切-β-1,4-葡聚糖酶（EGase）等。当前果实软化主要围绕果胶细胞壁多糖的降解而开展，果胶在 PME、β-gal、α-Ara 和糖苷酶等作用下被修饰（主要是去酯基和侧链），然后被 PG 所降解。

未成熟的果实因其初生细胞壁中沉积不溶于水的原果胶，尤其是苹果、梨中的原果胶含量很高，果实很硬。随着果实的成熟，果胶酶和原果胶酶活性增强，把原果胶水解为可溶性果胶、果胶酸和半糖醛酸，果肉细胞彼此分离，于是果肉变软。此外，果肉细胞中的淀粉转变为可溶性糖，也是使果实变软的部分原因。

PME 和 PG 是果胶降解的关键酶。在果胶降解过程中，二者间活性不协调将引起细胞壁中的果胶代谢异常，导致果蔬不能正常软化。在果实冷藏时，PME 活性提高，而 PG 活性降低；其结果是高分子质量的低甲氧基果胶不断积累，束缚了果实中的游离水，从而造成果肉果汁减少，絮败现象发生。在油桃果实冷藏的过程中，果肉絮败发生也是 PME、PG 活性的变化不平衡所致。值得注意的是，低温影响到乙烯生物合成，而乙烯作用又影响到细胞壁水解酶的活性；这样，低温对细胞壁物质降解代谢的影响很可能是间接作用的结果。

果实成熟软化过程伴随着细胞壁组分的变化。在果实发育成熟过程中，细胞壁修饰酶在果实软化中起着重要作用。内切多聚半乳糖醛酸酶主要作用于果胶，并对多聚半乳糖醛酸中的半乳糖醛酸残基间的 α-(1→4) 糖苷键进行水解。目前，已经在番茄、桃、苹果等多种果实中检测到内切多聚半乳糖醛酸酶（endo-PG）的活性，且其表达量与果实软化存在着密切的关系。

此外，β-半乳糖苷酶可以使细胞壁的一些组分变得不稳定，它可以通过降解具支链的多聚醛酸，从而使其果胶降解或溶解。在桃果实出现软化的前两天，果胶物质的降解主要是 β-半乳糖苷酶水解果胶分子上的乳糖支链，加速果实的软化。在对硬溶质桃果实的研究中也表明，β-半乳糖苷酶活性高峰出现于成熟前期，其作用与桃果实成熟前期果实的软化启动密切相关。

同时，在桃果实中，α-L-阿拉伯呋喃糖苷酶基因表达和活性在成熟软化后期较高，且 α-L-阿拉伯呋喃糖苷酶的快速变化滞后于乙烯及其合成相关酶的变化，推测其主要作用于果实成熟中后期的快速软化，且 α-L-阿拉伯呋喃糖苷酶的激活与果实内源乙烯的积累密切相关。

下面以桃、菠萝和芒果为例介绍贮藏环境对细胞壁降解的调控作用。

1. 桃　近些年，日本科学家发现了一种新的桃肉质类型——Stonyhard（SH），又名"石头桃"，其果实表现为硬度高、肉质脆、挂果时间长且采后肉质较长时间不会变软，同时可溶性固形物含量较高。Tatsuki 等（2013）对具有脆肉基因型"Manami"的 SH 桃进行研究，发现果实成熟过程中乙烯释放量极少或几乎没有乙烯产生。脆肉基因型只释放很少的乙烯，同时伴随着 1-氨基环丙烷-1-羧酸合成酶基因 *PpACS1* 低表达；然而应用人工合成的生长素"1-萘乙酸"后可诱导 *PpACS1* 表达上调，同时果实会释放较多的乙烯并开始软化。由此可见，*PpACS1* 可能是脆肉基因型桃果实内源乙烯生物合成过程中最为关键的限速因子。

鲜食桃在常温下只能存放 2~5d，耐贮运性能差，贮藏保鲜的效果也很有限。Pan 等（2015）发现，低温处理对桃延迟成熟的效果不明显，低温条件下桃的硬度仅稍高于常温；而低温条件下（10℃）SH 桃的乙烯产生量比常温时（20℃）显著增高，且果实硬度快速降低。这是因为低温条件诱导了 SH 果实中乙烯合成相关的 *PpACS1* 的转录，产生的乙烯又诱导了果实中 endo-PG 基因的表达，促使细胞壁降解，表现为果实软化。该现象与冬梨的低温后熟过程类似，但是否是同一生理控制过程还有待进一步研究。

endo-PG 对桃果实质地起决定性作用，其可能决定着桃果实的溶质和非溶质。在水蜜桃的溶质阶段，endo-PG 的活性和基因的表达量均出现大幅度上调；但在成熟的非水蜜桃的果实中，也可以检测到 endo-PG 的活性和基因的表达，但活性和表达量均较低。此外，由于 endo-PG 在水蜜桃果实中的大量表达，导致了细胞黏着力的降低，造成了细胞间空隙增大；而在非水蜜桃果实中没有观察到这些现象，因此认为 endo-PG 在桃果实中的作用主要是通过增大细胞间空隙和中果皮细胞的皱缩来实现溶质，对硬度的降低无显著影响（Ciacciulli et al., 2017）。

对桃果实 endo-PG 基因进一步分析发现：软溶质果实和硬溶质果实的 PG 等位基因间仅存在 1 个单核苷多态性（SNP）位点，其附近存在果实软化相关的性状标记；同样在溶质桃和非溶质桃的 endo-PG 基因开放阅读框之间仅存在 5 个 SNP 位点，其中只有 1 个是非同义突变，这些 SNP 可用于桃果实果肉质地的分子标记辅助育种。

2. 菠萝　在菠萝的成熟过程中，随着菠萝果皮由绿转黄，果肉硬度及可溶性固形物含量降低，可溶性糖醛酸含量增加，多聚半乳糖醛酸酶（PG）活性持续升高，而果胶脂酶（PE）活性在过熟期达到高峰并开始下降。且同一菠萝不同部位果肉硬度、PG 活性及可溶性糖醛酸含量差异较大。

随着贮藏时间的延长，果肉组织细胞壁微纤丝层次性排列被破坏，中胶层电子密度降低，果肉细胞壁降解，细胞器解体，细胞质逐渐消失，细胞空泡化，到贮藏后期只剩下松散细胞壁支架。低温可延缓水溶性糖醛酸含量的增加和硬度的下降，抑制 PG 和 PE 活性，从而抑制细胞壁的降解。

3. 芒果　芒果在成熟过程中会发生软化。软化是决定芒果果实货架期的重要因素之一。发现乙烯处理可明显提高芒果中 β-D-半乳糖苷酶的转录活性，表明乙烯通过调控 β-D-半

乳糖苷酶和 α-D-甘露糖苷酶在芒果软化中发挥着重要作用。

（三）膳食纤维

采摘后的果品在贮藏过程中，膳食纤维的含量会发生变化。下面以番茄和橙子为例介绍贮藏环境对膳食纤维的调控作用。

1. 番茄 徐峥嵘等（2020）对幼果期、膨大期、绿熟期、成熟期、完熟期的番茄果实的总膳食纤维（total dietary fiber，TDF）、不溶性膳食纤维（insoluble dietary fiber，IDF）、可溶性膳食纤维（soluble dietary fiber，SDF）的含量进行研究，发现随着成熟度的增加，番茄果实中的 TDF、IDF 含量减少，且 TDF 高的品种 IDF 也高；番茄果实中的 SDF 的含量会随着成熟度的增加而增加，峰值出现在完熟期；IDF 含量的多少对 TDF 含量的影响较大。

2. 橙子 沈胜男（2009）以伦晚脐橙和红肉脐橙果实为材料，研究了膳食纤维含量的变化，发现果实发育过程中，果肉纤维素含量逐渐升高，果皮纤维素含量则不断下降。原果胶含量逐渐下降，可溶性果胶逐渐上升，伦晚脐橙果实成熟时二者在果肉中的含量分别达到 3.52mg/g 和 2.28mg/g，红肉脐橙中的含量则分别为 6.24mg/g 和 1.07mg/g，两个品种都是果皮中的含量远高于果肉中的。

董涛（2009）以红肉脐橙、纽荷尔脐橙（*Citrus sinensis* Osbeck cv. Newhall）和塔罗科血橙（*C. sinensis* Osbeck cv. Tarocco Sangnine）为试材，研究了果实发育过程中膳食纤维各成分的变化规律，发现 3 个品种果实发育过程中 TDF 随着果实的成熟其含量逐渐减少；果肉中，塔罗科血橙的 TDF 含量最少，纽荷尔次之，红肉脐橙最多；IDF 含量变化趋势与 TDF 基本一致，而 SDF 与 TDF 相反；果实发育过程中果胶含量呈下降趋势，果肉中表现较果皮明显；水溶性果胶（WSP）含量随着果实的成熟不断增加；随着果实的发育，木质素和半纤维素（HC）含量急剧下降，且果肉中木质素和半纤维素含量与纤维素酶（Cx）活性呈显著负相关；PG 活性在果实发育前期较低，随着果实的成熟其迅速增加，在果实转色期其酶活性达到最大值后急剧下降；PE 的酶活性在果实发育前期的果肉中呈下降趋势，果实成熟前酶活性显著升高，果皮中呈下降趋势；β-半乳糖苷酶（β-gal）在果肉中随着果实发育酶活性逐渐降低，果皮中成熟前后差异不显著。

董涛（2009）发现留树贮藏的红肉脐橙能够显著降低果实总膳食纤维、不溶性膳食纤维，以及半纤维素和木质素等的含量，提高可溶性膳食纤维的含量，留树贮藏后作为细胞壁主要成分的半纤维素、木质素等不断降解，原果胶继续转化为水溶性果胶；果实贮藏期间纤维素酶的活性与半纤维素含量呈显著负相关，留树贮藏脐橙纤维素酶的活性与木质素含量呈显著负相关；果肉中果胶酯酶、β-半乳糖苷酶酶活性在贮藏期间基本维持恒定，留树贮藏与室内贮藏没有显著差异，而多聚半乳糖醛酸酶的活性在留树贮藏果实中有明显的升高过程。

五、蛋白质和酶的调控

果品在贮藏过程中色、香、味的变化与蛋白质和酶的功能密不可分。调控果品营养物质和生物活性物质的蛋白质和酶众多，调控机制非常复杂和多样。下面以能量代谢相关酶（激酶和氧化酶）等为例介绍贮藏环境对果品酶类的调控作用。

（一）激酶的变化

磷酸甘油酸激酶、Ca^{2+}-ATPase 等是常被用来研究的激酶。

1. 磷酸甘油酸激酶的变化　　为减缓果实的代谢活性，生产上通常采用低温结合低氧（O_2）和高二氧化碳（CO_2）来贮藏水果。在低氧条件下，糖酵解途径是采后果实获取能量的主要方式。磷酸甘油酸激酶（PGK）是糖酵解途径中的关键酶，催化 1,3-二磷酸甘油酸（1,3-BPG）转化为 3-磷酸甘油酸（PGA）和 ATP。果实通过糖酵解途径净产生 2 个 ATP 分子和 2 个 NADH 分子。PGK 在进化过程中高度保守，被认为是生物体必不可少的，PGK 的缺乏可引起生物体代谢功能紊乱。

植物的 PGK 有两种亚型，即胞质亚型（PGKc）和质体/叶绿体亚型（PGKp），PGK 的叶绿体（光合作用）和细胞质（糖酵解）亚型双突变体比 PGKc 单突变体在生长中受到的损害更小，表明平衡光合作用和糖酵解反应对生长发育的重要性。

2. Ca^{2+}-ATPase 的变化　　Ca^{2+}-ATPase（ACA）将 ATP 中获得的能量部分水解转化为热能和其他形式的能量，从而调节能量的相互转换。Ca^{2+}-ATPase 通过激活不同的信号通路，维持细胞质内 Ca^{2+} 浓度和 Ca^{2+} 稳态，参与低温或缺氧等逆境胁迫的响应。

香蕉 Ca^{2+}-ATPase 基因（*MaACA*）在冷害症状出现时（7℃，4d）表达最强；热激（52℃，3min）处理后 0.5～6h 迅速诱导 *MaACA* 基因表达上调，之后逐渐减弱，说明香蕉 *MaACA* 基因在增强对温度胁迫的适应性中起到关键调控作用（王海波等，2018）。Wang 等（2020b）研究结果表明 Ca^{2+}-ATPase 的酶活性与荔枝果实组织能量水平呈正相关，与果皮褐变指数呈负相关。目前 PGK 和 Ca^{2+}-ATPase 在果实成熟衰老过程中的功能特性和作用机制尚不明确。

3. 蔗糖非发酵相关蛋白激酶的变化　　蔗糖非发酵相关蛋白激酶（SnRK1）是植物能量平衡的关键调控因子，全局调节糖代谢和能量平衡，广泛参与植物生长发育、成熟衰老和抗逆响应。SnRK1 的 α 亚基（SnRK1α）具有调控亚基独立的活性，其活性依赖于 Thr175 的磷酸化。由黑暗或缺氧引发的低能胁迫可以触发 SnRK1α 的核位移，从而诱导靶基因表达，以补充植物赖以生存所需的能量。

果实在采后贮藏中大多处于低氧状态，能量生成急剧减少。因此，在低氧状态下的低能量触发 SnRK1 的激活，增强特定 mRNA 的翻译，如蔗糖降解和糖酵解的关键酶的激活。另外，SnRK1 通过磷酸化 EIN3 转录因子，导致乙烯不敏感并延缓衰老。有研究认为 SnRK1 基因的表达调控部分可能是由 miRNA 介导的。但是 SnRK1 的活性如何受代谢状态的调控尚不清楚。

（二）氧化酶的变化

1. 超氧化物歧化酶的变化　　1-甲基环丙烯（1-methylcyclopropylene，1-MCP）是乙烯的一种竞争性抑制剂，其结构与乙烯相似，可与乙烯的受体蛋白结合，阻止乙烯作用信号的传导和表达，延缓乙烯的合成，延迟一些与乙烯因子相关的应答反应。从心黎等（2011）用 3mg/L 1-MCP 熏蒸处理番木瓜 12h，延缓了果实可溶性固形物的下降，显著提高了超氧化物歧化酶（SOD）等保护酶的活性，减少了丙二醛（MDA）的积累，使果实在一定时间内保持了良好的品质。

将杨梅果实放在 4 种不同温度中贮藏，其中以（2±1）℃保鲜效果最好，4d 时颜色开始变化，保鲜 16d 后，硬度大幅度降低，味道一般。降低温度使 SOD 活性上升，MDA 含量下降，从而使杨梅果实的呼吸速率减慢，延缓营养成分的下降速度，抑制微生物对果实的浸染（应启敏和梁森苗，2020）。

汪东风等（2014）研究了壳聚糖复合膜液和水杨酸处理对蓝莓采后低温保鲜效果的影响，结果表明，壳聚糖复合膜液涂膜能保持其硬度、提高 SOD 的活性，以 1% 质量分数壳聚糖复合膜处理最佳。

2. 苯丙氨酸解氨酶和肉桂醇脱氢酶的变化　　一氧化氮（NO）熏蒸处理可以用来冷藏枇杷果实。NO 熏蒸处理能延缓可溶性总糖和可滴定酸含量的下降，抑制硬度上升和出汁率降低，抑制苯丙氨酸解氨酶（PAL）和肉桂醇脱氢酶（CAD）活性上升，且抑制木质素含量的上升，延缓木质化劣变进程，其中以 15μL/L、25μL/L 的 NO 处理效果较为明显（康孟利等，2014）。

3. 多酚氧化酶和过氧化物酶的变化　　在 4℃冷藏条件下，采用不同剂量的 1-MCP 加上相同剂量的 0.1mL/L 仲丁胺对枇杷进行熏蒸处理，定期检测果实的各项生理生化指标，其结果显示，在仲丁胺的浓度为 0.1mL/L 时，20mL/L 1-MCP 处理对枇杷果实的保鲜效果最佳，可显著抑制果实的呼吸强度、多酚氧化酶（PPO）和过氧化物酶（POD）的活性，从而抑制果实衰老，降低枇杷果实的失水率，保持较高的好果率，延缓总糖和维生素 C 含量的下降，有利于枇杷品质的保持，贮藏 64d 果实外观色泽鲜艳、品质良好、保鲜效果理想（康孟利等，2014）。

用 200μmol/L 的硝普钠（sodium nitroprusside，SNP）处理红毛丹，发现 SNP 对其有明显的保鲜效果，既延长了贮藏时间，保持外观品质，延缓 SOD 活性下降，同时又抑制果实中过氧化物酶、多酚氧化酶活性升高，提高苯丙氨酸解氨酶活性，有效抑制了红毛丹在贮藏过程中果皮的褐变（陈娇等，2020）。

乳酸链球菌素可以作为鲜切梨的保鲜剂。以皇冠梨果实为试材，采用浓度为 0.1g/L、0.2g/L、0.3g/L、0.4g/L、0.5g/L 的乳酸链球菌素（nisin）溶液对鲜切梨进行处理，在 4～5℃条件下贮藏。结果发现经过 8d 的贮藏，0.4g/L 乳酸链球菌素溶液处理最有效，能够抑制鲜切梨中多酚氧化酶活性上升，减轻果实表面的褐变程度，降低鲜切梨的质量损失率，延缓可溶性固形物含量和总酸含量的下降速度，保持良好的感官品质（张微等，2019）。

热处理是指将采收后的果蔬置于适当热的环境中，旨在影响果蔬内部的生理活性，从而延长贮藏寿命。采用 40℃、45℃、50℃热处理和 8℃低温贮藏技术，以海南主栽红毛丹品种'保研 7 号'为试材，研究不同贮藏处理对采后红毛丹果实生理指标的影响。研究发现，45℃热处理后，在 8℃贮藏能有效延缓红毛丹果肉中可溶性固形物和维生素 C 含量的下降，降低果皮相对电导率，同时抑制果皮中多酚氧化酶活性，延缓过氧化物酶活性下降，延缓花色素苷的降解速度，提高采后红毛丹果实的保鲜效果（陈娇等，2020）。

六、脂类物质的调控

脂类在酶或光和热的作用下水解成脂肪酸，其中不饱和脂肪酸被氧化成醛、酮类羰基化合物，产生异味。脂肪酸含量的增加是导致陈化粮食口感变差的主要原因。在酶的作用下，膜磷脂中的亚油酸被降解，打破了膜脂的平衡，促使膜脂的降解，加速陈化。

方菲菲（2014）研究了莲子贮藏期间脂类的变化、可溶性糖的变化、蛋白质的相对分子质量、氨基酸组成等，发现莲子在贮藏过程中，粗脂肪含量会逐渐下降，总游离脂肪酸值显著上升，亚油酸、花生油酸和亚麻酸等不饱和脂肪酸含量下降，而油酸含量上升，木蜡酸和硬脂酸等饱和脂肪酸含量上升。

黄彬红等（2011）研究了 4 种包装形式的杏仁在 10 种贮藏条件下游离脂肪酸含量的变化

规律，结果发现采用聚乙烯密封包装杏仁，带皮整粒杏仁、脱皮整粒杏仁、切片杏仁在低温低湿（4℃、45%相对湿度）条件下游离脂肪酸含量基本不变；考虑到能耗，在中温低湿（20℃、45%相对湿度）条件下贮藏更好。

七、激素和其他小分子物质的调控

激素和ATP、水分等成分在贮藏过程的变化趋势各不相同。为了保持果品的风味，一般不希望果品过多失水。

（一）激素

果实营养物质和生物活性物质受生长素、赤霉素、细胞分裂素、脱落酸和乙烯等植物激素的调控。其中影响最大的是乙烯，因为乙烯可提高质膜透性，提高呼吸速率，刺激水解酶类合成，促进不溶性物质水解为可溶性物质。例如，苹果的果实在开花与幼果生长期，生长素、赤霉素和细胞分裂素的含量增高，在成熟时，乙烯含量达最高峰，但柑橘、葡萄等果实在成熟时却是脱落酸含量最高。

乙烯早已被证实是果实成熟软化和衰老的重要因子。近年来，借助于拟南芥和番茄等模式植物的一些研究成果，植物乙烯信号转导路径已基本明确，与乙烯作用相关的果实成熟软化控制取得突破，对揭示果实成熟的生理机制具有重要的理论意义。不同果品乙烯产生速率见表6-13。

表 6-13　乙烯产生速率（20℃）

幅度 /［mL/（kg·h）］	水果种类
0.01～0.1	柑橘、葡萄、樱桃、草莓
0.1～1.0	菠萝、蓝莓、黄瓜
1.0～10.0	香蕉、芒果、番茄、哈密瓜、无花果
10～100	苹果、鳄梨、甜瓜、油桃、番木瓜、梨
大于100	番荔枝、百香果、白柿

1-MCP是乙烯的一种竞争性抑制剂，且在适宜浓度下安全无毒。1-MCP技术用于果蔬保鲜近年得到国内外学者的广泛关注，人们发现其机制主要通过抑制果蔬呼吸作用，并抑制乙烯与受体结合而达到保护果蔬组织结构。

使用1.5μL/L的1-MCP处理无花果，其乙烯释放高峰比对照组推迟了5d，延缓了无花果衰老的过程，增加了贮藏时间。

低温贮藏抑制乙烯的产生进而推迟后熟，如香蕉在14～16℃贮藏，可延迟成熟2周。

（二）ATP

生物生命活动依赖于能量供应。能量伴随物质代谢过程，以腺嘌呤核苷三磷酸（ATP）形式贮存，主要用于生物合成、营养物质运输、基因信息传递、离子载体和通道调节等。ATP作为能量的直接利用形式，可分为胞内ATP和胞外ATP两种。胞内ATP的存在最早发现于1929年，作为细胞内各种生化反应和生理代谢的直接能量来源，是生命存活的能量基础。近年来研究还发现，ATP 除了作为"能量货币"调节生命代谢活动外，胞外的 ATP 分子还承担着信号分子的角色。

果实收获后仍保持活跃的新陈代谢，当氧气不受限制时，果实通过糖酵解、磷酸戊糖途径（PPP）、三羧酸（TCA）循环和线粒体电子传递链（METC）组成的呼吸代谢等途径将葡萄糖完全氧化产生能量。

在果实成熟过程中，叶绿体的类囊体膜逐渐降解，类胡萝卜素大量合成积累，分化形成色素体，这种色素体由于不含 ATP 合成酶中的二硫醇结构域，从而无法通过光合作用合成ATP，需要从其他多种途径，如糖酵解中获取果实代谢所需的 ATP。

在采后的果品组织中，高能损耗会导致线粒体的呼吸活性增强，氧化磷酸化和 ATP 合成速率升高，继而活性氧产生增加；但过量的自由基积累和活性氧产生可影响线粒体上的酶和电子传递链而导致线粒体损伤，阻断能量产生进程而引起能量供给不足。不过，在一定范围内，植物组织可通过增强交替氧化酶（AOX）和解耦联蛋白（UCP）活性及其表达水平，调控氧化磷酸化和 ATP 合成速率，从而维持能量供需动态平衡。

在香蕉、芒果、番木瓜、菠萝、苹果和草莓等果实成熟衰老的过程中，均发现 AOX 和UCP 的表达。AOX 和 UCP 可使果实在逆境（高氧、厌氧和低温等）下调节能量平衡，抵抗氧化胁迫，保持三羧酸循环的运行，降低线粒体电子传递链中活性氧产生水平（张丹丹等，2020）。

结合前面提到的电子传递链与氧化磷酸化和末端氧化系统，可初步认为果蔬产品在采后过程中能量代谢存在着多种多样的调控方式或途径。线粒体膜上存在多种能量载体蛋白，其中 ADP/ATP 载体蛋白（AAC）和 ATP 转运蛋白（ANT）负责 ATP 在线粒体和细胞质之间的运输。AAC 介导线粒体中高浓度的 ATP 运入细胞质，同时反向交换运出等量的 ADP，是线粒体 ATP 浓度的主要调节者。敲除 AAC 导致拟南芥根呼吸速率降低，根的生长放缓。可见，ATP 转运功能在减少能量损耗、维持生物体内细胞器功能中具有特别意义（张丹丹等，2020）。

蔗糖非酵解型蛋白激酶（sucrose non-fermenting related protein kinase，SnRK）是细胞内的"能量调节器"，参与植物体内多种信号途径的转导，对植物的抗逆性起到重要作用。生物体在热休克和缺氧等胁迫条件下，ATP 合成受到干扰或 ATP 消耗可激活腺苷酸活化蛋白激酶（AMP-activated protein kinase，AMPK），关闭消耗 ATP 的代谢活动（如脂类、蛋白质的合成），同时激活产生 ATP 相关的代谢途径（如葡萄糖和脂肪酸的氧化）。AMPK 不仅通过磷酸化调控酶的活性产生直接效应，而且通过调控转录水平对代谢过程产生长远的影响。

可见，生物体 SnRK 可能感知 ATP 亏损信号从而调控能量合成、转运和耗散相关基因的转录，从而维持组织能量动态平衡；而持续胁迫或过度胁迫，则超出组织自身能量调控范围，不能修复胁迫所造成的伤害，细胞、组织或整个植物最终出现功能性衰老。

生物能量调控涉及能量合成（AtpB）、转运（AAC 和 ANT）、耗散（AOX 和 UCP）及感知调控的 SnRK 等。以采后荔枝果实为材料，荔枝果实随着贮藏时间延长，组织内的 ATP、ADP 和能荷值下降，果皮质膜透性增加，细胞膜完整性遭到破坏。荔枝果实在采后衰老过程中，SnRK 可能感知衰老及 ATP 亏缺信号，调控 ATP 合成、转运、耗散基因的表达，维持能量平衡，其中 *LcAtpB* 可作为荔枝衰老起始的标记基因，*LcAOX1* 表达上升和 AOX 活性增强可能是导致采后荔枝果实能量亏缺的重要原因（图 6-8）。

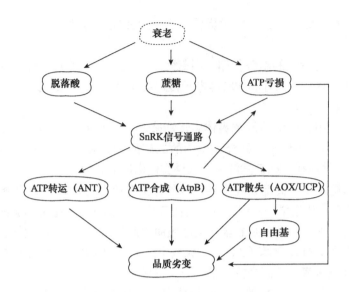

图 6-8　荔枝果实采后衰老过程可能的能量调控机制

（三）水

果品的含水量一般是 85%～90%。果品中的水分让果品保持风味，容易被人体吸收，具有较高的营养价值。在贮存过程中，水分不断蒸发，细胞的膨压降低，使果品发生萎蔫现象，光泽消失，失去新鲜的外观和脆嫩的品质。如果水分蒸发量超过 5% 时，会影响果品的商品价值。大规模贮藏时，可以采用涂膜、装入容器或加包装等方法抑制果品的水分蒸发。

因为以质量百分数表示的水分含量不能确切地反映食品中能被微生物利用的水，通常采用水分活度（a_w）来表示食品中能够被微生物利用的水。a_w 是食品在密闭容器内的水蒸气压与相同温度下的纯水水蒸气压的比值。纯水的水蒸气压是 P_0，食品的水蒸气压为 P，则 $a_w = P/P_0$，因此，纯水的 $a_w = 1$，无水食品的 $a_w = 0$，一般食品的 a_w 在 0～1。

水分活度对不同类群微生物的生长有很大的影响。食品中不同类群微生物生长的值有较大差异，见表 6-14。

表 6-14　果品中重要微生物类群生长的最低水分活度（a_w）值

类群	最低 a_w 值范围	类群	最低 a_w 值范围
大多数细菌	0.99～0.94	嗜盐性细菌	0.75
大多数酵母菌	0.94～0.88	耐渗透压酵母菌	0.60
大多数霉菌	0.94～0.73	干性霉菌	0.65

冷冻贮藏的温度在 -18℃ 以下，果品可以保存一年。这是因为果品中 90% 以上的水分转变成冰晶，果品冷冻以后，固态水微生物无法利用，抑制了微生物的繁殖，达到了长期保藏的目的。

当果品中水分含量高时，微生物容易生长，食品不易保藏。但是含水量较高的蜜饯类果品微生物却不易生长，这是因为蜜饯中含有很多糖类，糖溶解在水中夺取了较多的水分，使微生物可以利用的水分大大减少。含水分较多的果品，细菌容易繁殖，含水分较少的果品，霉菌和酵母容易繁殖。在果品贮藏过程中，采用各种方法来阻止水分的丧失。

将杏仁分组贮藏 0、30d、60d、90d、120d 和 150d，测定杏仁水分的含量发现，在贮藏 150d 时，杏仁的水分下降 78.2%，杏仁有真菌污染。说明在贮藏前 30d 进行预干燥对杏仁的贮藏很重要。

水分对葡萄干的贮藏也有影响。分别对 16%、14%、12%、10% 4 种不同水分含量的无核白葡萄干的生理和品质指标进行研究，发现当水分含量为 12% 时能获得较好的贮藏效果。

（四）二氧化碳

植物组织成熟后，呼吸一般会保持稳定，有时也会随着时间的增加呼吸速率下降。但是植物会出现呼吸突然增加后又突然下降的特殊现象，称为呼吸跃变（respiratory climacteric）。

香蕉、苹果、猕猴桃、梨、桃、杏属于呼吸跃变型水果；龙眼、草莓、荔枝、葡萄、菠萝、樱桃、柠檬属于非呼吸跃变型水果。

在苹果和香蕉果实成熟时会出现呼吸跃变，在摘下的叶和花的衰老过程中也会有类似的现象产生。呼吸跃变与植物体内乙烯的增加有关。不同果品的呼吸强度见表 6-15。

表 6-15　果品的呼吸强度（5℃）

呼吸强度	幅度 / $[mg\,CO_2/(kg \cdot h)]$	果品类别
很低	<5	坚果、大枣
低	5～10	苹果、柑橘、葡萄、猕猴桃、土豆
中	10～20	杏、香蕉、樱桃、桃、梨、李、番茄
高	20～40	草莓、其他浆果、鳄梨

第三节　营养物质和生物活性物质的转录调控

转录因子（transcription factor）是一群能与基因 5′ 端上游特定序列专一性结合，从而保证目的基因以特定的强度在特定的时间与空间表达的蛋白质分子。转录因子通过与启动子结合来调控目的基因的转录水平，进而调节次生代谢物质含量。目前人们发现了很多营养物质和生物活性物质的转录调控的转录因子，并对它们的功能进行了验证。

一、营养物质的转录调控

某些呼吸跃变型果实（如香蕉、猕猴桃、芒果、鳄梨等）在成熟前含有大量的贮藏淀粉，在采后成熟过程中淀粉降解作为果实提供呼吸代谢的底物并形成风味物质，从而影响果实的食用品质。淀粉降解的主要产物为麦芽糖和葡萄糖，它们都可以被运送至质体外被细胞代谢利用。果实淀粉降解影响果实风味品质的形成，尤其是呼吸跃变型果实，在采后成熟过程中，淀粉含量会随着呼吸跃变急剧下降。

参与果实淀粉降解的转录因子目前只在猕猴桃、番茄等少数水果中有报道。

1. AdDof3 转录因子　果实采后的质地变化影响果实成熟的衰老进程，是决定果实采后货架期的关键性因素。猕猴桃果实淀粉的降解与果实软化密切相关。AdDof3 是一个转录因子，可通过识别 AAAG/CTTT 位点，结合 β-淀粉酶 AdBAM3L 的启动子并激活其表达，从而参与果实淀粉降解的调控。猕猴桃果实中瞬时过表达 *AdDof3* 显著增加了 β-淀粉酶 AdBAM3L 的表达，证实锌指蛋白 AdDof3 对 AdBAM3L 的直接调控效应。该研究结果表明，AdDof3 能够直接结合并激活 *AdBAM3L* 启动子，并促进猕猴桃淀粉的降解，揭示了锌指蛋白 AdDof3 调控淀粉降解关键基因 *AdBAM3L* 的转录机制，丰富了猕猴桃淀粉降解的基础理论（张爱迪，2018）。

2. MaMYB3 转录因子　　MaMYB3 是香蕉的一个转录因子。它可以靶定 *MabHLH6* 和 10 个淀粉降解相关酶基因的启动子，并抑制其转录表达。在番茄果实发育过程中，淀粉含量达到最大值后，淀粉开始水解，淀粉合成速度低于降解速度，当果实到达着色期时，淀粉基本完全降解。香蕉转录因子 MaMYB3 在番茄中异源过表达结果显示，番茄果实中淀粉降解相关基因 *SlGWD1*、*SlPWD1*、*SlLSF2*、*SlBAM1*、*SlAMY3* 和 *SlAMY4* 表达下调，淀粉降解受阻，果实成熟延缓（Fan et al.，2018）。

二、生物活性物质的转录调控

果品中的很多生物活性物质都是萜类物质。

研究发现，参与萜类合成的转录因子家族主要有 6 个：AP2/ERF、bHLH、MYB、NAC、WRKY 和 bZIP。

1. AP2/ERF 转录因子　　AP2/ERF 转录因子仅存在于植物中，占植物转录因子的 6%～7%，其是与成熟和衰老有关的转录因子。AP2/ERF 转录因子广泛参与果实颜色、风味、质地和成熟调控（图 6-9）。根据结构域的数目和结构特点，AP2/ERF 可划分为 ERF、DREB、AP2 和 RAV 4 个亚族和 1 个 soloist 单独成员。

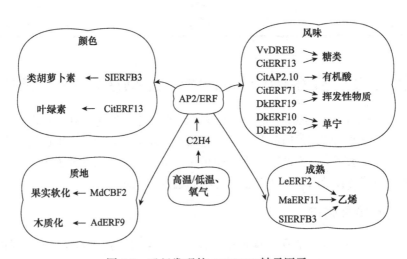

图 6-9　已经发现的 AP2/ERF 转录因子

E-香叶醇是甜橙果实风味形成的重要香气物质。Li 等（2017）利用原核表达技术筛选获得了能够在体外催化香叶醇合成的萜烯合成酶 CitTPS16。在甜橙果实和叶片中瞬时过表达 *CitTPS16* 均可以促进体内 E-香叶醇的积累。利用 qPCR 技术分析果实成熟过程中 AP2/ERF 转录因子基因家族成员的转录本变化，发现转录因子 CitERF71 与 CitTPS16 具有相似的表达模式。瞬时双荧光素酶检测和酵母单杂交实验结果表明，CitERF71 可激活 CitTPS16

启动子。转录因子 CitERF71 与 *CitTPS16* 启动子的 ACCCGCC 和 GGCGGG 序列直接结合。以上结果表明，CitERF71 可以通过转录激活 *CitTPS16* 的表达，进而调控甜橙果实 E-香叶醇的合成。

此外，AP2/ERF 转录因子 CitAP2.10 的表达模式与催化合成甜橙烯的萜烯合成酶 CitTPS16 表达呈正相关，乙烯可以增强 CitAP2.10 的表达，而乙烯拮抗剂 1-甲基环丙烯可消除这种作用。因此，可外施乙烯来调控转录因子 CitAP2.10 的表达从而调节甜橙烯的合成。

2. bHLH 类转录因子 bHLH 类转录因子是真核生物蛋白质中的一个大家族，包括 MYC 类、B1、Bt 和 PIF5 等转录因子，在生物的生长发育和次生代谢中起重要作用。其中 MYC 类转录因子是目前研究最多的一类。张凯伦等（2017）研究发现，MYC 类转录因子参与调控茉莉酸信号途径，且证明其与多种植物中萜类生物合成基因的调控有关。拟南芥 MYC2 转录因子能与催化形成倍半萜的 TPS21 和 TPS11 合酶基因的启动子区结合，激活其表达，从而增加倍半萜的释放量。

3. MYB 转录因子 MYB 转录因子在动植物中普遍存在。植物 MYB 转录因子家族包括 4 个亚类：1R-MYB、R2R3-MYB、R1-R2R3-MYB 和 4R-MYB，其中 R2R3-MYB 是最大的一类，不仅参与植物抗逆胁迫的生理过程，还响应茉莉酸（jasmonic acid，JA）信号，是调控黄酮和萜类化合物合成的重要转录因子。其中，部分 MYB 类转录因子促进萜类化合物的合成，另一部分则起抑制作用。

An 等（2018a）从苹果中分离到一个受脱落酸调控的转录因子 MdbZIP44。它是碱性亮氨酸拉链（bZIP）转录因子家族成员，与 MdMYB1 蛋白互相作用，共同调控苹果花青苷的生物合成。在脱落酸诱导条件下，MdbZIP44 转录因子通过增强 MdMYB1 蛋白与下游靶基因启动子的结合，以促进花青苷合成积累。该团队还发现 MdBT2 蛋白能够通过泛素-26S 蛋白酶体系统降解 MdbZIP44 蛋白，从而抑制 MdbZIP44 调控的花青苷积累和果实着色。

An 等（2020）鉴定出一个苹果的 R2R3-MYB 转录因子 MdMYB23，它能响应冷胁迫被诱导。研究表明，过表达 MdMYB23 的转基因苹果愈伤组织和拟南芥的耐寒性增加。同时研究表明，MdMYB23 与 MdCBF1 和 MdCBF2 的启动子结合并激活它们的表达。此外，MdMYB23 也能与原花青素生物合成的关键调节剂 MdANR 的启动子相互作用，并激活其表达以促进原花青素积累和活性氧（ROS）清除。MdBT2 能与 MdMYB23 相互作用，表明 MdBT2 通过促进 MdMYB23 蛋白的降解来抑制耐寒性和原花青素积累。因此，该研究揭示了 MYB 转录因子的功能和在植物耐冷性调节的潜在机制。

An 等（2017）发现乙烯处理增强了苹果花青素的积累和果实着色，编码乙烯信号途径的转录因子 MdEIL1 和花青素合成中的关键调节因子 MdMYB1 的表达水平也显著提高。MdEIL1 可以直接结合到 MdMYB1 启动子，转录激活其表达，从而促进乙烯介导的花色素积累和果实着色。因此，该研究表明，Ethylene-MdEIL1 信号通过 MdMYB1-MdERF3 途径促进 MdMYB1 介导的花青素合成和果实着色，并加强了 Ethylene-MdEIL1 信号介导的果实成熟。此外，该研究还推测 MdMYB1 启动子区域的序列多态性和 DNA 甲基化水平可能影响乙烯调节的 MdMYB1 表达和花青素积累，这与红皮苹果的形成有关。

An 等（2018b）证明了 BTB 蛋白 MdBT2 在花青素和原花色素的生物合成中具有负调控作用。MdBT2 与 MdMYB9 相互作用并通过 26S 蛋白酶体系统负调节 MdMYB9 蛋白的丰度。

MdBT2 对 MdMYB9 的降解降低了 MdMYB9 介导的花色素苷和原花青素相关基因的表达，并减少了花色素苷和原花青素的积累。研究揭示了 MdBT2 对 MdMYB9 的稳定性有负调控作用，为苹果中花青素和原花青素的稳态提供了新的思路。

Wang 等（2018a）发现花色素苷生物合成和果实着色的 R2R3-MYB 转录因子 *MdMYB1* 通过泛素依赖性途径降解。研究表明，硝酸盐响应基因 *MdBT2* 与 *MdMYB1* 相互作用，并促进 MdMYB1 泛素化和降解。此外，在苹果和拟南芥中使用转基因方法验证了 MdBT2 在响应硝酸盐时调节花色素苷生物合成的功能。因此，该研究提供了 MdBT2-MdMYB1 途径的机制，该途径调节苹果和其他植物物种中的花青素积累。

Hu 等（2016）超表达苹果一个与花青素相关的基本螺旋-环-螺旋转录因子基因 *MdbHLH3*，促进了乙烯的产生，转基因苹果植株和树木表现出与乙烯相关的根系发育异常、叶片早衰和果实成熟等表型。生物化学分析表明，MdbHLH3 能结合参与乙烯生物合成的 3 个基因的启动子，包括 *MdACO1*、*MdACS1* 和 *MdACS5A*，激活转录表达，从而促进乙烯生物合成。苹果中的 *MdPUB29* 是拟南芥 *AtPUB29* 的同源基因，其表达为一种高糖抑制型 E3 泛素连接酶，它通过直接泛素化 MdbHLH3 蛋白影响乙烯生物合成基因的表达和乙烯的产生。MdPUB29-MdbHLH3 在苹果果实品质和果实成熟协同促进中起重要作用。

MYB 转录因子 MdMYB1 可以调控苹果酸积累，然而是否还有其他的 MYB 转录因子也能参与苹果酸积累的调控尚不清楚。Hu 等（2016）鉴定了另一个苹果 MYB 转录因子 MdMYB73 绑定 V-ATPase 亚基 MdVHA-A、V-PPase 亚基 MdVHP1 和苹果酸转运蛋白 MdALMT9 基因的启动子。MdMYB73 转录激活 *MdVHA-A*、*MdVHP1* 和 *MdALMT9* 基因的表达，从而增强 V-ATPase、V-PPase 及苹果酸转运蛋白的活性。在苹果不同组织和器官上进行一系列的转基因分析发现，MdMYB73 通过调节 *MdVHA-A*、*MdVHP1* 和 *MdALMT9* 基因控制细胞 pH 和苹果酸的含量。同时，研究发现冷诱导的 bHLH 转录因子 MdCIbHLH1 与 MdMYB73 蛋白互作增强了 MdMYB73 对下游靶基因的绑定。最终解析了苹果中 R2R3-MYB 转录因子 MdMYB73 调控苹果酸积累和液泡酸化的信号途径（董燕梅等，2020）。

Zhang 等（2020）发现 BTB-BACK-TAZ 结构域蛋白 MdBT2 可以泛素化降解 MdCIbHLH1，从而影响苹果酸的积累和液泡酸化。此外，MdBT2 蛋白还可以与 R2R3-MYB 转录因子 MdMYB73 相互作用使其泛素化降解，并调节苹果酸的积累和液泡酸化。综上所述，该研究揭示了 BTB-BACK-TAZ 结构域蛋白 MdBT2 通过靶向苹果 R2R3-MYB 转录因子 MdMYB73 和碱性螺旋-环-螺旋（bHLH）转录因子 MdCIbHLH1 泛素化调节苹果酸积累和液泡酸化的分子机制。

4. NAC 转录因子　　NAC 是植物特异性转录因子，其结构域通常可被细分为 A、B、C、D 和 E 5 个亚结构域，其中 A、C 和 D 在不同物种中高度保守，核定位信号一般在 C 和 D 亚结构域中，B 和 E 亚结构域的保守性相对较弱。猕猴桃中的 NAC 可激活单萜合酶 TPS1 的转录，中华猕猴桃（*A. chinensis*）与软枣猕猴桃（*A. arguta*）2 个种间单萜含量差异显著，原因是 *AcTPS1* 发生自然突变，NAC 无法与 *AcTPS1* 的启动子结合，进而造成其转录水平差异所致。

NAC 转录因子与番茄的生长发育、成熟衰老密切相关，具有多种生物功能。蒋变玲（2017）利用基因沉默技术（VIGS）对番茄的转录因子进行沉默，发现沉默 NAC 转录因子 *SlNACs* 基因会导致番茄红素合成上游相关基因 *PSY1*、*PSY2*、*PDS*、*ZDS*、*ZISO*、*CRTISO* 的表达下调，而下游代谢关键基因 *β-LCY*、*ε-LCY* 的表达上调，从而导致更多的番茄红素被分解成为下游的类胡萝卜素，番茄无法呈现正常的红色成熟表型。同时乙烯合成基因 *ACS2*、*ACS4*、*ACO1* 和乙烯受体基因 *ETR4*、*NR* 表达水平降低，从而抑制番茄果实的成熟。

5. WRKY 类转录因子　　WRKY 类转录因子是植物中一大类转录调控蛋白，其典型特征是特殊的 DNA 结合域及不规则的锌指结构。根据 WRKY 的锌指结构类型和保守域个数，可将 WRKY 蛋白分为 Group Ⅰ～Ⅲ：类型Ⅰ一般含有 2 个 WRKY 功能域和 1 个 C_2H_2 型锌指基序；类型Ⅱ一般含有 1 个 WRKY 功能域和 1 个 C_2H_2 型锌指基序；类型Ⅲ一般含有 1 个 WRKY 功能域和 1 个 C_2H_C 型锌指基序。

植物体内的 WRKY 转录因子通过参与多种信号通路［如水杨酸（SA）、脱落酸（ABA）、茉莉酸（JA）和乙烯（ET）］来调控植物的生理生化过程，从而参与植物的生长发育和胁迫应答。

6. bZIP 转录因子　　bZIP 基因家族是真核生物中分布最广泛、最保守的一类蛋白质。大量研究表明，bZIP 转录因子家族具有许多重要的生物学功能，尤其在增强植物抗旱性方面起着重要的作用。涂明星（2016）研究结果表明葡萄中 *VlbZIP30* 通过激活木质素生物合成基因的表达并增加木质素沉积，以及激活干旱胁迫基因的表达来共同促进抗旱性的增强。这项研究结果可能对利用分子育种手段培育具有抗旱性的水果作物有一定的价值。

7. 其他转录因子　　除以上 6 个转录因子家族外，还有其他转录因子家族成员被发现与萜类化合物的代谢相关。转录因子不仅可以单独调控植物中的基因转录，还可以与其他转录因子形成复合物共同调节植物的次生代谢。

植物萜类的合成是一个复杂的过程，结构基因编码的一系列酶参与合成各种萜类途径相关的化合物，调节基因则独自或通过相互作用形成复合物，与结构基因启动子中可识别的顺式元件特异结合，通过上调或下调结构基因的表达，最终调控萜类化合物的合成。

第四节　营养物质和生物活性物质的表观遗传调控

表观遗传学（epigenetics）是指在基因的 DNA 序列没有发生改变的情况下，基因表达和基因功能发生了可遗传的变化，并最终导致表型变化的遗传学。表观遗传现象不符合孟德尔遗传规律。植物表观遗传修饰主要涉及 DNA 甲基化、非编码 RNA 调控和组蛋白共价修饰等。

一、DNA 甲基化

DNA 甲基化是表观遗传修饰的一种主要形式。甲基化的形成主要是 DNA 甲基化转移酶（DNA methyl transferase，DNMT）或 DNA 甲基酶的作用。这个酶能够将 *S*-腺苷甲硫氨酸（*S*-adenosyl methionine，SAM）的甲基基团转移至胞嘧啶上，部分甲基基团也可转移至腺嘌呤或鸟嘌呤。植物细胞中的 DNA 甲基化主要发生在 CG、CHG、CHH（其中 H 是 A、T 或 C）等基序中的胞嘧啶上，这种胞嘧啶甲基化呈现非随机分布的特点，主要发生在富含转座子的重组区域、着丝粒区等。胞嘧啶甲基化也发生在一些基因启动子区和高表达基因的编码区等。

DNA 胞嘧啶的甲基化修饰（methylcytosine）是真核生物中非常保守的表观遗传修饰，它参与调控基因表达、病原菌免疫、基因印记等多种生物学过程。最近研究表明（Li et al.,

2018），DNA 甲基化参与调控肉质果实的成熟。

下面以番茄和草莓为例简要介绍 DNA 甲基化在果实品质调控中的作用及其发生机制。

（一）番茄

番茄在成熟过程中 DNA 甲基化水平整体发生下调，并且这种下调是由于 DNA 去甲基化酶表达上调所导致。番茄果实在成熟的过程中，由于 DNA 去甲基化酶 SlDML2 的表达上调，引起了全基因组范围内的 DNA 去甲基化变化，并且该变化对于果实正常成熟至关重要。但是在其他果实中，DNA 甲基化是否参与调控果实成熟及其调控机制还不清楚。

Li 等（2018）利用 CRISPR/Cas9 技术创造了番茄 SlDML2 基因突变体。由于该基因的失活，在全基因组范围内甲基化水平升高，诱导果实成熟的基因表达受到抑制，因此果实的成熟受到阻碍。进一步研究表明，SlDML2 去甲基化修饰的靶基因主要参与色素和风味物质的合成、乙烯生物合成，以及细胞壁水解等途径。另外，SlDML2 同样沉默了很多在果实成熟后就不再发挥作用的基因。该研究不仅发现了番茄中 SlDML2 基因的 DNA 去甲基化功能，而且揭示了 DNA 去甲基化在果实成熟发育过程中所发挥的重要作用。

（二）草莓

草莓在成熟过程中发生基因组 DNA 甲基化降低现象，而且草莓中 DNA 甲基化降低的分子机制与番茄中的不同：番茄成熟过程中甲基化下调是由于去甲基化酶表达上调导致，而草莓中小 RNA 介导的 DNA 甲基化通路减弱则是甲基化下调的主要原因，并且成熟过程中小 RNA 表达下调也证实了 DNA 甲基化通路（RdDM）活性的降低。该研究为定点修饰甲基化调控基因表达进而改良草莓性状提供了潜在靶点。

通过分析不同成熟时期草莓的全基因组 DNA 甲基化、小 RNA 及转录组数据，发现草莓成熟过程中也存在着 DNA 甲基化下调现象。对未成熟的果实施加 DNA 甲基化抑制剂能够促进草莓成熟，这说明 DNA 甲基化下调能够诱导草莓成熟；另外，分析发现 DNA 甲基化下调区域富集在基因启动子区，结合转录组数据分析揭示了 DNA 甲基化可能通过调控成熟相关基因的表达从而调控草莓成熟。进一步研究发现番茄和草莓在成熟过程中 DNA 甲基化下调受不同机制的调控：番茄成熟过程中甲基化下调是由于去甲基化酶表达上调导致，而草莓中 DNA 甲基化下调则是由于 RNA 介导的 RdDM 的活性减弱造成的，成熟过程中小 RNA 表达下调也证实了 RdDM 活性的降低。综上所述，草莓成熟过程中 RdDM 通路活性减弱引起的 DNA 甲基化下降对于成熟相关基因的表达调控，以及草莓的果实成熟有重要意义。

二、非编码 RNA 调控

植物内源性非编码 RNA（microRNA，miRNA）是一类长度为 20～24nt 的内源非编码小 RNA，它们通过在转录后水平调控靶基因的表达，在植物的生长发育、逆境响应和环境适应等过程中发挥关键作用。

根据 miRNA 与靶基因互补程度的不同，将 miRNA 的作用机制分为两类：一类是通过碱基完全互补配对直接结合于靶基因 mRNA 上，导致靶基因的特异性剪切；另一类是 miRNA 通过碱基不完全配对结合于靶基因 mRNA 的 3′ 非翻译区，抑制 mRNA 的正常翻译。

目前，miRNA 已成为分子生物学领域的研究热点，随着研究手段的不断进步，越来越多果实中的 miRNA 及其功能被鉴定。例如，荔枝、香蕉、柑橘、苹果、梨、葡萄、草莓、猕猴桃、甜樱桃和番茄等具有重要经济价值的果实。这些 miRNA 已被证明与果实发育、着色和品质形成密切相关，并且其调控作用受外界环境，如温度和气体组分的影响。

（一）miRNA 与果实发育

番茄作为模式材料，在研究 miRNA 参与的果实成熟及品质调控中发挥重要作用，相关的文献资料最为前沿、丰富，新技术的应用也最为成熟、普遍。

Chen 等（2015）研究表明 miR156 和 miR157 均靶向 SPL 家族的基因 *LeSPL-CNR*，参与调控番茄果实的成熟，其中 miR157 与果实成熟的起始相关，而 miR156 则与果实成熟后的软化相关；miR4376 通过靶向 Ca^{2+}-ATPase 10（ACA10）来调控果实的发育（Wang et al.，2011）。利用短片段靶标模拟（short tandem target mimic，STTM）技术分别沉默番茄中的 miR396、miR1917 均可获得增大的番茄果实（Yang et al.，2020）。苹果 *miRNA172* 基因中转座子等位基因的插入与苹果大小密切相关，在苹果中过表达 *miRNA172* 会显著减小果实的大小（Yao et al.，2015）。

（二）miRNA 与果实着色

MYB 转录因子是苯丙酸代谢途径的调节因子，番茄中 miR858 通过调控 MYB 转录因子的表达来调节花青素的积累，进而影响果实颜色（Jia et al.，2015）。Tirumalai 等（2019）进一步证实，葡萄果实中的 miR828 和 miR858 是靶向编码 MYB 蛋白 α 螺旋基序的基因，miR828 的剪切导致 MYB 基因降解和产生依赖于 RNA 的 RNA 聚合酶 6 的次级 siRNA；miRNA 介导的沉默以 MYB 的阻遏物为靶点，促进高花青素葡萄品系的花青素生物合成，通过调节 MYB 在葡萄中的表达，以产生特定的次级代谢产物，并影响果皮着色。

Wu 等（2016）在甜橙及其红色变种中发现多个差异表达的 miRNA，包括 Csi-miR156k、Csi-miR159 和 Csi-miR166d 等，它们通过抑制特定转录因子（GAMYB、SPL 和 ATHB）的表达，参与柑橘果实发育、成熟和着色。

Yao 等（2015）首次从荔枝果实中鉴定出 11 个荔枝特有的 miRNA 和 14 个与荔枝果实衰老相关的 miRNA，它们的靶基因涉及能量代谢、花色素代谢、激素信号和抗病防御等生理进程。Liu 等（2017b）发现 miR156a 和一个新发现的 miRNA（NEW41）与荔枝果实着色有关，并且 miR156a 和 NEW41q 通过反向调控靶基因 *LcSPL1/2* 和 *LcCHI* 来实现对果实着色的调控。

（三）miRNA 与果实品质

汁胞粒化现象是影响柑橘采后贮藏品质的关键问题之一，Zhang 等（2016b）研究发现 2 个 miRNA 家族（miR397 和 miR828）表达与柑橘汁胞粒化呈负相关，它们可能通过调控木质素生物合成影响柑橘汁胞粒化。石细胞数量影响梨的品质和口感，其数量与木质素合成密切相关。

Xue 等（2019）发现 miR397a 通过抑制编码木质素生物合成的关键酶——漆酶（LAC）基因来调控果实组织木质化，*PbrmiR397a* 基因启动子区存在一个与果实木质素含量相关的单核苷酸多态性（SNP），瞬时过表达 *PbrmiR397a* 同时沉默三个 *LAC* 基因，降低梨果实木质素含量和石细胞数量；*PbrmiR397a* 在转基因烟草中的稳定过表达可降低目标基因 *LAC* 的表达和木质素含量，但不改变丁香基和愈创木酚木质素单体的比例。草莓中过表达 miR399a 可以明显提高果实中果糖、葡萄糖和可溶性固形物的含量，从而改善果实品质（Wang et al.，2017b）。

（四）环境对 miRNA 的影响

外界环境包括贮藏温度、气体组分（SO₂、CO₂）、植物激素（乙烯、ABA）等，其影响 miRNA 的表达进而调控果实的营养品质。

1. miRNA 与温度的关系　　香蕉对温度敏感，12℃以下低温易发生冷害（果皮褐变），30℃以上高温则发生青皮熟现象。针对这种现象，Zhu 等（2019）从香蕉中鉴定出 113 个已知的 miRNA 和 26 个新的香蕉特异性 miRNA，在这些 miRNA 中，42 个 miRNA 在低温和高温胁迫下差异表达。其中，miR528 是调节香蕉果实组织活性氧（ROS）稳态的关键调节因子，miR528 一方面靶向 *PPO*、*AAO*、*AO*、*LAC* 等，促进 ROS 的产生，另一方面靶向 *POD*、*SOD* 等，参与 ROS 的清除，从而在 ROS 的产生与清除之间发挥协调作用。低温条件下，香蕉中 miR528 表达下降，导致 *PPO* 基因表达成百倍增加，从而引起 ROS 水平的上升，ROS 稳态被打破，最终导致香蕉果皮褐变（Zhu et al.，2020）。

2. miRNA 与 SO₂ 和 CO₂ 的关系　　生产上通常采用二氧化硫（SO₂）处理以保持葡萄等果实的采后品质。Xue 等（2018）从葡萄中鉴定出 148 个已知的 miRNA 和 49 个假定的新 miRNA。SO₂ 熏蒸后，61 个 miRNA（54 个已知的 miRNA 和 7 个新的 miRNA）差异表达，它们的靶基因包括 LOX、ACO、PAL、CHS、PE 和 β-半乳糖苷酶的基因等。

此外，提高 CO₂ 浓度可显著延缓甜樱桃和草莓果实的成熟。甜樱桃经过高 CO₂ 处理后，差异表达的 miRNA 主要包括 miR482j、miR6275、miR164、miR166、miR171、miR393、miR858、miR3627a、miR6284、miR6289 和 miR7122b（Wang et al.，2019）；在草莓中，响应高 CO₂ 处理的 miRNA 主要包括 miR156、miR166f、miR171a 和 miR171d，差异表达的基因主要包括与细胞壁代谢、颜色、乙烯相关的基因和编码转录因子的基因，如 MYB、SPL、NAC、TCP 和 ARF（Wang et al.，2020c）。

3. miRNA 与乙烯的关系　　香蕉和猕猴桃均是对乙烯高度敏感的跃变型水果，其成熟衰老和贮藏品质受到多种乙烯反应结构基因和转录因子的调控。香蕉中多个 miRNA 在乙烯处理后差异表达，这些差异表达 miRNA 的靶基因编码与果实成熟软化相关转录因子和其他功能蛋白，包括 AGO、ARF、DLC、EIN3、SPL、APETALA2、E3 泛素连接酶、β-半乳糖苷酶和 β-葡萄糖苷酶等（Bi et al.，2015；Dan et al.，2018；Lakhwani et al.，2020）。Wang 等（2020b）证明猕猴桃经外源乙烯处理显著上调 miR164 靶基因 *AdNAC6* 和 *AdNAC7* 的表达，并且 *AdNAC6* 和 *AdNAC7* 通过转录激活 *AdACS1*（1-氨基环丙烷-1-羧酸合酶）、*AdACO1*（1-氨基环丙烷-1-羧酸氧化酶）、*AdMAN1*（内切 β-甘露聚糖酶）和 *AaTPS1*（萜烯合酶），影响乙烯合成和果实后熟；同时，miR164-*NAC* 调控途径广泛存在于各种水果（如蔷薇科水果、柑橘、葡萄）中，对果实成熟的调控具有重要意义。

Li 等（2019）利用 ABA 及其生物合成阻断剂 NDGA（去甲二氢愈创木酸）处理草莓果实，从草莓果实中鉴定出 20 个已知的和 6 个新的差异表达 miRNA，这些 miRNA 参与激素平衡调节、色素形成和细胞壁降解，其中一个新的 miRNA——Fa_novel6 能够降解其靶标基因 *HERCULES1*，从而影响草莓成熟，并决定果实大小。

在桃果实中 miR2118 参与靶向生长素信号途径基因的转录后调控，α-萘乙酸（NAA）处理后，桃果实 miR2118 的表达水平显著下调（Shi et al.，2017）。近期笔者的研究和 Ma 等

（2018）的研究结果表明，荔枝 miR2118 可以靶向编码 PGK 和 Ca^{2+}-ATPase 的基因；同时笔者的研究表明，耐贮性较好的荔枝品种（'井冈红糯'），贮藏过程中 *LcPGK* 和 *LcCa^{2+}ATPase* 表达增强，且贮藏后期表达水平显著上调；与此相反，与其对应的起负调控作用的 miR2118 的转录水平下降，说明 miR2118 介人的能量代谢与荔枝果实耐贮性密切相关。

三、组蛋白共价修饰

真核生物细胞核内的染色质是一切遗传学过程的物质基础，而核小体（nucleosome）作为染色质的基本结构单位，主要由 DNA 和核心组蛋白组成。研究发现，核小体核心组蛋白 N端尾部 15～38 个氨基酸常常会发生翻译后共价修饰（posttranslational modification），如乙酰化、甲基化、泛素化、磷酸化、SUMO 化（small ubiquitin-mediated protein）和 ADP-核糖基化（ADP-ribosylation）等。

组蛋白甲基化和组蛋白乙酰化是组蛋白修饰的最主要类型。组蛋白赖氨酸甲基转移酶（histone lysine methyltransferase，HKMT）和赖氨酸特异性组蛋白脱甲基酶（lysine-specific histone demethylase-LIKE，LDL）等参与可逆的组蛋白甲基化过程。HKMT 甲基化特定的组蛋白赖氨酸，可以促进或抑制其转录，在植物生长发育过程中维持特定基因的转录抑制或激活状态；而对于组蛋白赖氨酸去甲基化，一方面可以 LDL 的氧化作用进行，另一方面也可以通过 JmjC Jumonji-C 结构域的羟基化作用完成，这也是两类在不同位置使组蛋白去甲基化的酶。

组蛋白乙酰化与活性染色质和转录活性相关，也具有可逆性，无转录活性的序列通常缺乏组蛋白乙酰化。组蛋白主要通过组蛋白乙酰转移酶（histone acetyltransferase，HAT）和组蛋白脱乙酰酶（histone deacetylase，HDAC）进行乙酰化修饰。

在果实衰老方面，用一氧化氮（NO）处理可以延缓龙眼果实的衰老。组蛋白去乙酰化酶基因 *DlHD2* 可以与 *DlERF1* 互作共同调控龙眼果实的衰老。

第五节　营养物质和生物活性物质的遗传调控

随着营养物质和生物活性物质合成的关键基因被发现，转基因、基因编辑和基因沉默等技术被用于调控营养物质和生物活性物质的合成。近些年来，这些技术在番茄、西瓜的品质改良上取得了很大的进展。

一、关键基因的发现

很多关于营养物质和生物活性物质的遗传基因已经被发现，这为提高特定成分的育种提供了基础。下面以番茄、西瓜、番木瓜等为例，介绍几种常见水果营养物质和生物活性物质调控相关基因的发现及其研究进展。

（一）番茄

番茄果实成熟过程涉及一系列生理生化变化，包括色素积累、果实软化、香气和风味物质形成等，也是果品质形成的过程。

大多数番茄品种成熟果实中番茄红素的含量比 β-胡萝卜素至少高 10 倍，但通过从野生番茄中导入或突变其生物合成途径的关键基因，会导致番茄红素水平发生改变。许多基因与番茄中番茄红素的形成相关，它们互相作用共同决定其含量，如 *Del*、*nor*、*Nr*、*hp*、*r*、*Ogc*、*dg*、*B*、*t* 基因等。*Del* 基因能引起 δ-胡萝卜素的增加，减少番茄红素的形成；*B* 基因控制着番茄红素合成为 β-胡萝卜素。另外，*rin* 基因能直接调节 *Psyl*、*Ziso*、*Crtiso* 基因的表达，从而影响番茄果实中番茄红素的含量。*nor* 基因、*Nr* 基因和 *gr* 基因也能够明显降低番茄果实中番茄红素的含量。类胡萝卜素在番茄的各个生长阶段和各器官中的种类不尽相同，八氢番茄红素合成酶及其脱氢酶在番茄果实成熟过程中的表达量升高，而 ε-环化酶、β-环化酶基因与之相反，合成的番茄红素能达到类胡萝卜素的 90%。

Shammai 等（2018）的研究表明，番茄中 *Fgr* 基因在 SWEET 转运蛋白上发挥重要作用，其上调改变了番茄果肉中的糖积累模式；而不可食用的野生种番茄则通过糖转运机制减少了果实中的糖积累。

油菜素甾醇类植物激素（brassinosteroid，BR）广泛参与调节植物的生长发育和逆境适应性，其作为一种低毒高效、环境友好型的植物激素。我国学者在番茄果实中鉴定到两种活性形式的 BR，分别为油菜素甾酮（CS）和油菜素内酯（BL），并发现在果实成熟过程中活性形式的 BR 含量增加。通过进一步构建 BR 生物合成限速酶基因 *SlCYP90B3* 的过表达和 RNAi 转基因材料，发现 BR 能促进乙烯的生物合成和信号转导途径，证实了 BR 能够促进乙烯的释放和类胡萝卜素的合成、促进果实软化，以及增加可溶性糖和果实香气含量，在番茄果实成熟和品质形成中发挥重要作用（Nie et al.，2017）。

（二）西瓜

西瓜果肉储藏大量的类胡萝卜素类物质。其红色果肉中含有的番茄红素，在抗衰老和疾病预防等领域有重要作用，近年来受到流行病学、营养学等诸多领域的重视。*PSY1* 和 *NCED1* 基因在西瓜果肉颜色决定中具有重要作用：低 *PSY1* 和高 *NCED1* 基因表达是白色西瓜形成的主要原因；低 *PSY1* 表达是浅黄色西瓜缺乏番茄红素的原因；高 *PSY1* 和低 *NCED1* 基因表达是红色西瓜中番茄红素积累的主要原因；高 *NCED1* 表达是浅粉色西瓜中积累少量番茄红素的主要原因（王楠等，2016）。

（三）番木瓜

番木瓜在后熟过程的软化相关功能基因已经被发现。申艳红等（2015）研究表明，番木瓜半胱氨酸蛋白酶 CpCP 基因可能参与了番木瓜果实成熟衰老进程，表现在 CpCP 基因表达受外源乙烯利诱导并受 1-MCP 处理抑制，这种表达模式与其果实成熟衰老进程表现一致。杨菲颖等（2016）研究发现 *CpNAC1* 基因和 *CpNAC2* 基因可能参与调控番木瓜果实成熟且与果实成熟呈负相关，但 *CpNAC1* 基因表达受乙烯抑制，推测其参与了番木瓜果实的成熟衰老进程；而 *CpNAC2* 基因表达不受乙烯处理影响，说明该基因不是通过乙烯信号传导途径来调控果实成熟的。

冯力等（2017）分析果实中衰老相关蛋白基因 CpSSA 在不同成熟度番木瓜的表达差异，发现该基因表达受乙烯的诱导，但在 1-MCP 处理之后却表现出抑制，推测该基因可能与调控番木瓜果实成熟和衰老机制相关。贾志伟等（2012）揭示了不适当的采收后 1-MCP 处理引起番木瓜后熟障碍可能的分子调控机制：细胞壁结构分析发现短时间 1-MCP 处理能够较好地保持细胞壁结构、延缓细胞壁降解，从而延缓果实成熟，而长时间 1-MCP 处理，果实中细胞壁结构在整个贮藏期基本保持初始状态，同时细胞壁纤维素和木质素含量增加；不适当的 1-MCP 处理也显著抑制了细胞壁降解相关关键基因和细胞壁降解酶的活性。Zou 等（2014）分析发现番木瓜果实中 *ACS2*、*ACO1*、*CTR1/4*、*EIN3a/b*、*EBF1/2* 基因可能参与果肉硬度的调控，而 *ACS2*、*ACO1/2*、*CTR4*、*EIN3a/b*、*ERF3* 基因可能在番木瓜冷害后异常软化变色过程中发挥重要作用。

（四）桃

植物体内 *S*-腺苷甲硫氨酸（SAM）在 1-氨基环丙烷-1-羧酸（ACC）合成酶作用下转化为 ACC，ACC 合成酶是果实成熟时乙烯产量增加的关键酶和限速酶。桃成熟软化过程中乙烯生物合成的相关酶，如 ACC 合成酶、ACC 氧化酶、ACC 脱氨酶、SAM 合成酶、SAM 水解酶等已被克隆并做了相关的功能分析。

乙烯的生物合成过程中氨基环丙烷羟酸合酶（ACS）和氨基环丙烷羟酸氧化酶（ACO）是 2 个关键酶，二者共同调节果实中乙烯的产量。在桃果实成熟期，*PpACS1* 和 *PpACO1* 基因转录及蛋白质表达水平显著上调，其可能参与乙烯合成的各种酶促反应。另外，这些酶的活性可被叶片等组织的创伤诱导激活，同时也可诱导 *PpACS2* 表达水平迅速下调，暗示其可能受到乙烯合成的负调控。

沉香醇（linalool）为无环单萜类物质，具有甜的花香口感，是果实芳香主要的贡献者，在果实中，沉香醇主要以游离易挥发和糖基化稳定的形式存在，其中游离形式会快速释放，非挥发形式主要为沉香醇糖苷（linalyl-β-D-glucoside），对增强果实风味品质，以及人食用时鼻后喜爱感知具有重要作用。

Wu 等（2019）通过转录组及代谢组学，对 UDP-葡萄糖基转移酶（UDP-glycosyltransferase，UGT）在桃果实中瞬时表达和烟草及拟南芥中瞬时表达沉香醇糖苷化酶基因 *PpUGT85A*，证实了 *PpUGT85A* 基因在植物体内催化沉香醇糖苷的生物合成，相比于对照和野生型，植物体内沉香醇糖苷显著增加。在桃果实成熟的过程中，易挥发性芳樟醇通过 PpUGT85A 的催化作用使其以糖苷的形式储藏在果实中，从而保留果实芳香风味。沉香醇含量除了能影响果实风味外，也能增加植物的防卫抗性，但其易挥发，而糖基化的沉香醇具有缓慢释放作用，从而增强了植物持续抗病作用。因此，*PpUGT85A* 的发现，改变了沉香醇的挥发性质使其以糖苷的形式储存，为理解沉香醇对果实风味改善及植物抗病信号提供理论基础。

（五）猕猴桃

科学家研究发现有 24 个基因与猕猴桃（*Actinidia deliciosa*）淀粉降解相关，其中 *AdAMY1*、*AdAGL3*、*AdBAM3.1*、*AdBAM3L*、*AdBAM9* 受乙烯诱导与淀粉降解正相关并受气调贮藏抑制，推测这 5 个基因参与猕猴桃采后成熟过程中淀粉的降解。

陈景丹等（2018）的研究发现红阳猕猴桃（*Actinidia chinensis*）采后淀粉降解与果实软化密切相关，乙烯能通过调节 *AcPWD*、*AcAMY1*、*AcAMY3*、*AcBAM1* 和 *AcABAM3* 的表达，进而促进淀粉降解和果实软化，而外源 1-MCP 作用相反。

Zhang 等（2018）转录组分析确定了调节猕猴桃中淀粉降解的锌指蛋白，其中 AdDof3 与 AdBAM3L 启动子相互作用，调控淀粉降解。在猕猴桃叶片中稳定过表达 *AdBAM3L* 能有效降低叶片中的淀粉含量，证明 *AdBAM3L* 基因是淀粉降解的关键基因。

（六）香蕉

近年研究表明 β-淀粉酶在大蕉和巴西蕉果实淀粉降解中起关键作用。最新转录水平和蛋白组研究发现，香蕉参与果肉淀粉降解的 38 个酶基因，有 27 个酶基因受乙烯诱导表达提高。同时发现 *MabHLH6* 能结合并激活 *MaGWD1*、*MaLSF2*、*MaBAM1*、*MaBAM2*、*MaBAM8*、*MaBAM10*、*MaAMY3*、*MaAMY3C*、*MaISA2*、*MaISA3* 和 *MapGlcT2-2* 这 11 个淀粉降解相关基因的启动子，是响应果实成熟淀粉降解起关键作用的转录激活子。MaMYB3 通过直接抑制淀粉降解相关基因（*MabHLH6*）对淀粉降解产生负面影响，从而延迟香蕉果实后熟。

（七）血橙

喻最新等（2020）发现 *4CL*、*CHS*、*F3H*、*F3'5'H*、*DFR*、*ANS*、*UFGT*、*GST* 基因是调控血橙果实花色苷积累的核心结构基因，Ruby 转录因子是调控血橙果实花色苷合成的关键转录因子。

二、基因编辑技术的应用

基因编辑是定点对特定 DNA 片段的敲除和加入等。基因编辑依赖于经过基因工程改造的核酸酶，也在基因组中特定位置产生位点特异性双链断裂（double-strand break，DSB），诱导生物体通过非同源末端连接（non-homologous end joining，NHEJ）或同源重组（HR）来修复 DSB，因为这个修复过程容易出错，从而导致靶向突变。

CRISPR/Cas 基因编辑技术已经被用于控制果品的营养品质。CRISPR 是在细菌与古细菌等原核生物基因组中的规律成簇的间隔短回文重复序列（clustered regularly interspaced short palindromic repeat，CRISPR），长度为 25～37bp。CRISPR 及其两侧的 Cas 蛋白构成了高效的 CRISPR/Cas 系统。在该系统中 CRISPR 序列首先转录成 crRNA 前体（precursor CRISPR RNA，precrRNA），加工成熟后为 crRNA，crRNA 通过与靶基因互补配对，指导 Cas 对目标 DNA 进行剪切形成 DSB，生物体再利用同源修复（homology-directed repair，HDR）或 NHEJ 进行双链断裂的修复，从而实现基因定向编辑的目标。CRISPR/Cas 系统主要有 3 类，其中 CRISPR/Cas9 研究得最为深入和透彻。

（一）提高番茄红素的含量

番茄的成熟抑制（ripening inhibitor，RIN）基因会促使番茄果实后熟、诱导内源乙烯增生、增加番茄红素（lycopene）的生成量、降解叶绿素（chlorophyll）、缩短番茄果实的保质期。*rin* 突变体表现为不能成熟，即不产生红色素、不软化、无乙烯含量的大幅提高。野生型番茄的果实在转红阶段（breaker stage）后 5d 呈现橘红色，然而通过 CRISPR/Cas9 使 *RIN* 基因突变的番茄果实只呈现黄色。显示利用 CRISPR/Cas9 可以使果实后熟相关基因沉默，延长果实保质期。Li 等（2018）通过 CRISPR/Cas9 技术对 5 个类胡萝卜素代谢途径相关基因进行编辑，可抑制番茄红素转化为 β-胡萝卜素和 α-胡萝卜素，促进其积累，经过基因组编辑的果实中番茄红素含量提高约 5.1 倍，并且纯合突变可稳定传递给后代。

（二）提高 γ-氨基丁酸的含量

番茄是人类饮食中的重要组成部分，除了富含番茄红素、维生素 C、维生素 E、生物碱等营养素，番茄在果实发育过程中还会产生大量的 γ-氨基丁酸（γ-aminobutyric acid，GABA）。GABA 作为人体中的抑制性神经递质，能调节人体免疫、血糖、血压，具有促进睡眠等功效。Li 等（2017）利用华南农业大学刘耀光教授提供的 CRISPR/Cas9 编辑系统，对番茄 GABA 代谢通路中多个关键基因进行基因编辑。通过番茄遗传转化法共获得 6 类 GABA 突变体（包含单基因突变、双基因突变、三基因突变、四基因突变），分别对突变体叶子、果实 GABA 含量进行检测，除 GABA-1 突变体外，其余突变体叶子、果实 GABA 含量均得到显著提升，并随编辑基因数量的增加而增加，其中四基因突变的 GABA-6 突变体叶子中 GABA 含量与野生型相比竟提高了 19 倍。同时，还发现 GABA 积累过多将影响番茄植株营养和生殖生长，表现为植株矮化、叶片形状卷曲、颜色发黄、坏死率增加。这些研究结果为 CRISPR/Cas9 多靶点敲除体系在果实模式植株代谢调控中的应用研究提供了参考。

三、基因沉默技术的应用

基因沉默（gene silencing）是能够快速鉴定基因功能的反向遗传学重要方法。病毒诱导的基因沉默（virus-induced gene silencing，VIGS）是一种 RNA 水平转录后的基因沉默。利用病毒载体携带目的基因 cDNA 片段，在病毒复制和转录过程中，诱导序列同源基因 mRNA 的降解或甲基化，来实现对基因功能的鉴定。在 RNA 聚合酶作用下，病毒载体携带目的基因 cDNA 片段形成双链 RNA，这种双链 RNA 被切割成 21~24 个核苷酸小分子干扰 RNA，小分子干扰 RNA 以单链形式和一些蛋白质结合形成 RNA 诱导复合物，诱导复合物与病毒 mRNA 互补配对，以序列特异性方式对目的基因进行剪切，从而使靶基因 mRNA 发生特异性降解，导致目的基因在 RNA 水平上沉默。基因沉默主要在稳定生物基因组、识别和抑制外源基因表达，以及防止病毒和转座子入侵方面具有重要作用。基因沉默技术已经被用于改良番茄的营养品质。

（一）提高番茄红素的含量

吕洁等（2015）利用 VIGS 技术，抑制紫色番茄果实成熟过程中番茄红素 β-环化酶（LYC-B）基因的表达，结果发现 LYC-B 基因沉默可提高紫色番茄果实中番茄红素的含量，此外，6-甲基-5-庚烯-2-酮等类胡萝卜素相关的挥发性物质的含量增加，反-2-辛烯醛、己醇、反-2-庚烯醛、水杨酸甲酯和顺-3-己烯醇等主要挥发性物质的释放量增加。说明 LYC-B 基因沉默可以增加番茄红素及部分主要挥发性物质的含量，影响番茄果实的营养品质和风味品质。

（二）提高类胡萝卜素的含量

陈碧薇（2014）以番茄为试验材料，利用 VIGS 技术，发现沉默番茄光敏色素下游转录因子，会影响番茄植株的光合特性，抑制番茄植株的生长，可溶性糖、类黄酮、总酚、花青素含量和抗氧化能力等方面提高。其中，*DET1*、*DDB1*、*CSN5* 基因沉默植株的类黄酮、总酚、花青素等含量的提高最为明显。但是，*DDB1* 基因沉默植株 H_2O_2 的含量积累过多，也对植物造成了胁迫，降低了植株本身的抗病性。

（三）改变果实的质地

NAC（NAM、ATAF1/2和CUC2）转录因子是植物特有的一类转录因子，与番茄的生长发育、成熟衰老密切相关，具有多种生物功能。蒋变玲（2017）利用VIGS技术对番茄SNAC4-9转录因子进行沉默，发现沉默番茄中的 *SNAC4*、*SNAC5*、*SNAC6*、*SNAC7*、*SNAC9* 基因，果实呈现出成熟延迟表型，其中沉默 *SNAC4* 和 *SNAC9* 基因对果实成熟影响较为显著。沉默 *SNAC4* 基因后，果实软化相关基因 *EXP*、*LOX*、*PG*、*PL* 的表达下调，显著抑制相关酶的活性，从而延缓果实软化进程；而沉默 *SNAC9* 基因后，软化基因上调，促进果实软化；沉默 *SNAC5*、*SNAC6*、*SNAC7* 后对果实硬度无显著影响。*SNAC* 基因的沉默导致果实呼吸速率降低，乙烯含量下降，延缓叶绿素降解和类胡萝卜素积累的速度，果实无法正常变红，这说明沉默 *SNAC* 基因影响番茄果实中番茄红素的积累。

（四）改变果实成熟期

中国科学院植物研究所Tu等（2020）通过RNAi技术沉默番茄液泡加工酶（VPE，vacuolar processing enzyme，一种半胱氨酸蛋白酶）编码基因 *SlVPE3* 后，发现番茄果实成熟期明显推迟，且果实对病原菌更敏感，说明 *SlVPE3* 在果实成熟和抗病反应中发挥双重作用。定量蛋白质组学研究显示，*SlVPE3* 影响果实中314个蛋白质的丰度，包括多个参与果实成熟和抗病反应的蛋白质。蛋白酶抑制子KTI4与SlVPE3发生相互作用。SlVPE3能够直接加工KTI4，而KTI4沉默后果实抗病性显著降低，显示SlVPE3可能通过激活KTI4的方式调节果实抗病性。

目前，营养物质和生物活性物质的遗传调控已经成为研究的热点，一旦能够培育出符合育种的目标的品种来，必将提高人类的生活水平。

主要参考文献

艾志录, 王育红, 塔西买买提·马合苏木, 等. 2007. 苹果多酚的促排铅功效研究. 食品科学, (8): 468-470.

陈碧薇. 2014. 光敏色素下游转录因子基因沉默对番茄生长和营养品质及丁香假单胞菌 Pst DC3000 胁迫抗性的影响. 杭州: 浙江大学.

陈传贵, 陈剑秋, 孙晋津. 2009. 亚油酸对 MiaPaCa2 人胰腺癌细胞生物学行为的影响. 天津医药, 37 (1): 34-35.

陈娇, 李芬芳, 李奕星, 等. 2020. 红毛丹果实保鲜技术研究进展. 现代食品科技, 36 (6): 328-334.

陈景丹, 许凤, 陈伟, 等. 2018. 猕猴桃果实采后软化期间淀粉降解关键基因表达分析. 核农学报, 32 (2): 236-243.

陈熹, 李玉洁, 杨庆, 等. 2015. 大枣现代研究开发进展与展望. 世界科学技术-中医药现代化, 17 (3): 687-691.

陈仪新, 卫智权, 陆广利, 等. 2015. 芒果不同部位化学成分和药理作用的研究近况. 广西中医药大学学报, 18 (2): 102-105.

陈玉旭, 蔡长河, 曾庆孝. 2009. 糯米糍荔枝香气成分的测定与分析. 现代食品科技, 25 (1): 91-95.

陈在新, 雷泽湘, 刘会宁, 等. 2000. 板栗营养成分分析及其品质的模糊综合评判. 果树科学, (4): 286-289.

从心黎, 黄绵佳, 吴岚芳, 等. 2011. 1-MCP 对番木瓜常温贮藏的保鲜效果. 广东农业科学, 38 (12): 94-96.

邓红. 2003. 苹果渣制备食品添加剂果胶和食品功能基料食用纤维的研究. 西安: 西北大学.

董涛. 2009. 甜橙果实膳食纤维代谢机理研究. 武汉: 华中农业大学.

董燕梅, 张文颖, 凌正一, 等. 2020. 转录因子调控植物萜类化合物生物合成研究进展. 植物学报, 55 (3): 340-350.

樊荣. 2019. 葡萄干射频杀菌技术研究. 杨凌: 西北农林科技大学.

樊永波, 陶兴无, 马琳, 等. 2013. 核桃饼粕对大鼠学习、记忆和抗氧化功能的影响. 食品科学, 34 (17): 323-326.

范妍, 尹金华, 李昕悦, 等. 2014. SPME/GC-MS 法分析不同龙眼品种果实中的香气成分. 热带农业科学, 34 (11): 89-93.

方菲菲. 2014. 莲子贮藏过程中主要化学成分变化及其陈化机理. 中国粮油学报, 26 (7): 4.

方中达. 1998. 植病研究方法. 北京: 中国农业出版社.

冯春艳, 荣瑞芬, 刘雪峥. 2011. 核桃仁及内种皮营养与功能成分分析研究进展. 食品工业科技, 32 (2): 408-411+417.

冯力, 杨云, 杨菲颖, 等. 2017. 番木瓜成熟衰老蛋白基因 CpSSA 的克隆与表达分析. 分子植物育种, 15 (4): 1212-1217.

付全娟, 魏国芹, 孙杨, 等. 2016. 樱桃次生成分及生物活性研究进展. 北方园艺, (7): 198-201.

甘武. 2018. 猕猴桃果实品质和香气成分分析研究. 南昌: 江西农业大学.

高清山. 2015. 柿子的营养价值及其利用. 山西果树, (1): 10-12.

葛祎楠, 李斌, 范晓燕, 等. 2018. 板栗的功能性成分及加工利用研究进展. 河北科技师范学院学报, 32 (4): 18-23.

关晔晴, 裴颖, 安景舒, 等. 2019. 梨果实中酚类物质的研究进展. 保鲜与加工, 19 (5): 42-46.

郭宏伟, 邓家刚, 运晨霞, 等. 2012. 芒果苷抑制哮喘小鼠气道炎症的机制. 中国实验方剂学杂志, 18 (9): 187-190.

郭丽芳, 王慧, 马三梅, 等. 2013. 冷藏对"金艳"猕猴桃香气成分的影响. 食品工业科技, 34 (10): 304-308.

郭盛, 段金廒, 朱邵晴, 等. 2016. 基于一测多评法的大枣药材三萜酸类化学成分检测分析方法的建立. 中草药, 47 (21): 3884-3889.

果思伽, 刘家仁. 2020. 植物化学物在癌症化学预防中的作用. 实用肿瘤学杂志, 34 (5): 460-465.

韩海涛, 宴正明, 张润光, 等. 2019. 核桃蛋白组分的营养价值、功能特性及抗氧化性研究. 中国油脂, 44 (4): 29-34.

何进, 张声华. 1995. 枸杞及枸杞多糖研究 (Ⅰ). 食品科学, (2): 14-21.

何雅静, 张群琳, 谷利伟, 等. 2020. 柑橘中酚酸类化合物及其生物活性与机理的研究进展. 食品与发酵工业, 46 (15): 301-306.

洪佳敏, 何炎森, 郑云云, 等. 2016. 香蕉成分及其保健功能研究进展. 中国农学通报, 32 (10): 176-181.

侯芳玉, 孙延波, 陈飞, 等. 1995. 长白山产软枣猕猴桃茎多糖免疫药理作用的研究. 中国中药杂志, (1): 42-44+63.

黄彬红, 林婉瑜, 黄光伟, 等. 2011. 不同贮藏条件对大杏仁游离脂肪酸含量的影响. 中国粮油学报, 26 (7): 68-71+88.

黄海英, 于定荣, 郭艳丽. 2016. 大枣多糖对小鼠免疫功能的影响研究. 人人健康, (2): 13+24.

黄敏琪, 林忠纹. 2007. 芒果皮提取物止咳化痰和抗炎作用研究. 中草药, 38 (8): 1233-1234.

贾靖霖, 蒲云峰, 李虎, 等. 2014. 核桃多肽抗疲劳作用的研究. 食品工业科技, 35 (7): 340-342.

贾志伟, 高豪杰, 李俊俊, 等. 2012. 1-MCP 对贮藏期间番木瓜衰老进程的影响. 广东农业科学, 39 (7): 110-112.

蒋变玲. 2017. 番茄 NAC 转录因子与番茄红素合成及软化关系研究. 天津: 天津大学.

康孟利, 凌建刚, 姚凌巧, 等. 2014. 枇杷采后保鲜技术研究进展. 农产品加工 (4): 58-60+65.

孔凡利. 2010. 荔枝果肉多糖的分离纯化与结构表征及抗氧化活性研究. 广州：华南理工大学.

李红燕, 王应杏, 张金超, 等. 2015. 板栗种仁 α-1, 6-葡聚糖及其制备方法以及在抗肿瘤药物中的应用. 河北：CN104861085A.

李建学, 樊祥富, 刘学龙, 等. 2016. 枸杞化学成分及其药理作用的研究进展. 食品安全导刊, 24（8）：75.

李杰, 宋春梅. 2012. 葡萄籽化学成分及生物活性研究进展. 吉林医药学院学报, 33（5）：329-332.

李静, 聂继云, 曹玉芬, 等. 2016. 砀山酥梨和秋白梨酚类物质 UPLC–PDA–MS/MS–ESI 分析. 园艺学报, 43（4）：752-762.

李丽梅, 赵哲, 何近刚, 等. 2014. 不同品种梨果肉酚类物质和抗氧化性能分析. 食品科学, 35（17）：83-88.

李启彭, 张福胜. 2017. 苹果营养成分及应用价值研究进展. 浙江农业科学, 58（1）：132-134.

李清宇, 杨颖, 贾琳斐, 等. 2013. 板栗多糖的分离纯化、结构分析及抗疲劳作用的研究. 食品与生物技术学报, 32（7）：767-772.

琳达·布朗. 2014. 食品保藏的秘密. 于静等译. 北京：电子工业出版社.

刘冬, 刘仁斌, 孙海燕, 等. 2018. 不同品种荔枝果肉细胞抗氧化及抗增殖活性评价. 现代食品科技, 34（2）：53-58.

刘桂娟, 崔恩姬, 郑昌吉. 2018. 板栗化学成分与药理作用的研究进展. 天然产物研究与开发, 30（10）：1843-1847.

刘凌, 孙慧. 2008. 桃渣可溶性膳食纤维组成及生理活性. 食品与发酵工业,（9）：69-72.

刘莎, 唐玉芬, 赵巧林, 等. 2009. 香蕉皮多酚类物质的提取及其抗真菌作用研究. 湖南师范大学学报（医学版）, 6（4）：12-14.

刘晓连, 李亚蕾, 罗瑞明, 等. 2012. 长枣多糖中抗肿瘤多糖的筛选研究. 安徽农业科学, 40（29）：14461-14463+14472.

刘玉革, 徐金龙, 赵维峰, 等. 2012. 菠萝果实香气成分分析及电子鼻评价. 广东农业科学, 39（20）：97-100.

陆斌, 宁德鲁, 暴江山. 2006. 核桃营养药用价值与加工技术研究进展. 中国果菜,（4）：41-43.

路滨键, 于克可, 张玉刚, 等. 2018. 红肉苹果营养成分及生物活性物质分析. 青岛农业大学学报（自然科学版）, 35（1）：9-15.

骆扬, 陈齐军. 2014. 香蕉皮多酚与双乙酸钠复配对猪肉保鲜效果. 北京农业, 12：146.

吕洁, 梁燕, 赵菁菁, 等. 2015. LYC-B 基因沉默对紫色番茄果实主要色素及挥发性物质的影响. 食品科学, 36（23）：221-227.

吕强. 2015. 荔枝果肉酚类物质分离纯化、鉴定及降糖活性研究. 杭州：浙江大学.

马艳芳, 刘敏, 钟巧莉, 等. 2016. 荔枝的活性功能及主要功能物质研究进展. 现代生物医学进展, 16（3）：586-588.

闵文莉, 曹喜涛, 季更生, 等. 2017. 调控脂肪酸合成植物转录因子的研究进展. 发酵科技通讯, 46（2）：107-112.

聂继云. 2013. 苹果贸易概况及其营养成分. 果树实用技术与信息,（11）：43-44.

聂牧, 王云, 郭守东, 等. 2015. 板栗多糖抗动脉血栓形成的作用. 食品科学, 36（11）：187-190.

牛继伟. 2008. 大枣化学成分研究. 杨凌：西北农林科技大学.

牛强, 申健, 刘悦, 等. 2019. 软枣猕猴桃主要活性成分及药理活性研究进展. 食品工业科技, 40（3）：333-338＋344.

齐文娥, 陈厚彬, 罗滔, 等. 2019. 中国大陆荔枝产业发展现状、趋势与对策. 广东农业科学, 46（10）：132-139.

如克亚·加帕尔, 孙玉敏, 钟烈州, 等. 2013. 枸杞植物化学成分及其生物活性的研究进展. 中国食品学报, 13（8）：161-172.

申艳红, 陈晓静, 蔡雪玲, 等. 2015, 番木瓜半胱氨酸蛋白酶基因 CpCP 的分离及表达分析. 园艺学报, 42（9）：1789-1797.

沈胜男. 2009. 伦晚和红肉脐橙果实发育过程中主要品质变化的研究. 武汉：华中农业大学.

生兆江, 生吉萍. 1989. 几种樱桃的营养成分测定. 莱阳农学院学报,（4）：31-35.

施奕, 李丽. 2018. 大枣的营养成分及药用价值. 智慧健康, 4（2）：194-196.

覃海元, 潘嫣丽, 黄雪明, 等. 2011. 包装材料对鲜切菠萝保鲜效果的影响. 食品工业科技, 32（12）：394-396.

唐友林, 屈红霞, 潘小平. 1998. 采后处理对菠萝营养成分的影响. 广西植物, 2：85-89.

田长平, 魏景利, 刘晓静, 等. 2009. 梨不同品种果实香气成分的 GC-MS 分析. 果树学报, 26（3）：294-299.

涂明星. 2016. 葡萄转录因子 VqbZIP39 及 VlbZIP36 基因功能研究. 杨凌：西北农林科技大学.

汪东风, 张一妹, 徐莹, 等. 2014. 壳聚糖复合膜处理对蓝莓保鲜效果的影响. 现代食品科技, 30（2）：62-65＋41.

王爱蓉. 2005. 红枣的营养与药用价值. 科技情报开发与经济,（23）：143-144.

王海波, 李璐, 苏新国, 等. 2018. EGTA 结合热处理对香蕉果实 CBF 冷应答途径相关基因表达的影响. 南方农业学报, 11：2136-2140.

王皎, 李赫宇, 刘岱琳, 等. 2011. 苹果的营养成分及保健功效研究进展. 食品研究与开发, 32（1）：164-168.

王娜, 冯艳风, 范会平, 等. 2013. 大枣粗多糖体外抗凝血活性的差异化研究. 中国食品学报, 13（12）：34-39.

王楠, 刘识, 朱子成, 等. 2016. 红色和橙黄色果肉西瓜番茄红素和 β-胡萝卜素代谢基因的表达分析. 园艺学报, 43（5）：918-926.

王葳, 张秀珍. 1992. 枣树化学成分及其作用. 经济林研究,（2）：70-72.

王月静, 张萌, 姚宏波, 等. 2018. 锌缺乏对 AD 小鼠学习记忆障碍的影响. 齐齐哈尔医学院学报, 39（2）：125-126.

王壮, 王立娟, 蔡永强, 等. 2014. 火龙果营养成分及功能性物质研究进展. 中国南方果树, 43（5）：25-29.

乌英. 2015. 库尔勒香梨化学成分及粗多糖生物活性初步研究. 乌鲁木齐: 新疆医科大学.

武杰, 李云捷, 黄升谋. 2018. 食品营养学. 成都: 西南交通大学出版社.

席万鹏, 郁松林, 周志钦. 2013. 桃果实香气物质生物合成研究进展. 园艺学报, 40 (9): 1679-1690.

徐峥嵘, 李佳, 马正, 等. 2020. 不同品种番茄果实膳食纤维含量动态变化. 江西农业 (8): 92-94.

许典, 吕佼, 于超, 等. 2015. 低分子质量核桃多肽抗氧化及抗肿瘤活性研究. 中国粮油学报, 30 (11): 65-69+75.

薛晓芳, 赵爱玲, 任海燕, 等. 2020. 枣生物活性物质鉴定评价研究进展. 山西农业科学, 48 (1): 117-121.

闫震, 聂继云, 李海飞, 等. 2012. 苹果品种果实果胶含量及分级标准研究. 中国果树, (2): 26-29.

杨菲颖, 申艳红, 耿姣姣, 等. 2016. 番木瓜 NAC 转录因子的克隆与表达分析. 热带作物学报, 37 (5): 895-900.

殷万斐, 彭志刚, 赵卫华, 等. 2013. 芒果苷对柔红霉素所致大鼠心肌细胞损伤的影响及机制研究. 中药材, 36 (4): 626-629.

尹学哲, 全吉淑, 金泽武道. 2002. 香蕉的自由基清除作用及对血浆脂蛋白脂质过氧化的影响. 食品科学, (11): 136-138.

应启敏, 梁森苗. 2020. 采摘时期和保鲜剂对杨梅冷藏保鲜效果的影响. 浙江农业科学, 61 (8): 1618-1619.

虞立霞, 姚奎章, 夏君霞, 等. 2015. 核桃对发育期小鼠认知功能的改善作用. 营养学报, 37 (2): 185-188.

喻最新, 王日葵, 贺明阳, 等. 2020. '塔罗科'血橙成熟过程中花色苷积累及其与糖酸含量相关性. 食品科学, 15: 105-114.

袁福贵, 杨金茹, 赵景财. 1980. 软枣猕猴桃和中华猕猴桃主要营养成分的比较. 特产科学实验, (4): 46.

张爱迪. 2018. AdDof3 转录调控采后猕猴桃果实淀粉降解. 杭州: 浙江大学.

张丹丹, 屈红霞, 段学武, 等. 2020. 热带果蔬采后冷害研究进展. 热带作物学报, 41 (10): 2062-2079.

张静, 孙军利, 郑新疆, 等. 2014. 设施大樱桃果实发育过程中主要营养成分含量变化的研究. 安徽农学通报, 20 (Z2): 53-54.

张凯伦, 罗祖良, 郭玉华, 等. 2017. bHLH 转录因子调控药用植物萜类化合物生物合成的研究进展. 中国现代中药, 19: 6.

张乐, 王赵改, 杨慧, 等. 2016. 不同板栗品种营养成分及风味物质分析. 食品科学, 37 (10): 164-169.

张黎明, 曲玮, 梁敬钰. 2013. 龙眼化学成分及药理活性研究进展. 海峡药学, 25 (1): 4-7.

张名位, 董丽红, 张瑞芬. 2019. 荔枝果肉的主要活性物质及其健康效应研究进展. 食品科学技术学报, 37 (3): 1-12.

张亭, 杜倩, 李勇. 2018. 核桃的营养成分及其保健功能的研究进展. 中国食物与营养, 24 (7): 64-69.

张微, 赵迎丽, 王亮, 等. 2019. 玉露香梨贮藏保鲜技术研究进展. 山西农业科学, 47 (9): 1673-1676.

赵楠, 柴军红, 何婷婷, 等. 2020. 软枣猕猴桃植物化学成分及生物活性研究进展. 食品研究与开发, 41 (2): 211-215.

赵旭, 郑必胜, 周萌. 2013. 梨中不同形态酚类化合物的抗氧化活性对比分析. 现代食品科技, 29 (5): 969-972.

赵盈. 2011. 柿子多糖的提取, 分离, 结构分析及体外抗氧化作用研究. 西安: 陕西师范大学.

郑敏燕, 魏永生, 耿薇. 2006. 利用气相色谱/质谱联合技术研究核桃仁油脂肪酸组成. 咸阳师范学院学报, (4): 26-28+32.

郑子敏, 韦健全, 罗莹, 等. 2009. 芒果苷对行为绝望小鼠的抗抑郁作用研究. 时珍国医国药, 20 (4): 978-979.

钟慧臻. 2010. 荔枝果肉多酚及脂肪酸指纹图谱初步研究. 武汉: 华中农业大学.

周兵. 2015. 红果肉火龙果的营养价值与功效成分研究进展. 广州化工, 43 (24): 51-52+100.

周剑, 马建苹, 田浩, 等. 2019. 枸杞化学成分及生物活性研究进展. 中国食品工业, (11): 74-77.

朱文慧, 车凤斌, 郑素慧, 等. 2016. 不同贮藏条件对无核白葡萄干贮期功能性成分的影响. 新疆农业科学, 53 (8): 1429-1435.

Abd Eldaim M A, Tousson E, El Sayed I E T, et al. 2019. Grape seeds proanthocyanidin extract ameliorates *Ehrlich solid* tumor induced renal tissue and DNA damage in mice. Biomed Pharmacother, 115: 108908.

Abdoul-Azize S. 2016. Potential benefits of jujube (*Zizyphus lotus* L.) bioactive compounds for nutrition and health. J Nutr Metab, 2016: 2867470.

Abe R, Ohtani K. 2013. An ethnobotanical study of medicinal plants and traditional therapies on Batan Island, the Philippines. J Ethnopharmacol, 145 (2): 554-565.

Acquaviva R, D'Angeli F, Malfa G A, et al. 2021. Antibacterial and anti-biofilm activities of walnut pellicle extract (*Juglans regia* L.) against coagulase-negative staphylococci. Nat Prod Res: 35 (12): 2076-2081.

Adriouach S, Vorobiev V, Trefalt G, et al. 2019. Squalene-PEG: Pyropheophorbide-a nanoconstructs for tumor theranostics. Nanomedicine, 15 (1): 243-251.

Aggarwal B B, Shishodia S. 2006. Molecular targets of dietary agents for prevention and therapy of cancer. Biochem Pharmacol, 71(10): 1397-1421.

Agullo-Chazarra L, Borras-Linares I, Lozano-Sanchez J. 2020. Sweet cherry byproducts processed by green extraction techniques as a source of bioactive compounds with antiaging properties. Antioxidants (Basel), 9 (5): 418.

Ahn J H, Park Y, Jo Y H, et al. 2020. Organic acid conjugated phenolic compounds of hardy kiwifruit (*Actinidia arguta*) and their NF-kappaB inhibitory activity. Food Chem, 308: 125666.

Akhtar S, Meeran S M, Katiyar N, et al. 2018. Editor's Note: grape seed proanthocyanidins inhibit the growth of human non-small cell lung cancer xenografts by targeting insulin-like growth factor binding protein-3, tumor cell proliferation, and angiogenic factors. Clin Cancer Res, 24 (23): 6101.

Alsaggaf M S, Moussa S H, Elguindy N M. et al. 2017. Fungal chitosan and *Lycium barbarum* extract as anti-Listeria and quality preservatives in minced catfish. Int J Biol Macromol, 104 (Pt A): 854-861.

Al-Wadei H A, Ullah M F, Al-Wadei M. 2011. GABA (gamma-aminobutyric acid) , a non-protein amino acid counters the beta-adrenergic cascade-activated oncogenic signaling in pancreatic cancer: a review of experimental evidence. Mol Nutr Food Res, 55 (12): 1745-1758.

An J P, Li R, Qu F J, et al. 2018b. R2R3-MYB transcription factor MdMYB23 is involved in the cold tolerance and proanthocyanidin accumulation in apple. Plant J, 96 (3): 562-577.

An J P, Qu F J, Yao J F. 2017. Erratum: The bZIP transcription factor MdHY5 regulates anthocyanin accumulation and nitrate assimilation in apple. Hortic Res, 4: 17056.

An J P, Yao J F, Xu R R, et al. 2018c. Apple bZIP transcription factor MdbZIP44 regulates abscisic acid-promoted anthocyanin accumulation. Plant Cell Environ, 41 (11): 2678-2692.

An J P, Yao J F, Xu R R. 2018a. Apple bZIP transcription factor MdbZIP44 regulates abscisic acid-promoted anthocyanin accumulation. Plant Cell Environ, 41 (11): 2678-2692.

An J P, Zhang X W, Liu Y J, et al. 2020. MdABI5 works with its interaction partners to regulate abscisic acid-mediated leaf senescence in apple. Plant J, 33314379.

Annema N, Heyworth J S, McNaughton S A, et al. 2011. Fruit and vegetable consumption and the risk of proximal colon, distal colon, and rectal cancers in a case-control study in Western Australia. J Am Diet Assoc, 111 (10): 1479-1490.

Antognoni F, Potente G, Mandrioli R, et al. 2020. Fruit quality characterization of new sweet cherry cultivars as a good source of bioactive phenolic compounds with antioxidant and neuroprotective potential. Antioxidants (Basel), 9 (8): 677.

Ashrafizadeh M, Rafiei H, Mohammadinejad R, et al. 2021. Anti-tumor activity of resveratrol against gastric cancer: a review of recent advances with an emphasis on molecular pathways. Cancer Cell Int, 21 (1): 66.

Asyifah M R, Lu K, Ting H L, et al. 2014. Hidden potential of tropical fruit waste components as a useful source of remedy for obesity. J Agric Food Chem, 62 (16): 3505-3516.

Attari F, Keighobadi F, Abdollahi M, et al. 2021. Inhibitory effect of flavonoid xanthomicrol on triple-negative breast tumor via regulation of cancer-associated microRNAs. Phytother Res, 35 (4): 1967-1982.

Aubert C, Chalot G. 2018. Chemical composition, bioactive compounds, and volatiles of six table grape varieties (*Vitis vinifera* L.). Food Chem, 240: 524-533.

Bakhtiari N, Hosseinkhani S, Tashakor A, et al. 2015. Ursolic acid ameliorates aging-metabolic phenotype through promoting of skeletal muscle rejuvenation. Med Hypotheses, 85(1): 1-6.

Barbat A, Gloaguen V, Moine C, et al. 2008. Structural characterization and cytotoxic properties of a 4-*O*-methylglucuronoxylan from castanea sativa. 2. Evidence of a structure-activity relationship. J Nat Prod, 71 (8): 1404-1409.

Barral B, Chillet M, Minier J, et al. 2017. Evaluating the response to *Fusarium ananatum* inoculation and antifungal activity of phenolic acids in pineapple. Fungal Biol, 121 (12): 1045-1053.

Bi F, Meng X, Ma C, et al. 2015. Identification of miRNAs involved in fruit ripening in *Cavendish bananas* by deep sequencing. Bmc Genomics, 16: 776.

Borges C V, Amorim V B, Ramlov F, et al. 2014. Characterisation of metabolic profile of banana genotypes, aiming at biofortified *Musa* spp. cultivars. Food Chem, 145: 496-504.

Boyanova L. 2014. Comparative evaluation of the activity of plant infusions against *Helicobacter pylori* strains by three methods. World J Microbiol Biotechnol, 30 (5): 1633-1637.

Boyer J, Brown D, Liu R H. 2004. Uptake of quercetin and quercetin 3-glucoside from whole onion and apple peel extracts by Caco-2 cell monolayers. J Agric Food Chem, 52 (23): 7172-7179.

Burns-Whitmore B, Haddad E, Sabate J, et al. 2014. Effects of supplementing n-3 fatty acid enriched eggs and walnuts on cardiovascular disease risk markers in healthy free-living lacto-ovo-vegetarians: a randomized, crossover, free-living intervention study. Nutr J, 13: 29.

Chen L, Wei Y, Zhao S, et al. 2018. Antitumor and immunomodulatory activities of total flavonoids extract from persimmon leaves in H22 liver tumor-bearing mice. Sci Rep, 8 (1): 10523.

Chen S, Yi Y, Xia T, et al. 2019. The influences of red wine in phenotypes of human cancer cells. Gene, 702: 194-204.

Chen W W, Kong J H, Lai T F, et al. 2015. Tuning LeSPL-CNR expression by SlymiR157 affects tomato fruit ripening. Sci Rep, 5: 7852.

Choi Y, Abdelmegeed M A, Akbar M, et al. 2016. Dietary walnut reduces hepatic triglyceride content in high-fat-fed mice via modulation of hepatic fatty acid metabolism and adipose tissue inflammation. J Nutr Biochem, 30: 116-125.

Ciacciulli A, Chiozzotto R, Attanasio G, et al. 2018. Identification of a melting type variant among peach (*P. persica* L. Batsch) fruit textures by a digital penetrometer. J Texture Stud, 49 (4): 370-377.

Collaborators G B D D. 2019. Health effects of dietary risks in 195 countries, 1990-2017: a systematic analysis for the Global Burden of Disease Study 2017. Lancet, 393 (10184): 1958-1972.

Comeskey D J, Montefiori M, Edwards P J, et al. 2009. Isolation and structural identification of the anthocyanin components of red kiwifruit. J Agric Food Chem, 57 (5): 2035-2039.

Croitoru A, Ficai D, Craciun L, et al. 2019. Evaluation and exploitation of bioactive compounds of walnut, *Juglans regia*. Curr Pharm Des, 25 (2): 119-131.

Dai J X, Du X N. 2017. Antimicrobial and anti-tumor activities of endophytes from *Lycium barbarum* of Ningxia. Zhongguo Zhong Yao Za Zhi, 42 (11): 2072-2077.

Dan M, Huang M, Liao F, et al. 2018. Identification of ethylene responsive miRNAs and their targets from newly harvested banana fruits using high-throughput sequencing. J Agric Food Chem, 66 (40): 10628-10639.

Di Matteo A, Russo R, Graziani G, et al. 2017. Characterization of autochthonous sweet cherry cultivars (*Prunus avium* L.) of southern Italy for fruit quality, bioactive compounds and antioxidant activity. J Sci Food Agric, 97 (9): 2782-2794.

Dong J Z, Lu D Y, Wang Y. 2009. Analysis of flavonoids from leaves of cultivated *Lycium barbarum* L. Plant Foods Hum Nutr, 64 (3): 199-204.

Du G, Li M, Ma F, et al. 2008, Antioxidant capacity and the relationship with polyphenol and vitamin C in actinidia fruits – science direct. Food Chemistry, 113 (2): 557-562.

Ebede G R, Ndongo J T, Mbing J N. 2021. Contortamide, a new anti-colon cancer cerebroside and other constituents from *Tabernaemontana contorta* Stapf (Apocynaceae). Nat Prod Res, 35 (11): 1757-1765.

Ebrahimi S, Mollaei H, Hoshyar R. 2017. Ziziphus Jujube: a review study of its anticancer effects in various tumor models *in vitro* and *in vivo*. Cell Mol Biol (Noisy-le-grand), 63 (10): 122-127.

Ediriweera M K, Tennekoon K H, Samarakoon S R. 2017. A review on ethnopharmacological applications, pharmacological activities, and bioactive compounds of *Mangifera indica* (Mango). Evid Based Complement Alternat Med, 6949835: 1-24.

Esfandiari A, Saei A, McKenzie M J, et al. 2017. Preferentially enhancing anti-cancer isothiocyanates over glucosinolates in broccoli sprouts: How NaCl and salicylic acid affect their formation. Plant Physiol Biochem, 115: 343-353.

Fan Z Q, Ba L J, Shan W, et al. 2018. A banana R2R3-MYB transcription factor MaMYB3 is involved in fruit ripening through modulation of starch degradation by repressing starch degradation-related genes and MabHLH6. Plant J, 96 (6): 1191-1205.

Farsi F, Heshmati J, Keshtkar A, et al. 2019. Can coenzyme Q10 supplementation effectively reduce human tumor necrosis factor-alpha and interleukin-6 levels in chronic inflammatory diseases? A systematic review and meta-analysis of randomized controlled trials. Pharmacol Res, 148: 104290.

Feng B H, Han Y C, Xiao Y Y, et al. 2016. The banana fruit Dof transcription factor MaDof23 acts as a repressor and interacts with MaERF9 in regulating ripening-related genes. J Exp Bot, 67 (8): 2263-2275.

Fink A, Rufer C E, Le Grandois J, et al. 2014. Dietary walnut oil modulates liver steatosis in the obese Zucker rat. Eur J Nutr, 53 (2): 645-660.

Freitas A, Moldao-Martins M, Costa H S, et al. 2015. Effect of UV-C radiation on bioactive compounds of pineapple (*Ananas comosus* L. Merr.) by-products. J Sci Food Agric, 95 (1): 44-52.

Gao H Y, Wang X B, Xi R G, et al. 2010. Structure and absolute configuration of a diterpenoid from *Castanea mollissima*. Nat Prod Commun, 5 (1): 13-16.

Gao Q H, Wu C S, Wang M. 2013. The jujube (*Ziziphus jujuba* Mill.) fruit: a review of current knowledge of fruit composition and health benefits. J Agric Food Chem, 61 (14): 3351-3363.

Garcia D, Delgado R, Ubeira F M, et al. 2002. Modulation of rat macrophage function by the *Mangifera indica* L. extracts Vimang and mangiferin. Int Immunopharmacol, 2 (6): 797-806.

Garland E M, Cohen S M. 1995. Saccharin-induced bladder cancer in rats. Prog Clin Biol Res, 391: 237-243.

Gharibzahedi S M, Mousavi S M, Hamedi M, et al. 2014. Determination and characterization of kernel biochemical composition and functional compounds of Persian walnut oil. J Food Sci Technol, 51 (1): 34-42.

Gorjanovic S, Micic D, Pastor F, et al. 2020. Evaluation of apple pomace flour obtained industrially by dehydration as a source of biomolecules with antioxidant, antidiabetic and antiobesity effects. Antioxidants (Basel), 9 (5): 413.

Guasch-Ferre M, Li J, Hu F B, et al. 2018. Effects of walnut consumption on blood lipids and other cardiovascular risk factors: an updated meta-analysis and systematic review of controlled trials. Am J Clin Nutr, 108 (1): 174-187.

Hayes D, Angove M J, Tucci J, et al. 2016. Walnuts (Juglans regia) chemical composition and research in human health. Crit Rev Food Sci Nutr, 56 (8): 1231-1241.

Hernandez-Carrion M, Vazquez-Gutierrez J L, Hernando I, et al. 2014. Impact of high hydrostatic pressure and pasteurization on the structure and the extractability of bioactive compounds of persimmon "Rojo Brillante". J Food Sci, 79 (1): C32-38.

Hsieh F C, Hung C T, Cheng K C. 2018. Protective effects of *Lycium barbarum* extracts on UVB-Induced damage in human retinal pigment epithelial cells accompanied by attenuating ROS and DNA damage. Oxid Med Cell Longev, 4814928.

Hu D G, Sun C H, Zhang Q Y, et al. 2016. Glucose sensor MdHXK1 phosphorylates and stabilizes MdbHLH3 to promote anthocyanin biosynthesis in apple. PLoS Genet, 12 (8): e1006273.

Hu H, Zhao Q, Pang Z, et al. 2018. Optimization extraction, characterization and anticancer activities of polysaccharides from mango pomace. Int J Biol Macromol, 117: 1314-1325.

Huang F, Zhang R, Liu Y, et al. 2016. Characterization and mesenteric lymph node cells-mediated immunomodulatory activity of litchi pulp polysaccharide fractions. Carbohydr Polym, 152: 496-503.

Huang Y L, Tsai Y H, Chow C J. 2014. Water-insoluble fiber-rich fraction from pineapple peel improves intestinal function in hamsters: evidence from cecal and fecal indicators. Nutr Res, 34 (4): 346-354.

Ikken Y, Morales P, Martinez A, et al. 1999. Antimutagenic effect of fruit and vegetable ethanolic extracts against *N*-nitrosamines evaluated by the Ames test. J Agric Food Chem, 47 (8): 3257-3264.

Jahanban-Esfahlan A, Ostadrahimi A, Tabibiazar M, et al. 2019. A comprehensive review on the chemical constituents and functional uses of walnut (*Juglans* spp.) Husk. Int J Mol Sci, 20 (16): 3920.

Jakobek L, Šeruga M, Voća S, et al. 2009. Flavonol and phenolic acid composition of sweet cherries (cv. Lapins) produced on six different vegetative rootstocks. Scientia Horticulturae, 123 (1): 23-28

Jara-Palacios M J, Hernanz D, Cifuentes-Gomez T, et al. 2015. Assessment of white grape pomace from winemaking as source of bioactive compounds, and its antiproliferative activity. Food Chem, 183: 78-82.

Jia X Y, Shen J, Liu H, et al. 2015. Small tandem target mimic-mediated blockage of microRNA858 induces anthocyanin accumulation in tomato. Planta, 242 (1): 283-293.

Jiang Q, Wong J, Fyrst H, et al. 2004. Gamma-Tocopherol or combinations of vitamin E forms induce cell death in human prostate cancer cells by interrupting sphingolipid synthesis. Proc Natl Acad Sci U S A, 101 (51): 17825-17830.

John R, Dalal B, Shankarkumar A, et al. 2021. Innovative betulin nanosuspension exhibits enhanced anticancer activity in a triple negative breast cancer cell line and zebrafish angiogenesis model. Int J Pharm, 600: 120511.

Jossang A, Dubaele B, Cave A, et al. 1991. Annomonysvin: a new cytotoxic gamma-lactone-monotetrahydrofuranyl acetogenin from *Annona montana*. J Nat Prod, 54 (4): 967-971.

Jung B S, Lee N K, Na D S, et al. 2016. Comparative analysis of the antioxidant and anticancer activities of chestnut inner shell extracts prepared with various solvents. J Sci Food Agric, 96 (6): 2097-2102.

Kakizoe T, Nishio Y, Ohtani M, et al. 1985. Correlation of results of agglutination assays with concanavalin A and carcinogenesis experiments on promoters of bladder cancer. Jpn J Cancer Res, 76 (10): 930-936.

Kanazawa K, Sakakibara H. 2000. High content of dopamine, a strong antioxidant, in *Cavendish banana*. J Agric Food Chem, 48 (3): 844-848.

Katz D L, Davidhi A, Ma Y, et al. 2012. Effects of walnuts on endothelial function in overweight adults with visceral obesity: a randomized, controlled, crossover trial. J Am Coll Nutr, 31 (6): 415-423.

Kim D, Kim S H, Park E J, et al. 2009. Anti-allergic effects of PG102, a water-soluble extract prepared from Actinidia arguta, in a murine ovalbumin-induced asthma model. Clin Exp Allergy, 39 (2): 280-289.

Kim G N, Shin M R, Shin S H, et al. 2016. Study of antiobesity effect through inhibition of pancreatic lipase activity of *Diospyros kaki* fruit and *Citrus unshiu* peel. Biomed Res Int, 1723042.

Kim I, Ku K H, Jeong M C, et al. 2020. Metabolite profiling and antioxidant activity of 10 new early- to mid-season apple cultivars and 14 traditional cultivars. Antioxidants (Basel), 9 (5): 443.

Kim M Y, Shin M R, Seo B I, et al. 2020. Young persimmon fruit extract suppresses obesity by modulating lipid metabolism in white adipose tissue of obese mice. J Med Food, 23 (3): 273-280.

Kolniak-Ostek J, Klopotowska D, Rutkowski K P, et al. 2020. Bioactive compounds and health-promoting properties of pear (*Pyrus communis* L.) fruits. Molecules, 25 (19): 4444.

Kolniak-Ostek J. 2016. Chemical composition and antioxidant capacity of different anatomical parts of pear (*Pyrus communis* L.). Food Chem, 203: 491-497.

Kou X, Chen Q, Li X, et al. 2015. Quantitative assessment of bioactive compounds and the antioxidant activity of 15 jujube cultivars. Food Chem, 173: 1037-1044.

Kunworarath N, Rangkadilok N, Suriyo T, et al. 2016. Longan (*Dimocarpus longan* Lour.) inhibits lipopolysaccharide-stimulated nitric oxide production in macrophages by suppressing NF-kappa B and AP-1 signaling pathways. J Ethnopharmacol, 179: 156-161.

Lakhwani D, Sanchita, Pandey A, et al. 2020. Novel microRNAs regulating ripening-associated processes in banana fruit. Plant Growth Regul, 90 (2): 223-235.

Leclere L, Cutsem P V, Michiels C. 2013. Anti-cancer activities of pH- or heat-modified pectin. Front Pharmacol, 4: 128.

Lee J, Kim Y S, Lee J, et al. 2016. Walnut phenolic extract and its bioactive compounds suppress colon cancer cell growth by regulating colon cancer stemness. Nutrients, 8 (7): 439.

Li C X, Zhao X H, Zuo W F, et al. 2020a. Phytochemical profiles, antioxidant, and antiproliferative activities of four red-fleshed apple varieties in China. J Food Sci, 85 (3): 718-726.

Li C X, Zhao X H, Zuo W F, et al. 2020b. Phytochemical profiles, antioxidant, and antiproliferative activities of red-fleshed apple as affected by in vitro digestion. J Food Sci, 85 (9): 2952-2959.

Li D, Mou W, Xia R, et al. 2019. Integrated analysis of high-throughput sequencing data shows abscisic acid-responsive genes and miRNAs in strawberry receptacle fruit ripening. Hort Res, 6: 26.

Li H, Wang Y, Wang C, et al. 2017. Extraction, selenylation modification and antitumor activity of the glucan from *Castanea mollissima* Blume. Glycoconj J, 34 (2): 207-217.

Li R, Fu D, Zhu B, et al. 2018. CRISPR/Cas9-mediated mutagenesis of lncRNA1459 alters tomato fruit ripening. Plant J, 94 (3): 513-524.

Li R, Li R, Li X, et al. 2018. Multiplexed CRISPR/Cas9-mediated metabolic engineering of gamma-aminobutyric acid levels in *Solanum lycopersicum*. Plant Biotechnol J, 16 (2): 415-427.

Li X, Xu Y, Shen S. 2017. Transcription factor CitERF71 activates the terpene synthase gene CitTPS16 involved in the synthesis of E-geraniol in sweet orange fruit. J Exp Bot, 68 (17): 4929-4938.

Liang D, Deng H, Deng Q, et al. 2020. Dynamic changes of phenolic compounds and their associated gene expression profiles occurring during fruit development and ripening of the donghong kiwifruit. J Agric Food Chem, 68 (41): 11421-11433.

Lin C C, Chuang S C, Lin J M, et al. 1997. Evaluation of the antiinflammatory hepatoprotective and antioxidant activities of Lycium chinense from Taiwan. Phytomedicine, 4 (3): 213-220.

Lipatova O, Campoltataro M M. 2016. The miracle fruit: an undergraduate laboratory exercise in taste sensation and perception. J Undergrad Neurosci Educ, 15 (1): A56-A60.

Liu B, Liang J, Zhao D, et al. 2020. Morphological and compositional analysis of two walnut (*Juglans regia* L.) cultivars growing in China. Plant Foods Hum Nutr, 75 (1): 116-123.

Liu G, Liu X, Zhang Y, et al. 2015. Hepatoprotective effects of polysaccharides extracted from *Zizyphus jujube* cv. Huanghetanzao. Int J Biol Macromol, 76: 169-175.

Liu H, Cao X, Liu X, et al. 2017a. UV-B irradiation differentially regulates terpene synthases and terpene content of peach. Plant Cell Environ, 40 (10): 2261-2275.

Liu R, Lai B, Hu B, et al. 2017b. Identification of microRNAs and their target genes related to the accumulation of anthocyanins in *Litchi chinensis* by high -throughput sequencing and degradome analysis. Front Plant Sci, 7: 2059.

Lohsoonthorn P, Danvivat D. 1995. Colorectal cancer risk factors: a case-control study in Bangkok. Asia Pac J Public Health, 8 (2): 118-122.

Lu X H, Sun D Q, Wu Q S, et al. 2014. Physico-chemical properties, antioxidant activity and mineral contents of pineapple genotypes grown in China. Molecules, 19 (6): 8518-8532.

Lv Q, Luo F, Zhao X, et al. 2015. Identification of proanthocyanidins from litchi (*Litchi chinensis* Sonn.) pulp by LC-ESI-Q-TOF-MS and their antioxidant activity. PLoS One, 10 (3): e0120480.

Ma W, Chen C, Liu Y, et al. 2018. Coupling of microRNA-directed phased small interfering RNA generation from long noncoding genes with alternative splicing and alternative polyadenylation in small RNA-mediated gene silencing. New Phytol, 217 (4): 1535-1550.

Madane P, Das A K, Nanda P K, et al. 2020. Dragon fruit (*Hylocereus undatus*) peel as antioxidant dietary fibre on quality and lipid oxidation of chicken nuggets. J Food Sci Technol, 57 (4): 1449-1461.

Mao X, Hua Y, Chen G. 2014. Amino acid composition, molecular weight distribution and gel electrophoresis of walnut (*Juglans regia* L.) proteins and protein fractionations. Int J Mol Sci, 15 (2): 2003-2014.

Min K B, Min J Y. 2014. Serum carotenoid levels and risk of lung cancer death in US adults. Cancer Sci, 105 (6): 736-743.

Mirza B, Croley C R, Ahmad M, et al. 2020. Mango (*Mangifera indica* L.): a magnificent plant with cancer preventive and anticancer therapeutic potential. Crit Rev Food Sci Nutr, 1771678: 1-27.

Mocan A, Vlase L, Vodnar D C, et al. 2015. Antioxidant, antimicrobial effects and phenolic profile of *Lycium barbarum* L. Flowers. Molecules, 20 (8): 15060-15071.

Nakanishi A, Fukushima Y, Miyazawa N, et al. 2017. Identification of rotundone as a potent odor-active compound of several kinds of fruits. J Agric Food Chem, 65 (22): 4464-4471.

Nawirska-Olszanska A, Kolniak-Ostek J, Oziemblowski M, et al. 2017. Comparison of old cherry cultivars grown in Czech Republic by chemical composition and bioactive compounds. Food Chem, 228: 136-142.

Nie H, Chen H, Li G, et al. 2021. Comparison of flavonoids and phenylpropanoids compounds in Chinese water chestnut processed with different methods. Food Chem, 335: 127662.

Nie S, Huang S, Wang S, et al. 2017. Enhancing brassinosteroid signaling via overexpression of tomato (*Solanum lycopersicum*) SlBRI1 improves major agronomic traits. Front Plant Sci, 8: 1386.

Noratto G, Layosa M A, Lage N N, et al. 2020. Antitumor potential of dark sweet cherry sweet (*Prunus avium*) phenolics in suppressing xenograft tumor growth of MDA-MB-453 breast cancer cells. J Nutr Biochem, 84: 108437.

Nowicka P, Wojdylo A, Laskowski P. 2018. Inhibitory potential against digestive enzymes linked to obesity and type 2 diabetes and content of bioactive compounds in 20 cultivars of the peach fruit grown in Poland. Plant Foods Hum Nutr, 73 (4): 314-320.

Olatunji O J, Chen H, Zhou Y. 2016. Lycium chinensis Mill attenuates glutamate induced oxidative toxicity in PC12 cells by increasing antioxidant defense enzymes and down regulating ROS and $Ca^{(2+)}$ generation. Neurosci Lett, 616: 111-118.

Ozcan M M, Juhaimi F A, Gulcu M, et al. 2017. Effect of harvest time on physico-chemical properties and bioactive compounds of pulp and seeds of grape varieties. J Food Sci Technol, 54 (8): 2230-2240.

Pan L, Zeng W, Niu L, et al. 2015. PpYUC11, a strong candidate gene for the stony hard phenotype in peach (*Prunus persica* L. Batsch), participates in IAA biosynthesis during fruit ripening. J Exp Bot, 66 (22): 7031-7044.

Panic N, Nedovic D, Pastorino R, et al. 2017. Carotenoid intake from natural sources and colorectal cancer: a systematic review and meta-analysis of epidemiological studies. Eur J Cancer Prev, 26 (1): 27-37.

Park Y S, Im M H, Ham K S, et al. 2013. Nutritional and pharmaceutical properties of bioactive compounds in organic and conventional growing kiwifruit. Plant Foods Hum Nutr, 68 (1): 57-64.

Patra A, Satpathy S, Hussain M D. 2019. Nanodelivery and anticancer effect of a limonoid, nimbolide, in breast and pancreatic cancer cells. Int J Nanomedicine, 14: 8095-8104.

Pereira A, Maraschin M. 2015. Banana (*Musa* spp.) from peel to pulp: ethnopharmacology, source of bioactive compounds and its relevance for human health. J Ethnopharmacol, 160: 149-163.

Poggetti L, Ferfuia C, Chiaba C, et al. 2018. Kernel oil content and oil composition in walnut (*Juglans regia* L.) accessions from north-eastern Italy. J Sci Food Agric, 98 (3): 955-962.

Rahmati M, Vercambre G, Davarynejad G, et al. 2015. Water scarcity conditions affect peach fruit size and polyphenol contents more severely than other fruit quality traits. J Sci Food Agric, 95 (5): 1055-1065.

Rajaram S, Haddad E H, Mejia A, et al. 2009. Walnuts and fatty fish influence different serum lipid fractions in normal to mildly hyperlipidemic individuals: a randomized controlled study. Am J Clin Nutr, 89 (5): 1657S-1663S.

Ran L, Chen F, Zhang J, et al. 2020. Antitumor effects of pollen polysaccharides from Chinese wolfberry on DU145 cells via the PI3K/AKT pathway *in vitro* and *in vivo*. Int J Biol Macromol, 152: 1164-1173.

Rashid M T, Belscak-Cvitanovic A, Karaca S, et al. 2019. Longan (*Dimocarpus longan*) and lychee (*Litchi chinensis*): Functional ingredients in chocolate pralines. J Food Biochem, 43 (10): e12811.

Reiter R J, Manchester L C, Tan D X. 2005. Melatonin in walnuts: influence on levels of melatonin and total antioxidant capacity of blood. Nutrition, 21 (9): 920-924.

Ren D, Zhao F, Liu C, et al. 2018. Antioxidant hydrolyzed peptides from Manchurian walnut (*Juglans mandshurica* Maxim.) attenuate scopolamine-induced memory impairment in mice. J Sci Food Agric, 98 (13): 5142-5152.

Ren W, Li Y, Zuo R, et al. 2014. Species-related difference between limonin and obacunone among five liver microsomes and zebrafish using ultra-high-performance liquid chromatography coupled with a LTQ-Orbitrap mass spectrometer. Rapid Commun Mass Spectrom, 28 (21): 2292-2300.

Rojas-Gracia P, Roque E, Medina M, et al. 2019. The DOF transcription factor SlDOF10 regulates vascular tissue formation during ovary development in tomato. Front Plant Sci, 10: 216.

Sanchez-Gonzalez C, Ciudad C J, Noe V, et al. 2017. Health benefits of walnut polyphenols: An exploration beyond their lipid profile. Crit Rev Food Sci Nutr, 57 (16): 3373-3383.

Sangkuanun T, Wichienchot S, Kato Y, et al. 2020. Oligosaccharides derived from dragon fruit modulate gut microbiota, reduce oxidative stress and stimulate toll-pathway related gene expression in freshwater crustacean *Daphnia magna*. Fish Shellfish Immunol, 103: 126-134.

Shammai A, Petreikov M, Yeselson Y, et al. 2018. Natural genetic variation for expression of a SWEET transporter among wild species of *Solanum lycopersicum* (tomato) determines the hexose composition of ripening tomato fruit. Plant J, 96 (2): 343-357.

Shi M, Hu X, Wei Y, et al. 2017. Genome-wide profiling of small RNAs and degradome revealed conserved regulations of miRNAs on auxin-responsive genes during fruit enlargement in peaches. Int J Mol Sci, 18 (12): 2599.

Singh B, Singh J P, Kaur A, et al. 2016. Bioactive compounds in banana and their associated health benefits - A review. Food Chem, 206: 1-11.

Smith R L, Cohen S M, Doull J, et al. 2005. A procedure for the safety evaluation of natural flavor complexes used as ingredients in food: essential oils. Food and Chemical Toxicology, 43 (3): 345-363.

Steingass C B, Glock M P, Lieb V M, et al. 2017. Light-induced alterations of pineapple [*Ananas comosus* (L.) Merr.] juice volatiles during accelerated ageing and mass spectrometric studies into their precursors. Food Res Int, 100 (Pt 3): 366-374.

Strazzer P, Spelt C E, Li S, et al. 2019. Hyperacidification of Citrus fruits by a vacuolar proton-pumping P-ATPase complex. Nat Commun, 10 (1): 744.

Su D, Zhang R, Hou F, et al. 2017. Lychee pulp phenolics ameliorate hepatic lipid accumulation by reducing miR-33 and miR-122 expression in mice fed a high-fat diet. Food Funct, 8 (2): 808-815.

Su D, Zhang R, Zhang C, et al. 2016. Phenolic-rich lychee (*Litchi chinensis* Sonn.) pulp extracts offer hepatoprotection against restraint stress-induced liver injury in mice by modulating mitochondrial dysfunction. Food Funct, 7 (1): 508-515.

Tahergorabi Z, Abedini M R, Mitra M, et al. 2015. "Ziziphus jujuba" : A red fruit with promising anticancer activities. Pharmacogn Rev, 9 (18): 99-106.

Tang H L, Chen C, Wang S K, et al. 2015. Biochemical analysis and hypoglycemic activity of a polysaccharide isolated from the fruit of *Lycium barbarum* L. Int J Biol Macromol, 77: 235-242.

Tatsuki M, Nakajima N, Fujii H, et al. 2013. Increased levels of IAA are required for system 2 ethylene synthesis causing fruit softening in peach (*Prunus persica* L. Batsch). J Exp Bot, 64 (4): 1049-1059.

Tavakkoli-Kakhki M, Motavasselian M, Mosaddegh M, et al. 2014. Omega-3 and omega-6 content of medicinal foods for depressed patients: implications from the Iranian Traditional Medicine. Avicenna J Phytomed, 4 (4): 225-230.

Thompson M D, Stushnoff C, McGinley J N, et al. 2009. *In vitro* measures used to predict anticancer activity of apple cultivars and their comparison to outcomes from a rat model of experimentally induced breast cancer. Nutr Cancer, 61 (4): 510-517.

Tirumalai V, Swetha C, Nair A, et al. 2019. miR828 and miR858 regulate VvMYB114 to promote anthocyanin and flavonol accumulation in grapes. J Exp Bot, 70 (18): 4775-4791.

Toh D W K, Xia X, Sutanto C N, et al. 2021. Enhancing the cardiovascular protective effects of a healthy dietary pattern with wolfberry (*Lycium barbarum*): A randomized controlled trial. Am J Clin Nutr, 00: 1-10.

Tsao R, Yang R, Young J C, et al. 2003. Polyphenolic profiles in eight apple cultivars using high-performance liquid chromatography (HPLC). J Agric Food Chem, 51 (21): 6347-6353.

Tseng H C, Wu W T, Huang H S, et al. 2014. Antimicrobial activities of various fractions of longan (*Dimocarpus longan* Lour. Fen Ke) seed extract. Int J Food Sci Nutr, 65 (5): 589-593.

Tu M, Wang X, Yin W, et al. 2020. Grapevine VlbZIP30 improves drought resistance by directly activating VvNAC17 and promoting lignin biosynthesis through the regulation of three peroxidase genes. Hortic Res, 7: 150.

Vaid M, Prasad R, Singh T, et al. 2012. Grape seed proanthocyanidins reactivate silenced tumor suppressor genes in human skin cancer cells by targeting epigenetic regulators. Toxicol Appl Pharmacol, 263 (1): 122-130.

Vaid M, Prasad R, Singh T, et al. 2017. Dietary grape seed proanthocyanidins inactivate regulatory T cells by promoting NER-dependent DNA repair in dendritic cells in UVB-exposed skin. Oncotarget, 8 (30): 49625-49636.

Vallespir F, Rodriguez O, Carcel J A, et al. 2019. Ultrasound assisted low-temperature drying of kiwifruit: Effects on drying kinetics, bioactive compounds and antioxidant activity. J Sci Food Agric, 99 (6): 2901-2909.

Wahdaningsih S, Wahyuono S, Riyanto S, et al. 2020. Terpenoid-lupeol of red dragon fruit (*Hylocereus polyrhizus*) and its immunomodulatory activity. Pak J Pharm Sci, 33 (2): 505-510.

Wang H R, Sui H C, Ding Y Y, et al. 2018. Stimulation of the production of prostaglandin E (2) by ethyl gallate, a natural phenolic compound richly contained in longan. Biomolecules, 8 (3): 91.

Wang L, Tang D Q, Kuang Y, et al. 2015. Structural characteristics of pineapple pulp polysaccharides and their antitumor cell proliferation activities. J Sci Food Agric, 95 (12): 2554-2561.

Wang M M, Zhu Q G, Deng C L, et al. 2017a. Hypoxia-responsive ERFs involved in postdeastringency softening of persimmon fruit. Plant Biotechnol J, 15 (11): 1409-1419.

Wang M Y, Zhao H, Wen X, et al. 2020a. Citrus flavonoids and the intestinal barrier: Interactions and effects. Compr Rev Food Sci Food Safety, 20 (1): 225-251.

Wang N, Wang J, Meng X, et al. 2018. 3D microfluidic *in vitro* model and bioinformatics integration to study the effects of Spatholobi Caulis tannin in cervical cancer. Sci Rep, 8 (1): 12285.

Wang W Q, Wang J, Wu Y Y, et al. 2020a. Genome-wide analysis of coding and non-coding RNA reveals a conserved miR164-NAC regulatory pathway for fruit ripening. New Phytologist, 225 (4): 1618-1634.

Wang X F, An J P, Liu X, et al. 2018. The nitrate-responsive protein MdBT2 regulates anthocyanin biosynthesis by interacting with the MdMYB1 transcription factor. Plant Physiol, 178 (2): 890-906.

Wang Y, Itaya A, Zhong X, et al. 2011. Function and evolution of a MicroRNA that regulates a Ca^{2+}-ATPase and triggers the formation of phased small interfering RNAs in tomato reproductive growth. Plant Cell, 23 (9): 3185-3203.

Wang Y, Li W, Chang H, et al. 2019. Sweet cherry fruit miRNAs and effect of high CO_2 on the profile associated with ripening. Planta, 249 (6): 1799-1810.

Wang Y, Li W, Chang H, et al. 2020b. SRNAome and transcriptome analysis provide insight into strawberry fruit ripening. Genomics, 112 (3): 2369-2378.

Wang Y, Zhang J X, Cui W X, et al. 2017b. Improvement in fruit quality by overexpressing miR399a in Woodland strawberry. J Agr Food Chem, 65 (34): 7361-7370.

Wang Z, Gao X, Li W, et al. 2020c. Phenolic content, antioxidant capacity, and alpha-amylase and alpha-glucosidase inhibitory activities of *Dimocarpus longan* Lour. Food Sci Biotechnol, 29 (5): 683-692.

Wojdylo A, Oszmianski J. 2020. Antioxidant activity modulated by polyphenol contents in apple and leaves during fruit development and ripening. Antioxidants (Basel), 9 (7): 567.

Wu B, Cao X, Liu H, et al. 2019. UDP-glucosyltransferase PpUGT85A2 controls volatile glycosylation in peach. J Exp Bot, 70 (3): 925-936.

Wu B, Gao L, Gao J K, et al. 2017. Genome-wide identification, expression patterns, and functional analysis of UDP glycosyltransferase family in peach (*Prunus persica* L. Batsch). Front Plant Sci, 8: 389.

Wu J, Zheng S, Feng, G, et al. 2016. Comparative analysis of miRNAs and their target transcripts between a spontaneous late-ripening sweet orange mutant and its wild-type using small RNA and degradome sequencing. Front Plant Sci, 7: 1416.

Xiao J, Zhang R, Huang F, et al. 2017. Lychee (*Litchi chinensis* Sonn.) pulp phenolic extract confers a protective activity against alcoholic liver disease in mice by alleviating mitochondrial dysfunction. J Agric Food Chem, 65 (24): 5000-5009.

Xue C, Yao J L, Qin M F, et al. 2019. PbrmiR397a regulates lignification during stone cell development in pear fruit. Plant Biotechnol J, 17 (1): 103-117.

Xue M, Yi H, Wang H. 2018. Identification of miRNAs involved in SO_2 preservation in *Vitis vinifera* L. by deep sequencing. Environ Exp Bot, 153: 218-228.

Yang T X, Wang Y Y, Liu H P, et al. 2020. MicroRNA1917-CTR1-LIKE PROTEIN KINASE 4 impacts fruit development via tuning ethylene synthesis and response. Plant Sci, 291: 110334.

Yangilar F. 2016. Production and evaluation of mineral and nutrient contents, chemical composition, and sensory properties of ice creams fortified with laboratory-prepared peach fibre. Food Nutr Res, 60: 31882.

Yao F, Zhu H, Yi C, et al. 2015. MicroRNAs and targets in senescent litchi fruit during ambient storage and post-cold storage shelf life. Bmc Plant Biology, 15: 181.

Yauk Y K, Souleyre E J F, Matich A J, et al. 2017. Alcohol acyl transferase 1 links two distinct volatile pathways that produce esters and phenylpropenes in apple fruit. Plant J, 91 (2): 292-305.

Yikmis S. 2019. Optimization of uruset apple vinegar production using response surface methodology for the enhanced extraction of bioactive substances. Foods, 8 (3): 107.

Yoshikawa M, Ninomiya K, Shimoda H, et al. 2002. Hepatoprotective and antioxidative properties of Salacia reticulata: preventive effects of phenolic constituents on CCl4-induced liver injury in mice. Biol Pharm Bull, 25 (1): 72-76.

Zhang A D, Wang W Q, Tong Y, et al. 2018. Transcriptome analysis identifies a zinc finger protein regulating starch degradation in Kiwifruit. Plant Physiol, 178 (2): 850-863.

Zhang C Y, Zhang Q, Zhong C H, et al. 2016a. Analysis of volatile compounds responsible for kiwifruit aroma by desiccated headspace gas chromatography-mass spectrometry. J Chromatogr A, 1440: 255-259.

Zhang J, Wang M, Cheng F S, et al. 2016b. Identification of microRNAs correlated with citrus granulation based on bioinformatics and molecular biology analysis. Postharvest Biology and Technology, 118: 59-67.

Zhang L, Gao H Y, Baba M, et al. 2014. Extracts and compounds with anti-diabetic complications and anti-cancer activity from *Castanea mollissina* Blume (Chinese chestnut). BMC Complement Altern Med, 14: 422.

Zhang Q Y, Gu K D, Wang J H, et al. 2020. BTB-BACK-TAZ domain protein MdBT2-mediated MdMYB73 ubiquitination negatively regulates malate accumulation and vacuolar acidification in apple. Hortic Res, 7: 151.

Zhang R, Zeng Q, Deng Y, et al. 2013. Phenolic profiles and antioxidant activity of litchi pulp of different cultivars cultivated in Southern China. Food Chem, 136 (3-4): 1169-1176.

Zhang X, Xu J, Xu Z, et al. 2020. Analysis of antioxidant activity and flavonoids metabolites in peel and flesh of red-fleshed apple varieties. Molecules, 25 (8): 1968.

Zhou C, Mao K, Li J, et al. 2020. Antioxidant and alpha-glucosidase inhibitory capacity of nonextractable polyphenols in *Mopan persimmon*. Food Sci Nutr, 8 (10): 5729-5737.

Zhou W, Yan Y, Mi J, et al. 2018. Simulated digestion and fermentation *in vitro* by human gut microbiota of polysaccharides from bee collected pollen of Chinese wolfberry. J Agric Food Chem, 66 (4): 898-907.

Zhou W, Zhao Y, Yan Y, et al. 2020. Antioxidant and immunomodulatory activities *in vitro* of polysaccharides from bee collected pollen of Chinese wolfberry. Int J Biol Macromol, 163: 190-199.

Zhu F, Luo T, Liu C, et al. 2017. An R2R3-MYB transcription factor represses the transformation of alpha- and beta-branch carotenoids by negatively regulating expression of CrBCH2 and CrNCED5 in flavedo of Citrus reticulate. New Phytol, 216 (1): 178-192.

Zhu H, Chen C J, Zeng J, et al. 2020. MicroRNA528, a hub regulator modulating ROS homeostasis via targeting of a diverse set of genes encoding copper-containing proteins in monocots. New Phytol, 225 (1): 385-399.

Zhu H, Zhang Y, Tang R, et al. 2019. Banana sRNAome and degradome identify microRNAs functioning in differential responses to temperature stress. BMC Genom, 20 (1): 33.

Zou Y, Zhang L, Rao S, et al. 2014. The relationship between the expression of ethylene-related genes and papaya fruit ripening disorder caused by chilling injury. PLoS One, 9 (12): e116002.